ZAHN UM ZAHN
in Österreich

Über die Zahnfee und das Zahngeschäft!

DDr. Gerald Jahl
Dr. Gernot Österreicher
Dr. Ulrich Guserl

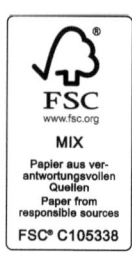
DDr. Gerald Jahl, Dr. Gernot Österreicher, Dr. Ulrich Guserl:
ZAHN UM ZAHN in Österreich
Über die Zahnfee und das Zahngeschäft!

Bibliografische Information der Deutschen Nationalbibliothek:
Die Deutsche Nationalbibliothek verzeichnet diese Publikation in der
Deutschen Nationalbibliografie; detaillierte bibliografische Daten sind im
Internet über www.dnb.de abrufbar.

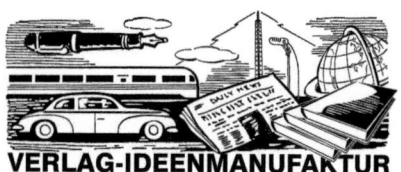

VERLAG-IDEENMANUFAKTUR

ISBN 9783748184713
© 2019 Gerald Jahl, Gernot Österreicher, Ulrich Guserl

Gesamtlayout: Alois Gmeiner
Covergestaltung: Alois Gmeiner
Coverbild: © Musicman80/Fotolia
Fotos: 2018 © Lorant Buttinger | fotobuttinger.at
Bild S. 12 © T. Wolf; Bild S. 125 © S. Morlok
www.ideenmanufaktur.info
Herstellung und Verlag: BoD – Books on Demand GmbH

INHALT

Der Begriff „der Zahnarzt" und ähnliche Bezeichnungen beziehen sich sowohl auf Männer als auch auf Frauen und werden hier nur deswegen geschlechtsneutral verwendet, um den Lesefluss zu optimieren.

VORWORT VON TANJA WOLF:

BOHREN SIE ALS PATIENT RICHTIG NACH
Ein Buch für mehr Transparenz beim Zahnarzt

von Tanja Wolf, 2019

Mögen Sie Ihren Zahnarzt? Vertrauen Sie ihm? In Deutschland hielten bei einer Umfrage drei von vier Befragten (75,7 %) ihren eigenen Zahnarzt für vertrauenerweckend und fanden, dass er seinen Beruf versteht. Auf alle Zahnärzte bezogen fand das jedoch nur noch jeder Zweite (49,1 %). Und 41,7 Prozent stimmten der Aussage zu, dass Zahnärzte allgemein „öfter Behandlungen" anbieten, „die nicht unbedingt notwendig sind". [1]

Auch wenn die Umfrage nicht neu ist und weniger Befragte als früher „keine gute Meinung" äußerten, sind das interessante Zahlen. Denn es ist ein widersprüchliches Bild, das man sich von Zahnärzten machen kann. Obwohl die Menschen in Österreich und in Deutschland viel gesündere Zähne haben als etwa vor 30 Jahren, lässt sich mit dem Beruf des Zahnarztes weiterhin Negatives verbinden. Und damit sind nicht nur Zahnschmerzen gemeint.

Die Erfolge in der Zahnmedizin zeigen sich vielerorts in Europa: Weniger Karies, weniger Füllungen, weniger gezogene Zähne, weniger Vollprothesen. Aber es gibt eben auch viele Fragezeichen, und deshalb ist dieses Buch wichtig. Denn vor allem in der Zahnmedizin bezahlen Patienten viel aus eigener Tasche. In Österreich ist die Summe mit 926 Millionen Euro besonders hoch. Fast eine Milliarde Euro gaben die Menschen 2014 hier für Zahnbehandlungen aus, fast genau die Hälfte der Gesamtsumme von gut 1,8 Milliarden Euro.

In Deutschland sind die privaten Gesamtausgaben für Zahnmedizin nicht bekannt. Für Zahnersatz und Zahnreinigung kommt aber einiges zusammen. Vor allem gibt es starke regionale Unterschiede. Der private

Versicherungskonzern Ergo hat errechnet, dass die durchschnittlichen Zahnarzt-Kosten in Deutschland in Schwerin mit 347 Euro am niedrigsten sind, in Salzgitter in Niedersachsen mit durchschnittlich 959 Euro dagegen am teuersten. [2] Insgesamt zahlen Patienten in Deutschland jeden vierten Euro privat für Gesundheitsleistungen – 26,8 Prozent von insgesamt 452 Milliarden Euro. [3] In Sachen Eigenanteil beim Zahnarzt ist jedoch die Schweiz Spitzenreiter. Dort müssen Patienten 85 bis 90 Prozent der zahnmedizinischen Behandlungskosten selbst bezahlen. Die obligatorische Krankenversicherung übernimmt zahnärztliche Behandlungskosten nur bei schweren, nicht vermeidbaren Erkrankungen. [4]

Gesunde oder schöne Zähne können also ein teurer Spaß werden. Gerade in Deutschland dominiert die Werbung für Privatleistungen, trotz einer im internationalen Vergleich noch umfangreichen Versorgung durch die gesetzlichen Krankenkassen. Beim Zahnersatz zahlen die Krankenkassen seit 2005 nur noch die Hälfte der Basisversorgung. Eine gerade beschlossene Erhöhung auf 60 Prozent wird erst 2021 in Kraft treten. Und bei Implantaten, dem Kassenschlager der Zahnärzteschaft, wird der Patient komplett zum Privatkunden. Wenn der Heiler aber auch Verkäufer ist, kann einiges in Schieflage geraten. Zum Beispiel, wenn Zahnarztpraxen mehr private Behandlungen anbieten als Basisversorgungen, weil dies finanziell lohnenswerter ist.

Das ist eine Entwicklung, die zu sozialen Ungerechtigkeiten führt. So war schon in der Haushaltsbefragung des deutschen Statistischen Bundesamtes von 2014 zu lesen, dass 48,3 Prozent der Befragten aus finanziellen Gründen auf einen notwendigen Zahnarztbesuch verzichten. Seltsamerweise regt sich darüber kaum jemand auf. Doch Zahnmedizin ist weiterhin Medizin. Niemand käme auf die Idee, Vorbehandlungen zu einer Knieoperation selbst bezahlen zu müssen. Bei einer Parodontitis aber ist das in Deutschland ganz normal.

Es war im Sommer 2014, als ein deutscher Landesjustizminister den Porsche-Vergleich auskramte und unter Zahnärzten einen Sturm der Entrüstung auslöste. Thomas Kutschaty hatte in einem Zeitungsinterview über mögliche Strafen für Steuerhinterziehung gesagt: „Wenn der Zahnarzt sechs Monate seinen Porsche stehen lassen muss, trifft ihn das viel mehr als eine Geldstrafe." Der Freie Verband Deutscher Zahnärzte kritisierte in einem offenen Brief, der SPD-Minister benutze „ein lange überholtes Klischee" und „verunglimpfe einen ganzen Berufsstand". [5]

Dabei hat das Klischee vom allzu einträglichen Bohren durchaus seine Berechtigung. 1980 lagen die deutschen Zahnärzte beim Einkommen direkt hinter den Radiologen, also ganz oben in der fachärztlichen Gehaltsliste. Damals erreichten sie im Vergleich zum Durchschnitt aller Fachärzte in Deutschland ein Einkommen von rund 150 Prozent. 1997 waren sie hinter die Urologen abgerutscht, lagen aber immer noch über dem Durchschnitt aller Ärzte, also über 100 Prozent. [6] Mit dieser Grafik, die regelmäßig im Jahrbuch der Kassenzahnärztlichen Bundesvereinigung auftaucht, möchte die Spitzenorganisation der deutschen Zahnärzte den „langfristigen Schrumpfungsprozess der zahnärztlichen Einkommen" deutlich machen. Tatsächlich aber steigt der Umsatz, den ein deutscher Praxisinhaber macht, seit Jahrzehnten, auch der Umsatz minus Kosten. Letzterer lag 2016 bei 160.900 Euro.

Und wie gut ist eigentlich die Qualität in den Zahnarztpraxen? Genaues weiß man nicht. Natürlich sprechen die zahnärztlichen Standesvertreter stets von einer guten Qualität. Doch systematisch geprüft wird sie nicht. Die Barmer GEK, eine der großen deutschen gesetzlichen Krankenkassen, untersuchte verschiedene Aspekte anhand der Daten ihrer Versicherten. 2015 ergab der sogenannte „Barmer Zahnreport", dass nach einer Füllung viele Zähne „nach kurzer Zeit wieder therapiert werden" müssen. Die Zahnärzte müssten „fast jeden dritten Zahn nach einer Füllung innerhalb von vier Jahren erneut einer Behandlung unterziehen". Und im „Barmer Zahnreport" 2017 hieß es, dass die Parodontitis-Therapie offenbar verbesserungswürdig ist: „Nach der Behandlung gehen bei etwa einem Drittel der Erkrankten und damit bei bundesweit

440.000 Personen innerhalb von vier Jahren Zähne verloren". Dabei ist gerade Zahnerhaltung das Ziel dieser Therapie. [7]

Ohnehin gibt es viel zu wenige Fachzahnärzte für Parodontologie – nämlich nur gut 200 in ganz Deutschland, obwohl rund jeder zweite Erwachsene von dieser Krankheit betroffen ist. Dafür gibt es mehr als 3.000 Fachzahnärzte für Kieferorthopädie. [8]

Hinzu kommt, dass die Patienten sich vermutlich nicht immer gut informiert für die richtige Behandlungslösung entscheiden können. Wie eine repräsentative Umfrage der Verbraucherzentrale Nordrhein-Westfalen 2017 zeigte, halten sich Zahnärzte nicht durchgängig an die vorhandenen Gesetze zur therapeutischen und wirtschaftlichen Aufklärung. Ein Viertel der Befragten gab an, nicht über die ihnen zustehende günstigere Kassenleistung informiert worden zu sein, 39 Prozent wurden vor Behandlungsbeginn nicht schriftlich über die Kosten informiert und mit 31,5 Prozent fühlte sich knapp ein Drittel nicht über mögliche Nachteile einer Privatleistung informiert. [9]

Die Privatleistungen in der deutschen Zahnmedizin werden trotz jahrelanger Debatte nicht erfasst. Das bedeutet: Niemand kennt die genaue Zahl der gesetzten Implantate, der Zahnspangen, der Misserfolge. Die Möglichkeiten der Versorgung sind zahlreich, die Innovationen unübersichtlich, die Abrechnungen durch eine Mischung aus Sachleistungen, Zuschüssen und Eigenanteilen kompliziert. Die Folge: Viele Patienten können nicht beurteilen, ob sie gerade eine Behandlung bekommen haben, die für sie medizinisch und finanziell optimal ist oder für den Zahnarzt. Dabei sind gerade in einem weitgehend privatisierten Bereich der Medizin eine gute Aufklärung und Beratung besonders wichtig, um sich richtig entscheiden zu können.

Die genannten Probleme ähneln sich im gesamten deutschsprachigen Raum Europas. Die deutschen Zahlen sind hier angeführt, da es aus Österreich kaum Untersuchungen gibt. Natürlich gibt es gute Zahnärzte. Aber dass Sie als Patient kaum eine Chance haben, diese zu finden, ist ein weiteres Problem.

Hätten Sie gedacht, dass jeder Zahnarzt Implantate setzen darf, egal wie gut oder schlecht er diese chirurgische Tätigkeit beherrscht? Dass jeder Zahnarzt sich „Spezialist" nennen darf, ohne dass daran eine Qualifikation gebunden sein muss? Beides gibt es sowohl in Österreich als auch in Deutschland, und beides kann für Patienten durchaus ein Nachteil sein. In Deutschland wird derzeit nur in kleinen Fachkreisen diskutiert, ob eine chirurgische Qualifikation Voraussetzung sein müsste für das Setzen von Implantaten. Gegner einer solchen Beschränkung sitzen in der Industrie und in der Standesvertretung. Für sie ist es lukrativer, dass alle alles dürfen. Auch „Implantologe" darf sich jeder Zahnarzt einfach so aufs Schild schreiben. Daran ist keine geprüfte Fachkenntnis gebunden. Teilweise müssen Zahnärzte in Deutschland nicht einmal für die Genehmigung eines offiziellen Tätigkeitsschwerpunktes einer Landeszahnärztekammer besondere Kenntnisse nachweisen. Doch im Studium lernen normale Zahnärzte höchstens im Schweinekiefer, Implantate zu setzen. Und selbst wenn sie sich danach für eine der anspruchsvollsten Fortbildungen anmelden, etwa für das „Curriculum" der Deutschen Gesellschaft für Implantologie (Kosten: rund 7.000 Euro), müssen sie nur bei fünf Patienten selbst durchgeführte Implantationen nachweisen.

Ein Tipp: Bei komplizierten Operationen, sei es an verlagerten Weisheitszähnen oder bei schwierigen Implantationen, empfiehlt es sich, Zahnärzte mit chirurgischer Kompetenz aufzusuchen. Die kann man immerhin am Titel erkennen: Mund-, Kiefer- und Gesichtschirurgen haben Medizin und Zahnmedizin studiert und eine fünfjährige Facharztausbildung absolviert. In Deutschland gibt es zusätzlich den Fachzahnarzt für Oralchirurgie. Für diesen Titel muss ein Zahnarzt eine dreijährige hauptberufliche Weiterbildung mit abschließender Prüfung absolvieren.

Und dann ist da das Thema Fortbildung. Als Patient würde man sicher meinen (oder hoffen), dass die Fortbildungspflicht ebenso kontrolliert und sanktioniert wird wie Hygienevorschriften. Tatsächlich aber bedeutet „die Nichtteilnahme am zahnärztlichen Fortbildungs-programm der Österreichischen Zahnärztekammer (...) keinerlei Einschränkung der Berufsbefugnis". Ein zahnloser Tiger ist in Österreich auch die Qualitätssicherungs-Verordnung. Zwar sind seit 2008 alle niedergelassenen österreichischen Zahnärzte gemäß § 22 Zahnärztegesetz verpflichtet, regelmäßig (alle fünf Jahre) eine umfassende Evaluierung der Qualität durchzuführen. Aber dies geht per Internet – als Selbstevaluierung. Ob man bei den 51 Fragen ehrlich antwortet oder flunkert, kontrolliert niemand – obwohl das Zertifikat eine „hohe Qualität" bestätigt. [10] Ganz schön bequem.

Fazit: Solange es keine Qualitätskontrollen gibt, undurchsichtige Spezialisierungen und kaum neutrale, gut geprüfte Gesundheitsinformationen zur Zahnmedizin, solange nur sehr wenige unabhängige Patientenberatungsstellen existieren und die Krankenkassen Privatleistungen nicht kritisch prüfen, müssen Sie als Patient die Sache leider selbst in die Hand nehmen. Sie müssen sich informieren, bevor Sie beim Zahnarzt einer Behandlung zustimmen. Dieses Buch leistet einen Beitrag zu mehr Transparenz. Je mehr Sie als Patient wissen, desto besser. Fragen Sie beim Zahnarzt immer kritisch nach. Ein guter Zahnarzt wird Ihnen das nicht übelnehmen.

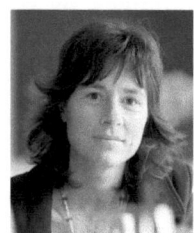

Tanja Wolf ist Medizinjournalistin aus Deutschland mit Schwerpunkt Zahnmedizin. Sie schreibt für Spiegel Online und arbeitet u.a. für den IGeL-Monitor, Medizin Transparent und das Institut für Qualität und Wirtschaftlichkeit im Gesundheitswesen (IQWiG). 2017 leitete sie das Projekt „Kostenfalle-Zahn" bei der Verbraucherzentrale NRW.

2014 erschien ihr Sachbuch „Murks im Mund. Missstände in der Zahnmedizin", 2016 ihr „Ratgeber Zähne: Was Patienten wissen müssen". Mehr unter www.lupetta.de

Quellen:

[1] „Einstellungen und Bewertungen der Bevölkerung zur zahnärztlichen Versorgung in Deutschland – Ergebnisse einer bundesweiten Umfrage 2011". Repräsentative Imagestudie des Instituts der Deutschen Zahnärzte (IDZ). Link: https://www.idz.institute/publikationen/idz-information/einstellungen-und-bewertungen-der-bevoelkerung-zur-zahnaerztlichen-versorgung-in-deutschland.html

[2] Ergo, Zahnarztkosten in Deutschland. Link: https://www.ergo.de/de/Ratgeber/zahngesundheit/zahnarztkosten_in_deutschland

[3] Bundeswirtschaftsministerium, Gesundheitswirtschaft, Fakten & Zahlen 2017. Link: https://www.bmwi.de/Redaktion/DE/Publikationen/Wirtschaft/gesundheitswirtschaft-fakten-zahlen-2017.pdf?__blob=publicationFile&v=18

[4] Bundesgesetz über die Krankenversicherung KVG, Art. 31, https://www.sso.ch/fileadmin/upload_sso/1_SSO/8_Berufsbilder/SSO_Zahnmed_dt_GzA.pdf

[5] Rheinische Post, Interview mit Landesjustizminister Thomas Kutschaty, 25. Juni 2014, https://www.dentalmagazin.de/news/kritik-an-porsche-zitat-von-nrw-justizminister/

[6] Kassenzahnärztliche Bundesvereinigung, Jahrbuch 2018, S. 113

[7] Barmer GEK, Zahnreporte. Link: https://www.barmer.de/presse/infothek/studien-und-reports/zahnreporte/zahnreport-70612

[8] BZÄK Mitgliederstatistik 2017. Link: https://www.bzaek.de/ueber-uns/daten-und-zahlen/mitgliederstatistik/fachzahnaertze/

[9] Repräsentative Umfrage des Projektes „Kostenfalle-Zahn" der Verbraucherzentrale NRW zu kostenpflichtigen Zusatzleistungen beim Zahnarzt (2017). Link: https://www.kostenfalle-zahn.de/projekt-kostenfalle-zahn/gut-zu-wissen/-marktcheck-kostenpflichtige-extras-beim-zahnarzt-13537 (siehe auch Positionspapier des Projektes, März 2018, https://www.kostenfalle-zahn.de/sites/default/files/2018-03/Positionspapier_Zahnmedizin_VZ_nrw_maerz2018_v2.pdf)

[10] Qualitätssicherungs-Verordnung in Österreich. Link: http://wr.zahnaerztekammer.at/fileadmin/content/oezak/qualitaetssicherung/qualitaetssicherung_oezz.pdf

VORWORT DES HERAUSGEBERS

Ein Artikel in der österreichischen Tageszeitung „Der Standard" ließ vor einiger Zeit aufhorchen: „Österreicher geben fast eine Milliarde Euro für Zahnmedizin aus" stand dort als provokante Headline zu lesen. Und weiter: „Gesunde Zähne sind in Österreich ein teurer Spaß, denn mehr als die Hälfte der Leistungen muss privat bezahlt werden." Das Besondere der Meldung kam aber zum Schluss: „Rechnungshof übt Kritik an veraltetem Leistungskatalog".

Das gab es noch nie! Der Rechnungshof selbst zeigt sich verwundert über den Uralt-Leistungskatalog aus dem Jahr 1956, der so gar nicht mehr in die heutige Zeit passt.

Ob sich etwas ändern wird? Man darf gespannt sein.

Hier der Standard-Artikel im Detail:

Österreicher geben fast eine Milliarde Euro für Zahnmedizin aus

20. April 2018, 10:22

Mehr als die Hälfte muss privat bezahlt werden – Rechnungshof-Kritik an veraltetem Leistungskatalog

Wien – Gesunde Zähne sind in Österreich ein teurer Spaß, das Ausmaß zeigt ein aktueller Bericht des Rechnungshofs: Mehr als die Hälfte der Leistungen im Lande muss aus eigener Tasche bezahlt werden, insgesamt fast eine Milliarde Euro. Nicht eingerechnet ist hier, was ohne Rechnung beglichen wurde oder ins benachbarte Ausland floss. Auch sonst sieht der Rechnungshof viel Raum für Kritik.

Mit Stand 2014 sind es 926,1 Millionen von insgesamt 1,815 Milliarden Euro, die privat bezahlt wurden, basierend auf den Einkommensteuerdaten der Zahnärzte. 888,6 Millionen entfielen auf die öffentliche Hand. Welche Leistungen den Honoraren zugrunde liegen, ist offen, denn darüber gibt es laut Rechnungshof keine Aufzeichnungen.

Leistungsfestlegung stammt von 1956

Als veraltet bezeichnen die Prüfer die Gesamtverträge für Zahnmedizin, die regeln, welche Leistungen von den Krankenkassen bezahlt werden. Festgelegt hat der Hauptverband der Sozialversicherungsträger das im Jahr 1956; 1972 und 1992 gab es geringfügige Aktualisierungen. Beratung, Vorsorge und Prophylaxeleistungen sind nur in sehr geringem Ausmaß vorgesehen, neuere technische Entwicklungen bleiben unberücksichtigt, kritisiert der Rechnungshof.

Der Hauptverband habe zwar 2005 ein neues Konzept für die Zahnmedizin vorgelegt, das den Ausgabenanteil für Vorsorge von einem auf 18 Prozent erhöhen sollte. Die Verhandlungen darüber scheiterten aber unter anderem an unterschiedlichen Interessenlagen. Ab 2013 setzten die Versicherungsträger auf die Stärkung der kasseneigenen Zahnambulatorien. Eine signifikante Verbesserung wurde dadurch aber nicht erreicht. Der Rechnungshof schätzt, dass der Marktanteil der Ambulatorien für Privatleistungen 2015 nur bei zwei Prozent lag.

Gesundheitsziele für Zahnbereich fehlen

Auch dass es trotz der Empfehlungen der Weltgesundheitsorganisation in Österreich keine Gesundheitsziele für den Zahnbereich gibt, stört den Rechnungshof. Außerdem mangle es an grundlegenden Daten zu den Krankheitsbildern und den erbrachten Leistungen. „Soweit Indikatoren gemessen werden konnten, zeigte sich, dass die Erreichung der WHO-Zielwerte für 2020 gefährdet erscheint", heißt es vom Rechnungshof.

Dieser empfiehlt, Zahngesundheits- und Versorgungsziele zu definieren, die Ergebnisse systematisch zu messen und den Leistungskatalog zu aktualisieren und stärker auf Prophylaxe auszurichten. „Von essenzieller Bedeutung ist, ob zeitnah der Abschluss eines modernen Gesamtvertrags erfolgt beziehungsweise wie auf ein weiteres Scheitern reagiert werden kann", erklärt der Rechnungshof. Außerdem soll die Einführung einer Fachzahnarzt-Ausbildung für Kieferorthopädie geprüft werden. Gemeinsam mit Spanien sei Österreich das einzige europäische Land, in dem es diese nicht gibt. (APA, 20.4.2018)

Quelle: https://derstandard.at/2000078311148/Oesterreicher-geben-fast-eine-Milliarde-Euro-fuer-Zahnmedizin-aus#anleitung

In einem verbürokratisierten Land wie Österreich ist es gar nicht so einfach, Bewegung in ein politisches Thema zu bringen. Wenn dieses Thema auch noch Zahnheilkunde ist und Krankenkassen involviert sind, dann wirkt es oft, als würde man gegen Windmühlen kämpfen.

3 engagierte Zahnärzte aus Niederösterreich haben dennoch den Kampf aufgenommen und ihre Tipps und Forderungen in einem Buch verpackt. Und oh Wunder, die Kritik scheint gehört worden zu sein, denn 4 Forderungen aus „Österreich auf den Zahn gefühlt" wurden seit Veröffentlichung Ende 2016 bereits umgesetzt.

Die 3 Zahnärzte und Autoren des Buches „Österreich auf den Zahn gefühlt" Dr. Viviane Österreicher, Dr. Gernot Österreicher aus Hollabrunn und der Kiefer- und Implantatchirurg DDr. Gerald Jahl aus Eggenburg ruhen sich auf ihren Lorbeeren aber nicht aus, sondern kämpfen weiter für bessere Gesundheitspolitik – zum Wohle aller Patienten!

4 Forderungen aus dem Buch „Österreich auf den Zahn gefühlt"
wurden 2018 politisch bereits umgesetzt

Es muss für die politisch Verantwortlichen wohl einer schmerzhaften Wurzelbehandlung geglichen haben, was da an Kritik und Forderungen im Buch der 3 Zahnärzte publiziert wurde, denn es erregte auch die Gemüter von Zahnärzten und Patienten. Tatsache ist, dass es seit Veröffentlichung des Buches zu folgenden Anpassungen und Änderungen in der Zahnmedizin kam:

1. Amalgamverbot: Seit Juli 2018 darf quecksilberhaltiges Amalgam nicht mehr bei Jugendlichen unter 15 Jahren, ebenso wenig bei schwangeren oder stillenden Frauen als Zahnfüllung verwendet werden.
2. Mundhygiene gratis für Kinder: Seit 1. Juli 2018 dürfen 10- bis 18-Jährige einmal pro Jahr eine gratis Mundhygiene beim Zahnarzt durchführen lassen, um die Zahngesundheit zu verbessern.

3. Selbstbehalt bei herausnehmbaren Prothesen wurde halbiert: Zum abnehmbaren Zahnersatz gehören Prothesen aus Metall oder Kunststoff.

4. Anpassung bei Krankenkassenleistungen für Zahnärzte in allen Bundesländern und Angleichung der Abrechnungen bei den unterschiedlichen Bundeslandkrankenkassen.

Das Buch der 3 Zahnärzte trifft offensichtlich den Nerv von Verantwortlichen in der Politik.

DDr. Gerald Jahl sieht sein Engagement für die Qualität der Zahnversorgung in Österreich als sinnvollen Beitrag: „Wir sind schon ein bisschen stolz, dass wir einen kleinen Anteil an diesen für unsere Patienten wichtigen Verbesserungen hatten. So darf es ruhig weiter gehen, es gibt noch viele Baustellen in unserem Gesundheitssystem."

Dr. Gernot Österreicher meint dazu: „Wir haben schon Staub aufgewirbelt und bekamen seit Veröffentlichung des Buches viel Zustimmung meist von Patienten, aber auch von Zahnarztkollegen, aber natürlich auch einige böse Kommentare von Seiten der Verantwortlichen in Politik und Kammern. Es gab Radiointerviews, Zeitungsberichte und auch einen TV-Beitrag zu den von uns im Buch kritisierten Themen. Es freut uns besonders, wenn wir etwas ändern konnten und daher arbeiten wir schon an einem neuen Buch."

Und hier ist es: Das neue Buch!

Wieder sind es 3 Zahnärzte, die sich kritisch mit dem bestehenden Gesundheitssystem auseinandersetzen und viele Informationen rund um Zahngesundheit geben.

Diesmal haben Dr. Gernot Österreicher aus Hollabrunn, der Kiefer- und Implantatchirurg DDr. Gerald Jahl aus Eggenburg und Dr. Ulrich Guserl aus Linz, Entwickler der „Six Senses Methode" gegen Dentalphobie und Angst beim Zahnarzt, ihre Erfahrungen und ihr fundiertes Expertenwissen in ein Buch gepackt.

Als Kämpfer für eine bessere zahnmedizinische Gesundheitsversorgung in Österreich zeigen sie in diesem Buch Kritikpunkte auf und formulieren Wünsche an Patienten, Kollegen und insbesondere an das System.

Im Vordergrund steht allerdings umfangreiches Wissen für Sie als Patient – ganz nach dem Motto der 3 Zahnärzte: „Wir wünschen uns aufgeklärte und mündige Patienten!" Daher versorgt Sie dieses Buch mit: Information, Information, Information!

Zahn um Zahn in Österreich – die 3 Zahnärzte wollen einen Beitrag leisten, dass Ihre Zähne lange Zeit gesund bleiben. Denn eines soll möglichst nicht eintreten: dass Sie Zahn um Zahn verlieren!

Als Kind ist es ganz natürlich, die ersten Zähne zu verlieren, damit die zweiten, bleibenden Zähne Platz haben. Die Legende besagt, dass die Zahnfee den Kindern für jeden Zahn eine Münze bringt. Verliert man als Erwachsener oder Jugendlicher einen Zahn, bekommt man keine Münze von der Zahnfee, sondern im Gegenteil: Man bezahlt viele Münzen an den Zahnarzt für Zahnersatz. Mangelhafte Zahngesundheit rächt sich durch Schmerzen und Zahnverlust. „Auge um Auge, Zahn um Zahn" – dieser Bibelspruch wird zwar häufig als Rache verstanden, ist aber als Schadensregulierung gemeint.

Zahnersatz ist Schadenersatz. Ein Zahnarzt bemüht sich, Schäden an den Zähnen schonend zu versorgen. Und er unterstützt Sie dabei, dass Ihre Zähne möglichst gesund bleiben.

Die Autoren dieses Buches möchten Ihnen Handwerkszeug geben, damit Sie einerseits selbst für Ihre Zahngesundheit sorgen und andererseits den richtigen Zahnarzt für Ihre zahnmedizinische Versorgung finden können. Dabei setzen sie auf kollegiale Zusammenarbeit – ganz im Dienste der Zahngesundheit!

Viel interessante Lesezeit:

Alois Gmeiner
Herausgeber

„Warum wurde dieses Buch geschrieben?"
Darüber sprechen die Zahnärzte im Video:
https://youtu.be/RO_NBuCMp0c

ZAHNARZT DR. GOOGLE – FLUCH ODER SEGEN?

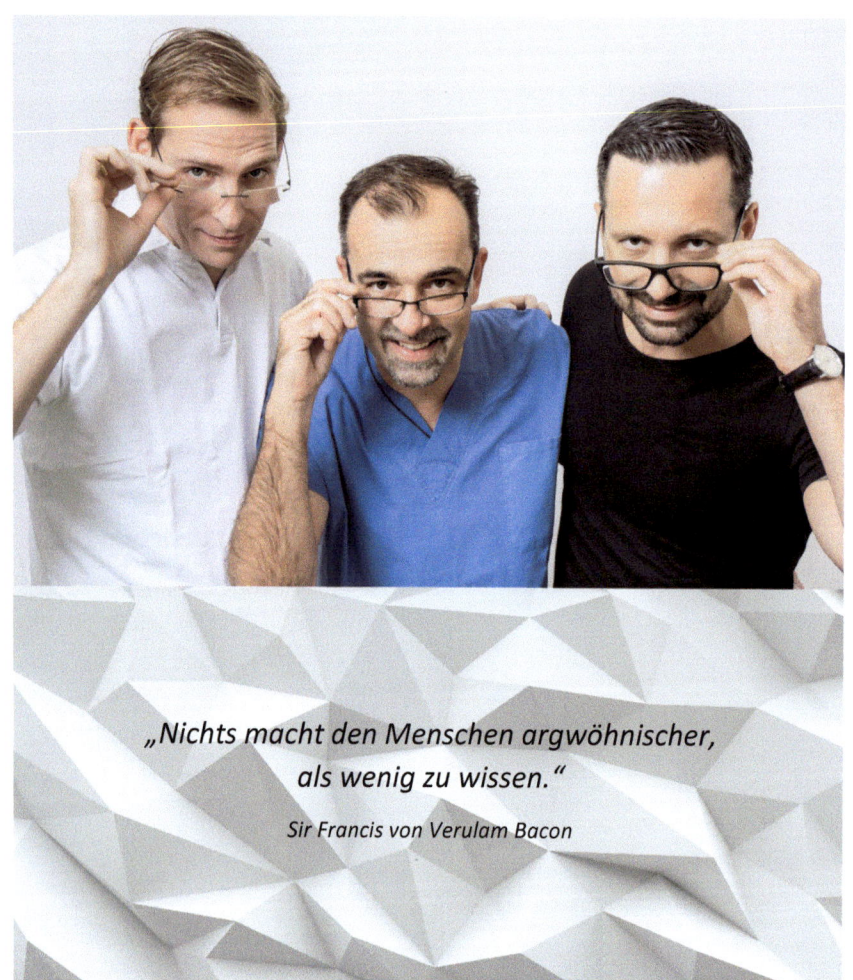

„Nichts macht den Menschen argwöhnischer,
als wenig zu wissen."

Sir Francis von Verulam Bacon

DAS HABE ICH DOCH AUCH – ODER DOCH NICHT?

GMEINER: Wie kommen Patienten im Zeitalter von Google zu Ihnen als Zahnarzt? Sind es überwiegend Menschen, die sagen: „Um Gottes Willen, ich habe bei Google gelesen, dass ..." Oder sagen sie: „Ja, machen Sie mal, ich habe im Internet gelesen, es ist eh nicht so schlimm." Was kommt in der Praxis häufiger vor?

DR. GUSERL: Man muss erst einmal festhalten, dass Google ist, was es ist. Es ist nämlich eine Suchmaschine.

GMEINER: Man sucht online – das ist heute der Weg.
Das Problem ist, wie man sucht. Sucht man das Negative oder das Positive? Ich habe eine Freundin, die zu Panik neigt. Wenn sie eine Erscheinung auf der Haut feststellt und im Internet sucht, was es sein könnte, dann meint sie nicht, dass sie Altersflecken oder so etwas hat, sondern sie hat Krebs. Sie sucht also immer das Negative. Andere Leute suchen immer das Positive.

DR. GUSERL: Es gibt natürlich eine Informationsflut im Internet, die den Patienten erst einmal überrollt. Da jetzt zu filtern, was eine Information ist, die ich brauche, die bei mir zutrifft, ist ja schier unmöglich. Wie Sie in Ihrem Beispiel gesagt haben: Altersflecken sind gleich Krebs und ein Jucken in der Nase ist wahrscheinlich schwanger. Das ist oft so.
Trotzdem bietet Google die Möglichkeit für den Laien, sich sehr schnell ein Bild zu machen, sehr schnell Informationen zu besorgen. Das machen wir alle, nicht nur in der Medizin, sondern auch in allen anderen Bereichen. Als Vorinformation ist das Internet gut. Ein informierter Patient ist positiv hervorzustreichen, das ist eine tolle Sache.

„Als Vorinformation ist das Internet gut.
Ein informierter Patient ist eine tolle Sache!"

ZAHNWISSEN IM INTERNET

GMEINER: Machen Zahnärzte Werbung im Internet?

DDR. JAHL: Im deutschsprachigen Raum ist es so, dass in der Schweiz und in Österreich deutlich mehr Zurückhaltung herrscht als in Deutschland, was Internetwerbung für Zahnärzte betrifft. Deutschland ist uns da entweder einen Schritt voraus oder geht einen gänzlich anderen Weg. Werbung von Zahnärzten ist in Deutschland wesentlich aggressiver und die Zahl der Leute, die das vermehrt oder intensiv betreiben, ist wesentlich größer als bei uns. Das fällt mir einfach auf.

Österreich ist da ein wenig wie eine Insel der Seligen, was die Repräsentanz der Mediziner und Zahnmediziner im Internet betrifft, aber das wird sich sicherlich ein wenig an deutsche Verhältnisse annähern. Dort stehen sie wirklich in äußerst starkem Konkurrenzkampf und stecken viel Geld hinein, um die optimale Positionierung ihrer Homepage aufrechterhalten zu können. Das ist natürlich ein finanzieller Kreislauf. Du musst laufend nachliefern, sonst wirst du verloren haben. Die Medizin im Internet ist in einem ständig wachsenden Konkurrenzkampf, der extrem finanziell dominiert ist.

„Die Medizin im Internet
ist in einem ständig wachsenden Konkurrenzkampf,
der extrem finanziell dominiert ist."

DDR. JAHL: Das Internet gibt jedem Menschen und daher auch dem Zahnarzt die Möglichkeit, sich zu präsentieren. Seine eigene Philosophie auf seiner Homepage zu haben, seine besonderen Methoden, seine Ausbildungen, seine Lieblingsbehandlungen, Schwerpunkte, etc. Das ist ganz gut für den Patienten. Man lernt vielleicht auf gewissen Homepages, über die Art und die Gestaltung, ein bisschen über den Menschen. Was ist der Behandler für ein Mensch? Ist er eher zurückhaltend, kreativ, etc.? Diese Dinge finde ich sehr gut.

Neue Medien eröffnen der gesamten Medizin tolle Möglichkeiten. Das kommt wiederum dem Patienten zugute. Wir können heute über Youtube, Facebook etc. sehr gute und seriöse Information bekommen. Ob es nun um Medizin geht oder nicht, heutzutage besorge ich mir im privaten Bereich Information im Internet. Das hat auch im Bereich der Medizin enorme Vorteile, weil beispielsweise ein Film tausendmal mehr sagt als zwei geschriebene Seiten. Das ist gar keine Diskussion. Das ist nicht nur gut für den Patienten, sondern auch gut für uns Ärzte, weil wir eine gewisse Außendarstellung haben und dadurch viel leichter etwas vermitteln können.

GMEINER: Stichwort Youtube. Wie stellt sich ein moderner Zahnarzt darauf ein? Versucht er selber Videos zu machen? In welche Richtung geht es? In welche Richtung möchte man als Zahnarzt gehen?

DDR. JAHL: Ich finde das Video als Tool sehr interessant. Es eröffnet Wege, weil wir in einem 3-Minuten-Video sehr viel sagen können, was in einem persönlichen Gespräch vielleicht 10 Minuten dauern würde. Das Video ist sehr kompakte Information. Außerdem kann ich durch ein Video viel mehr Menschen bereits vorab erreichen.

Ich beobachte bei meinen Patienten, dass sich viele von ihnen diese Videos vorab angesehen haben. Dadurch haben sie meine Art und Weise, meine Philosophie bereits kennengelernt und kommen mit dieser Vorinformation aus dem Internet zu mir in die Praxis.

„Das Internet kann Ihnen als Patient Information geben –
und einen Eindruck, was der Zahnarzt für ein Mensch ist."

GMEINER: Ich glaube, man erkennt sehr gut die Chemie.

DDR. JAHL: Genau. Das ist ein ganz toller Punkt. Wenn man sich als Patient die Internetpräsenz eines Zahnarztes ansieht, merkt man Sympathie oder auch Antipathie.

GMEINER: Also auch: Nein, zu dem gehe ich nicht?

DDR. JAHL: Ja, manchmal ist der Eindruck durchaus: Zu dem gehe ich nicht. Auch das ist ein ganz korrekter Weg. Es erspart uns beiden verlorene Lebenszeit, weil wir uns gar nicht kennenlernen. Nicht jeder Mensch passt zu jedem anderen Menschen. Das finde ich sehr gut und das finde ich eine sehr faire Lösung.

WIE VERLÄSSLICH IST DR. GOOGLE?

GMEINER: Wenn ich als Patient bei Google Informationen zu meinen Zahnproblemen oder Themen rund um die Zähne haben möchte: Wie gut sind die Suchergebnisse?

DDR. JAHL: Bezüglich Zahnmedizin ist es ein bisschen schwieriger zu sagen als in der Medizin allgemein. In Bezug auf die Medizin gibt es durchaus schon Untersuchungen, wie das funktioniert.
Laut Studien liefern 20 Prozent der Suchergebnisse wirklich katastrophal falsche Ergebnisse, was die Medizin betrifft. Anders formuliert: Wenn wir eine Diagnose oder ein Symptom in die Suchmaschine eingeben, bekommen wir 20 Prozent komplett falsche

Antworten. Die restlichen 80 Prozent der Antworten sind gemischt. Es hängt von der Internetstruktur ab und es hängt von der Webseite an sich ab, wie gut die Suchergebnisse sind. Es ist ein Programmierungstool.

GMEINER: Ist Google ein schlechter Zahnarzt?

DDR. JAHL: Da kann man nur sagen: Ja, weil die Zahnmedizin ganz einfach auch finanziell dominiert wird. Geben wir zum Beispiel das Wort „Zahnimplantat" oder „Zahnkrone" oder „Zahnbrücke" ein, dann werden am Anfang ganz oben erst einmal alle Anzeigen angezeigt, also alle AdWords-Kunden. Die Anzeigen werden natürlich gereiht, je nachdem, welches Budget in AdWords eingestellt ist, sprich wie viel Geld der Anbieter für die Anzeigen ausgeben will, um hier gelistet zu werden.

WAS ZU DENKEN GIBT ...

„Google reiht Anzeigen nach Budget."

Da beginnt das Problem schon mal, weil diese Anzeigen für den Laien, der darüber stolpert, durchaus interessant sind. Es schaut für den Laien, der zum Beispiel eine Zahnkrone sucht, ganz toll aus, wenn an erster Stelle ein Dr. XY steht. Also wird er das einfach mal anklicken. Da stellt sich die Frage: Ist das der richtige Weg? Oder umgekehrt formuliert: Ist das nicht der falsche Weg?

DR. ÖSTERREICHER: Gibt man beispielsweise „Zahnkrone" oder „Implantat" in die Suchmaschine ein, dann wird man als Vorschlag der Suchmaschine die Kombination sehen: Implantat – Preis. Das ist ein Klassiker. Natürlich ist das ein ganz wichtiges Thema für die Menschen: Was kostet das?

Wenn der Mensch bzw. Patient dort anklickt, wird er feststellen, dass er in Österreich keine Preisinformation bekommt, weil es für Zahnärzte rechtlich gar nicht möglich ist, Preise kundzutun. Das heißt, das erste, was ein Interessent bekommt, sind Preise, die aus dem Ausland stammen. Meistens stammen die Preisinformationen aus Ungarn, weil der österreichische Zahntourismus vorwiegend dort hinfährt.

Damit haben wir ein riesengroßes Problem. Der Patient holt sich eine Vorinformation. Wenn er den Weg zu seinem Behandler sucht, sich dort informiert und auf den Patienten abgestimmt einen Preisvergleich anstellt, wird er riesengroße Unterschiede bemerken. Das Problem dabei ist nämlich, dass hier nicht Äpfel mit Äpfeln verglichen werden, sondern Äpfel mit Birnen.

WAS ZU DENKEN GIBT ...

„Preisinformationen stammen aus dem Ausland, denn Zahnärzte in Österreich dürfen keine Preise publizieren."

DR. ÖSTERREICHER: Betrachten wir ein klassisches Beispiel: Implantate. Woher kommt der Preisunterschied? Bei gewissen Produkten kann der Preis eigentlich nicht so unterschiedlich sein.

Wenn ich ein Premium-Implantat verwende, und zwar echte Marken, dann hat das einfach seinen Preis. Im Ausland kosten die auch nicht weniger als bei uns, sie kosten in Wirklichkeit das gleiche. Wir haben das verifiziert, uns ausgetauscht, DDr. Jahl ist auch international viel unterwegs und hat sich mit Kollegen unterhalten. Aber im Internet kommen manche Anbieter mit Preisen daher, die für uns nicht nachvollziehbar sind.

Das heißt, der Patient wird über das Internet völlig falsch gesteuert. Er ist durch den Preis getäuscht, bekommt dort aber nicht das, was er zum Beispiel in Österreich für ein Premium-Implantat zahlt. Da ist ein riesengroßer Unterschied. Und so geht das in eine falsche Richtung.

DR. GUSERL: Zur Preisgestaltung und zum Zahntourismus gibt es noch drei wesentliche Punkte zu sagen, was den Unterschied ausmacht, auch in Bezug auf die medizinische Leistung. Da geht es um die Schlagwörter Vorinformation, Vorsanierung und Nachsorge.
Man kann sich vorstellen, dass man bei einem weiten Anfahrtsweg nicht so leicht und nicht so oft hinfahren kann, um sich im Vorfeld zu informieren, sich im Vorfeld beraten zu lassen, verschiedene Möglichkeiten mit dem Behandler zu diskutieren und das Gebiss vorzusanieren. Denn oft ist die angestrebte Lösung nicht gleich machbar, sondern es bedarf einer Vorsanierung.
Das betrifft die Nachsorge ebenso. Wenn man eine hochwertige Versorgung hat, ist man mit dieser hochwertigen Versorgung nicht unverwundbar, sondern es bedarf einer Nachsorge, einer Servicierung des Ganzen.
Das sind drei wesentliche Punkte. Die sind preislich für den Patienten gar nicht so relevant, aber medizinisch sehr relevant. Um eine medizinische Leistung durchzuführen, bedarf es einer Vorsanierung, um ein Ergebnis zu halten, bedarf es einer Nachsorge. Das ist etwas, das durch die Distanz im Ausland oft nicht gewährleistet ist.

WAS ZU DENKEN GIBT ...

„Um eine medizinische Leistung durchzuführen bedarf es einer Vorsanierung, um ein Ergebnis zu halten bedarf es einer Nachsorge. Ein weiter Anfahrtsweg erschwert das."

GMEINER: Stichwort Zahntourismus: Gibt es Patienten, die zu Ihnen kommen, die zuerst in Ungarn oder sonstwo im Ausland waren und sagen: „So, bitte reparieren Sie das jetzt." Wenn ja, was macht ein österreichischer Zahnarzt mit so einem Patienten?

DDR. JAHL: Doch, solche Patienten gibt es. In unserer Region kommen durchaus Patienten zu uns, die entweder vorher oder nachher nach Ungarn fahren und das vergleichen. Ich bekomme auch in vielen Fällen das Feedback, dass die Patienten gesehen haben: Wenn sie die richtigen Fragen stellen, wird sich dort ein Heilkostenplan etwa auf demselben Niveau wie in Österreich bewegen. Das ist genau das, was Dr. Österreicher gesagt hat: Wenn wir Äpfel mit Äpfeln vergleichen ist es so, dass die österreichischen Patienten doch lieber in Österreich bleiben, weil die Preise nicht so verschieden sind.

Der Präsident des Zahnärztlichen Interessenverbandes MR DDr. Claudius Ratschew zeigt auf, dass zahnmedizinische Leistungen im Ausland auf Kosten des österreichischen Systems gehen:

„Wenn ein **Zahnarzt im Ausland bei einem Zahntechniker im Ausland** Kronen anfertigen lässt und der **österreichische Patient bei einer der üblichen Husch-Pfusch-Aktionen medizinische Probleme bekommt, die dann im defizitären Kassenambulatorium behandelt werden müssen,**

dann zahlen der ausländische Zahnarzt und der ausländische Zahntechniker keine Steuern und Sozialversicherungsbeiträge in Österreich, die Kranken-kassen haben nur Ausgaben, und das Ambulatorium macht ein noch größeres Defizit als vorher.

Wenn aber ein österreichischer Zahnarzt bei einem österreichischen Zahn-techniker hochwertige Kronen anfertigen lässt, die zwar aus guten Gründen teurer sind, die aber der Patient problemlos und beschwerdefrei viele Jahre und Jahrzehnte trägt, dann **leisten Zahnarzt, Zahntechniker und ihre Angestellten in Österreich Steuern und Sozialversicherungsbeiträge und die Krankenkasse hat keine Kosten, nein, sie profitiert sogar davon."**

Quelle: ZIV-Newsletter 5750-54 vom 19.07.2018 (elektronische Publikation des Zahnärztlichen Interessenverbandes www.ziv.at). (Hervorhebungen im Original.)

GMEINER: Der Preisunterschied ergibt sich also daraus, dass andere, billigere Materialien verwendet werden? Wenn der Patient weniger zahlen will, dann bekommt er billigere Implantate?

DDR. JAHL: Ja. Worauf wir immer hinaus wollen: Wir hätten so gerne mündige Patienten. Wir wollen Patienten, die fragen: Was bekomme ich da? Wie heißt das genau? Was ist das für ein Material? Wo kommt das her? Etc.

WIR HALTEN FEST ...

„Wir hätten so gerne mündige Patienten."

DDR. JAHL: Wir fragen heutzutage im Supermarkt, wo ein Produkt herkommt und was drinnen ist. Wir kaufen Fairtrade und wollen alles ganz genau wissen, wir ernähren uns vegan, Bio vom zertifizierten Bauernhof und achten auf alles sehr genau, was wir in unseren Körper über den Mund als Nahrung hineinlassen.
Lustigerweise ist es ein ganz altes Relikt, dass es in der Zahnmedizin – die ein sehr wichtiger Teil der gesamten Medizin ist, das möchte ich betonen – einfach üblich ist, alles über den Preis zu definieren und nicht über die medizinische Fragestellung. Das ist ein Grundproblem und wahrscheinlich ein Relikt der vergangenen Jahrzehnte. Aber die Zahnmedizin hat sich einfach verändert und ist eine Medizin des Mundes geworden. Das ist ein springender Punkt, der in den letzten Jahren passiert ist.

GMEINER: Medizin des Mundes – was bedeutet das?

DDR. JAHL: Wie in der gesamten Medizin hat auch in der Zahnmedizin eine Spezialisierung stattgefunden. Den klassischen Internisten gibt es nicht mehr, es gibt heute den Gastroenterologen, der sich nur um den Magen kümmert, den Hepatologen, der sich um die Leber kümmert, den Kardiologen etc. Das gibt es genauso in der Orthopädie und der Unfallchirurgie. Es gibt Ärzte, die nur noch das Sprunggelenk oder die Schulter operieren.

Dasselbe hat in der Zahnmedizin stattgefunden. Das heißt, wir haben hier verschiedene Themenbereiche und es gibt mittlerweile viele Zahnärzte in Österreich, die sich auf etwas innerhalb der Zahnmedizin spezialisiert haben. Es gibt Zahnärzte, die sich auf Zahnspangen spezialisiert haben, auf Kinderbehandlungen, auf hochwertigen abnehmbaren Zahnersatz etc. Da haben sich viele Untergebiete in der Zahnmedizin entwickelt. Das muss bei den Leuten auch verstärkt ankommen.

WIR HALTEN FEST ...

„Zahnmedizin ist heute eine Medizin des Mundes.
Viele Zahnärzte haben sich auf etwas spezialisiert."

GMEINER: Ist die Spezialisierung grundsätzlich positiv zu sehen?

DDR. JAHL: Absolut. Die Spezialisierung finde ich sehr positiv, weil die Zeiten vorbei sind, wo es nur den praktischen Arzt des Mundes oder den praktischen Arzt des Zahnes gab. Den gibt es kaum noch, sondern es hat eine Spezialisierung gegeben, weil die Entwicklung in der Zahnmedizin vor allem aufgrund von digitalen Techniken und aufgrund von neuen Materialien einfach dazu geführt hat. Ich begrüße das auch.

Ich finde, dass das Internet eine gute Vorinformation gibt, aber man muss das auch ein bisschen filtern. Das ist natürlich schwierig für einen Laien. Klassischerweise ist es auch so, dass die Zahnmedizin immer eine sehr finanziell dominierte Medizin ist. Deswegen gibt es auch die automatischen Google-Vorschläge nach Preis und Kosten etc. Davon lassen sich zu viele Leute lenken.

WAS KANN DR. GOOGLE NICHT WISSEN?

GMEINER: Sie haben also nichts gegen einen Patienten, der mit Halb-wissen aus dem Internet kommt? Ist das besser als jemand, der gar nichts weiß?

DR. GUSERL: Prinzipiell kann der Patient kommen, wie er will. Er wird von uns, sprich vom Zahnarzt, sowieso informiert und bekommt ohnehin die nötige Fachinformation. Trotzdem merke ich immer wieder bei Vorträgen, dass da sehr detaillierte Fragen kommen, und das finde ich gut. Man kann teilweise auf einem guten fachlichen Niveau mit Patienten diskutieren, möchte ich fast sagen.
Der Patient nimmt das, was der Arzt in der persönlichen Betreuung sagt, schon mehr für bare Münze als das, was Dr. Google sagt, der eben kein Arzt ist, kein Mensch ist, sondern nur eine Suchmaschine. Das heißt, dort werden nur Begriffe und Informationen aufgelistet. Das zu deuten ist sehr schwierig.

WIR HALTEN FEST ...

„Information im Internet zu deuten ist schwierig. Deshalb ist die persönliche Betreuung durch den Arzt wichtig."

DR. GUSERL: Aber noch einmal: Die Information, die Google bieten kann, ist nichts Schlechtes. Allerdings soll es nur als Basis gesehen werden, als Ausgangspunkt, als Information. Dann braucht es einen Behandler, einen Arzt, um wirklich zu sagen: Was ist relevant und was ist Unfug? Wo entwickelt es sich in eine falsche Richtung?

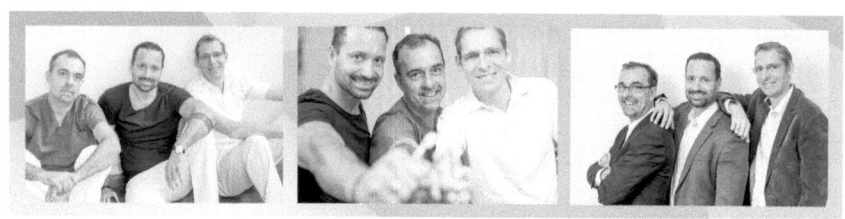

DR. GUSERL: Es funktioniert ja auch so, dass man vielleicht in eine falsche Richtung abbiegt, wenn man nur lange genug googelt, dass Sachen falsch interpretiert werden, dass ein Zuviel oder eine Fehlinformation stattfindet. Ob man dafür Google selbst einen Vorwurf machen will, sei dahingestellt, das ist nicht unsere Aufgabe. Aber Information ist prinzipiell immer etwas Gutes. Es ist eine Ausgangssituation und auf dieser Basis kann man dann weiterdiskutieren.

WIR HALTEN FEST ...

„Information aus dem Internet ist okay. Nur ein Arzt kann jedoch einschätzen: Was ist relevant und was ist Unfug?"

DR. ÖSTERREICHER: Das bringt es auf den Punkt. Du kannst dir im Internet eine gewisse Grundinformation holen. Das ist super. Das wird meist von der Industrie selbst auch beworben. Die dürfen das auch bewerben. Die Zahnärzte in Österreich dürfen und sollen das auch nicht.

Wenn aber auf der anderen Seite suggeriert wird: „In soundso vielen Wochen oder Monaten haben Sie wieder gerade Zähne", dann braucht man das individuelle Gespräch mit dem Zahnarzt, um den Patienten darüber aufzuklären, dass das nicht bei jedem gleich funktioniert. Bei dem einen bewegen sich die Zähne schneller, beim anderen bewegen sie sich viel langsamer. Bei dem einen heilt etwas schneller, beim anderen langsamer. Das sind Dinge, die man aufklären muss, und das geht nur im persönlichen Gespräch.

Das heißt, Vorinformation im Internet ist super, aber am persönlichen Gespräch kommt man nicht vorbei. Denn als Zahnarzt musst du den Patienten im Vorfeld über alle Eventualitäten aufklären, damit er sich darauf einstellen kann, dass es bei ihm eventuell nicht so gut funktioniert wie es beim Nachbarn funktioniert hat. Auch wenn ihm der Nachbar erzählt hat, wie schnell das alles fertig war. Das ist ein ganz wichtiger Punkt.

WIR HALTEN FEST ...

„Auch wenn der Nachbar erzählt, wie toll oder wie schrecklich es war – jeder Patient reagiert anders. Daher ist Aufklärung im Vorfeld durch das persönliche Gespräch mit dem Zahnarzt wichtig.“

DR. GUSERL: Dieses gefährliche Halbwissen, das über das Internet verbreitet wird, gab es ja immer schon, auch vor dem Internet. Diese Stammtischgespräche, Urban Legends oder Horrorgeschichten kennt man. Denken Sie ans Fischerlatein: Der gefangene Fisch wird im Zuge der Erzählung immer größer und größer. Die kleine Forelle wird zum Ein-Meter-Hecht. So ist das auch bei den Zähnen. Man erzählt, wie schlimm die Weisheitszahnbehandlung oder die Wurzelbehandlung war. Diese ausgeschmückten Geschichten, wo immer noch etwas dazu kommt, gab es schon immer. Bewusst oder auch unbewusst.

DR. ÖSTERREICHER: Dass der Mensch dazu neigt, negative Informationen, die er aus dem Bekanntenkreis erhalten hat, sehr hoch zu bewerten, ist bekannt. Das ist auch insbesondere ein österreichisches Phänomen. Der Patient redet wahnsinnig gern darüber, was wo nicht funktioniert hat und was da alles passiert ist. Er redet aber nicht über die Fälle, wo es gut gelaufen ist. Das ist ein typisches Beispiel für eine Verhaltensweise, das auch als Video auf Youtube kursiert. Man zeigt eine weiße Seite mit einem schwarzen Punkt und fragt: „Was sehen Sie?"

●

DR. ÖSTERREICHER: Und was sehen die Leute?

Sie sehen den schwarzen Punkt, nicht aber den weißen Hintergrund. Das ist ein Synonym dafür, wie wir die Dinge wahrnehmen, die gut funktionieren und die schlecht funktionieren. Der Punkt in der Mitte ist das, was nicht funktioniert hat. Das Weiße rundherum wäre das, was funktioniert hat. Was sieht jemand? Er sieht den schwarzen Punkt.

DDR. JAHL: Grundsätzlich finde ich das Internet sehr gut. Sorgen mache ich mir ein bisschen, was das Internet betrifft, um unsere Kinder, die das nicht so wirklich schätzen können, welches wunderbare Tool sie da in der Hand haben.

GMEINER: Aber die Kinder wachsen doch damit auf ...

DDR. JAHL: Sie wachsen damit auf, aber sie können noch nicht abschätzen, wie wertvoll das Wissen eigentlich ist, das sie haben. Sie wissen nicht, dass sie die ganze Welt in der Hosentasche haben, wo wir früher Wochen dafür gebraucht haben, Literatur aus Büchern zu besorgen, wenn wir Referate etc. in der Schule vorbereitet hatten. Oder wenn du akut wissen wolltest, was Alexander der Große gemacht hat, warst du auf das einzige Buch angewiesen, das eventuell im Wohnzimmer oder in der Schulbücherei stand.

GMEINER: Aber das ist bei Google genauso. Als Problem sehe ich, dass man teilweise unreflektiert Dinge übernimmt und sagt: „Das habe ich gelesen, das muss ja stimmen." Früher hat man vielleicht noch zwei, drei Bücher gewälzt und man hat jemanden gefragt. Heute sieht man kurz nach – auf Wikipedia oder Youtube – und geht davon aus, es ist wahr gesprochenes Wort.

WAS ZU DENKEN GIBT ...

„Kurz im Internet nachschauen – okay.
Aber bitte nicht alles sofort für bare Münze nehmen, sondern auch
reflektieren und recherchieren!"

GMEINER: Gibt es Videos, Statements, Homepages, wo Sie sagen: Mein lieber Schwan, das ist Schwachsinn, das ist bedenklich oder sogar gefährlich?

DR. GUSERL: Natürlich, sowohl als auch. Auch wir nutzen das Internet für unsere eigene Fortbildung. Da gibt es fachlich wirklich hervorragende Videos, von denen man als Facharzt profitieren kann. Da gibt es wirkliche Juwelen. Als Facharzt kann man ganz gut beurteilen, ob man es mit einer Perle zu tun hat oder ob etwas nicht so optimal dargestellt ist. Da bietet Youtube für uns Ärzte eine ganz einfache Möglichkeit, sich vom Wohnzimmer aus zu informieren und sich fortzubilden, was früher einfach nicht möglich war.

Für Patienten ist es natürlich viel schwieriger. Wir sehen immer wieder Kommentare, Meldungen, Videos, die sowohl fachlich bedenklich sind, als auch in Bezug auf das, was vermittelt wird.

WAS ZU DENKEN GIBT ...

„Für Ärzte bietet das Internet eine einfache Möglichkeit sich zu informieren, weil wir Perlen und Unnützes rasch unterscheiden können. Für Patienten ist es schwieriger."

DR. GUSERL: Ein Beispiel ist Lachgas. Lachgas kennt man aus diversen Filmen und Serien, wo der Patient narkotisiert bzw. sediert ist, was Lachgas nicht macht. Die paradoxe Reaktion, dass man mit Lachgas lacht, ist eigentlich eine Überdosierung – daher übrigens auch der Name – und mit unseren Geräten gar nicht mehr möglich. Dort, wo Lachgas toxisch werden könnte, da sind wir weit davon entfernt mit solchen Dosierungen zu arbeiten. Warum dann solche Reaktionen, die in manchen Youtube-Videos zu sehen sind?
Reaktionen dieser Art kommen dadurch zustande, dass gerade in den USA Lachgas kombiniert wird mit Diazepam – also mit oralen Beruhigungstabletten –, was bei uns nicht Usus ist. Wenn Lachgas mit anderen Substanzen kombiniert wird, kommen solche Reaktionen zustande, wo jemand nach einer Lachgasbehandlung immer noch in einer Art Delirium ist. Das vermittelt ein falsches Bild, das sich leider hartnäckig hält. Dieses falsche Bild gilt es zu widerlegen.

GMEINER: Kommen Leute zu Ihnen in die Praxis, die sagen: „Ich habe gesehen, dass ... Machen Sie das auch so?" Egal, ob sie das auf Youtube, Wikipedia oder sonstwo im Internet gesehen haben?

DR. ÖSTERREICHER: Sie meinen Leute, die eine gewisse Grundvorstellung haben, die sie sich im Internet geholt haben?

GMEINER: Ja, und wo Sie als Zahnarzt dann gewissermaßen auf den Pranger gestellt werden, weil jemand sagt: „Warum machen Sie das nicht so?"

DDR. JAHL: Doch, das kommt vor. Gerade in der Implantologie passiert mir das relativ häufig. Es gibt beispielsweise die Methode von Bohrschablonen, die man am PC plant. Diese sind natürlich nicht für jeden Patienten geeignet, aber es gibt dieses Tool und die Möglichkeit, in manchen Situationen Implantate zu setzen ohne zu schneiden, ohne zu nähen etc. Das gibt es. Das wird von diversen Anbietern sehr propagiert.

In manchen Köpfen hängt dann das Bild, dass Implantieren automatisch bedeutet, dass man das über so eine Schablone macht und am besten morgen, sprich das ist eine ganz schnelle Geschichte. Da gibt es Videos und Artikel im Internet darüber. Leider wird darin nicht darauf hingewiesen, dass das nicht unbedingt die Standardmethode ist, sondern eher eine Methode, die in ausgewählten Fällen wirklich erfolgreich zu verwenden ist. Das Bild hält sich hartnäckig.

Das zweite Bild, das sich wirklich hartnäckig in den Köpfen der Patienten hält, ist, dass diese Implantate in den Kiefer hineingeschossen werden. Pro Woche fragen vielleicht ein bis zwei Patienten tatsächlich: „Funktioniert das eh so mit dem Hineinschießen in den Kiefer?" Es ist für mich unergründlich, wo das wirklich herkommt. Da ist mir die Quelle nicht klar, aber diese Frage höre ich seit zehn bis zwölf Jahren immer wieder.

WAS ZU DENKEN GIBT ...

„Manche Bilder halten sich hartnäckig, weil Anbieter eine Methode für spezielle Fälle propagieren – Interessierte sehen das dann irrtümlicherweise als Standardmethode."

DDR. JAHL: Einfach, schnell und für jeden geeignet scheint ein häufig suggeriertes Bild zu sein. Auch in der Kieferorthopädie, wo es um Zahnregulierungen geht, wird anscheinend suggeriert, dass jede Behandlung mit einer abnehmbaren Schiene machbar wäre und dass alles innerhalb kürzester Zeit und ohne Aufwand vonstatten geht. Das entspricht natürlich nicht der Tatsache. Es führt kein Weg daran vorbei, als Patient den Weg zum Spezialisten zu finden und im Rahmen eines unverbindlichen Beratungsgespräches wirklich die optimale Lösung zu finden. Die optimale Lösung kann man sich nicht vorab im Internet besorgen.

WIR HALTEN FEST ...

„Die optimale Lösung kann man sich nicht im Internet besorgen. Es führt kein Weg am Beratungsgespräch mit dem Spezialisten vorbei."

ZAHNARZTPLATTFORMEN: WER IST DER BESTE DOC?

DR. GUSERL: Zum Internet gehört auch das Thema Bewertungsportale. Wofür wurden sie anfänglich genützt? Man sieht oft eher das Negative und erzählt auch lieber darüber, es ist einfach spektakulärer. So haben Bewertungsportale im Internet begonnen, eine Plattform zu bieten für Leute, die gern laut schreien, und zwar meist in eine negative Richtung.

Dadurch sind die Ärzte darauf aufmerksam geworden und haben festgestellt: Hoppla, da geht etwas in eine ganz falsche Richtung. Und sie haben sich bemüht, auch wieder positive Bewertungen zu bekommen. Das stellt sich als nicht ganz so leicht heraus, denn über etwas Positives zu reden scheint weit weniger interessant zu sein.

„Über etwas Positives zu reden scheint weit weniger interessant zu sein als das Reden über etwas Negatives. Das ist ein Problem auf Bewertungsportalen."

DR. GUSERL: So ist ein Konkurrenzkampf unter den Ärzten auf diesen Bewertungsportalen entstanden.

DDR. JAHL: Jetzt ist es ein Kreislauf.

DR. GUSERL: Die Frage ist: Macht man mit? Oder nimmt man sich raus?

DDR. JAHL: Genau. Mitgefangen, mitgehangen. Das ist wirklich ein ernsthaftes Problem.

GMEINER: Geht auf Zahnarztplattformen alles mit rechten Dingen zu? Kann man Dinge löschen? Fällt das Patienten auf?

DR. ÖSTERREICHER: In einem kürzlich erschienenen Artikel zu diesem Thema wird beschrieben, wie das häufig abläuft, wenn jemand mit einem Posting unzufrieden ist und versucht, das löschen zu lassen. Laut diesem Artikel dauert das teilweise drei oder vier Wochen, bis die Betreiber überhaupt reagieren. Das heißt, man hat überhaupt keine Handhabe.

DDR. JAHL: In diesem Artikel steht auch etwas sehr Interessantes, nämlich dass gegen Geld angeboten wird, das sofort zu löschen.

DR. ÖSTERREICHER: Nach dem Motto: Wenn du zahlst, wird es ganz schnell gelöscht.

DDR. JAHL: Es ist unfassbar, wenn eine solche Praxis vorherrschend ist. Wenn ein negativer Kommentar vorhanden ist, dann wird dieser auf einer Plattform auch veröffentlicht, obwohl es eine Richtlinie geben soll, die Netiquette sozusagen, dass unseriöse unbeweisbare Geschichten im Internet gar nicht veröffentlicht werden dürften. Das wird aber trotzdem gemacht. Gleichzeitig wird angeboten, bei Widerspruch entweder auf dem natürlichen Weg vier Wochen zu warten, bis es gelöscht wird, kostenlos, oder es gleich löschen zu lassen, allerdings gegen einen nicht unbeträchtlichen Kostenbeitrag. Das ist Geschäftemacherei.

DR. ÖSTERREICHER: Grundsätzlich noch ein Gedanke bezüglich Verleumdung. Diese Portale geben Menschen die Möglichkeit, einen Shitstorm loszulassen. Man erfährt als Arzt gar nicht, ob eine gewisse Person als Patient überhaupt bei dir war oder ob es ein System ist, das da abläuft. Jemand gibt einfach anonym eine Beurteilung über einen Behandler ab, obwohl er gar nicht in der Ordination war. Und wenn er da war, ist es eine rein subjektive Sicht. Das heißt, keiner kann nachvollziehen, wie diese Bewertung zustande kam und der Behandler kann sich auch nicht rechtfertigen und sagen: „Stopp, das war ja gar nicht so."

DR. GUSERL: Der Behandler kann sich auf dieser Internetplattform per Kommentar dazu äußern, aber Fakt ist natürlich, dass diese Negativstimme weiterhin bestehen bleibt. Und wenn man sich dazu äußert, wird es sofort als Rechtfertigung eingestuft.

DR. ÖSTERREICHER: Es wirkt wie ein Schuldeingeständnis.

DR. GUSERL: Als Arzt bist du in dem Fall in der Defensive, du musst dich rechtfertigen. Aber die Negativäußerung besteht ja, sie steht im Raum und bleibt auch. Das heißt, der Schaden ist angerichtet.

DDR. JAHL: Generell sind Plattformen mit Vorsicht zu genießen. Allerdings ist das für Patienten kaum nachvollziehbar und die verlassen sich manchmal blind auf Bewertungen.

DR. ÖSTERREICHER: Was ich zu dem Thema sehr bedenklich finde ist, dass es Plattformen gibt, die dich nie gefragt haben, ob über dich ein Urteil gefällt werden darf oder nicht. Es passiert einfach.

GMEINER: Genau das ist die Systematik dieser Plattformen. Nur so funktionieren sie.

DR. ÖSTERREICHER: Ist das nicht illegal, wenn ich als Betroffener nicht gefragt werde, ob man über mich etwas veröffentlichen darf?

DDR. JAHL: Nein, sicher nicht. Bewertungen sind normal, auf Google, einfach überall. Man kann sie auch zusammenfassen.
Was ich als sehr beeindruckend empfinde ist, wenn ich meine Ordination auf Google und Google Maps suche und auch finde. In den Suchergebnissen gibt es dann Fotos zu meiner Ordination, die überhaupt nicht von mir sind. Die sind von wildfremden Menschen gemacht, die haben mein Ordinationsschild fotografiert und die können das auf meinen Account hochladen. Das ist ja unfassbar. Und man hat selbst gar nicht die Möglichkeit, das zu verändern. Auf Google selber – DIE Suchmaschine – und dort, wo ich erscheine, können fremde Menschen zugreifen und eigene Fotos und Kommentare und Erfahrungen hochladen. Das ist schon ein wenig bedenklich. Da muss man auch die Patienten davor warnen, dass man all das, was man im Internet liest, immer hinterfragen muss und soll.

„Man kann kaum nachvollziehen, wie Bewertungen und Suchergebnisse im Internet zustande kommen. Daher: Hinterfragen Sie alles, was Sie im Internet lesen!"

DR. GUSERL: Die Algorithmen, wie jemand im Ranking steigt, sind überhaupt nicht ersichtlich. Auch auf Nachfrage erhält man keine Auskunft.

Es gibt Firmen, die besonders gute Internetbewertungen gegen einen Obulus faken, sprich für den Zahnarzt gute Bewertungen machen.

In letzter Zeit schwingt die Türe jedoch in eine andere Richtung. Nämlich, dass in kürzester Zeit mehrere schlechte Bewertungen über den Zahnarzt eingehen und sich dann zufälligerweise eine Firma meldet, die dann sagt: „Gegen ein Entgelt löschen wir diese schlechten Bewertungen und bereinigen das für Sie." Da stellt sich schon die Frage: Liegt da eigentlich schon ein Fall von Erpressung vor? Beziehungsweise hört man immer mehr Geschichten, dass Lehrlinge oder Assistentinnen mit einer schlechten Bewertung drohen, wenn sie einen Job nicht bekommen.

Das heißt, wir Zahnärzte werden durch diese Bewertungen angreifbar. Schlechte Bewertungen werden zunehmend als Druckmittel eingesetzt, sei es von Firmen, die damit Geld verdienen wollen, oder von Angestellten oder Patienten, die sich in irgendeiner unfairen Art und Weise rächen wollen. Das Problem ist, dass man mehr als zehn gute Bewertungen braucht, um eine schlechte Bewertung wieder aufzuheben. Das ist einfach ein psychologisches Phänomen, dass wir auf das Negative mehr reflektieren als auf das Positive.

Es ist immer sehr fraglich, dadurch, dass bei Bewertungen meist keine richtigen Namen angegeben werden, wer diese schlechten Bewertungen macht. Man kann sich dann immer nur rechtfertigen, aber man hat fast keine Handhabe, diese zu löschen. Jetzt werden Firmen laut, die diese Einträge löschen können, was aufgrund der Richtlinien dieser Internetplattformen eigentlich nur dann funktionieren kann, wenn diese Bewertungen von ihnen kommen – denn du kannst ja nicht als fremde Firma auf Internetplattform Bewertungen löschen. Außer du hast die Bewertung selbst gemacht, dann kannst du diese Bewertung auch löschen. Also irgendetwas steht da im Raum, das irgendwie falsch läuft.

DR. ÖSTERREICHER: Ich habe zum Beispiel einen mich betreffenden Fall, eine Bewertung – ich habe nie danach gefragt, nie etwas bei einem Portal unterschrieben, wo man beurteilt wird. Man findet das zufällig auf Google und schaut nach. Die Rezensenten schreiben sogar den Namen dazu – allerdings gibt es diese Person gar nicht, ich habe keinen Patienten mit diesem Namen. Das ist also ein Fake, das ist einfach nur ein Schlechtmachen.

Das finde ich auch auf anderen Seiten über Kollegen, die wirklich gute Bewertungen haben. Beispielsweise betrifft das einen Spezialisten, einen Endodontologen, der auf eine solche Bewertung sogar zurückgeschrieben hat, im Stil von: „Es tut mir leid, dass Sie sich schlecht behandelt fühlten, aber wo war das Problem?" Allerdings gibt es keine Antwort darauf. Das heißt, jemand gibt einfach statt 5 Sternen nur einen und begründet das auch nicht. Oder jemand schreibt: „Hab mich dort nicht wohl gefühlt." Was kann ich als Zahnarzt dafür, dass jemand gerade einen schlechten Tag hat? Leider ist es teilweise völlig unseriös, was da an Beurteilungen abgegeben wird.

GMEINER: Was wäre eine Lösung?

DR. GUSERL: Mehr Transparenz, mehr Nachvollziehbarkeit für den Zahnarzt. Wer bewertet mich? Prinzipiell ist Feedback immer gut, man kann sich dadurch ja verbessern. Die Frage ist nur, ob man das gleich öffentlich machen muss. Besser wäre ein persönliches Gespräch.

DDR. JAHL: Ein weiteres Bewertungstool möchte ich in diesem Zusammenhang nennen. Es gibt mittlerweile Unternehmen, die sich darauf spezialisiert haben, Online-Termine beim Arzt zu ermöglichen und für ärztliche Homepages zu implementieren, was ja sehr modern ist und auch seine Vorteile hat.

GMEINER: Moment – Online-Termine werden doch einfach über eine Software gemacht?

DDR. JAHL: Ja klar. Es gibt Firmen, die stellen diese Software für Ärzte zur Verfügung und verlangen natürlich Geld dafür. Da gibt es einen Konkurrenzkampf unter diesen Firmen.

Es ist heutzutage sehr modern, dass wir eine Verfügbarkeit von 24 Stunden 7 Tage in der Woche haben. Wir können um 3 Uhr nachts einen Termin bei einem Internisten oder einem Zahnarzt oder wem auch immer buchen. Das mag ja auch seine Vorteile haben. Allerdings gebe ich zu bedenken – das ist meine persönliche Beobachtung – dass von fünf Patienten, die sich online einen Termin ausmachen, zwei nicht kommen – unentschuldigt.

Umgekehrt – und das ärgert mich – werden all diese Patienten automatisch einen Tag nach dem Online-Termin von dieser Firma gefragt, wie zufrieden sie mit dem Arztbesuch waren. Das Online-System weiß gar nicht, ob dieser Patient zum Termin erschienen ist oder nicht. Das heißt, wir Ärzte müssen uns teilweise von Personen beurteilen lassen, die nicht einmal bei uns waren und die hier eine Bewertung im Sinne von 1 bis 5 Sterne abgeben.

Umgekehrt haben wir Ärzte nicht die Möglichkeit, solche Patienten zu erkennen. Solche Patienten machen das durchaus auch öfter bei verschiedenen Ärzten – wenn sie bei mir nicht erscheinen, dann erscheinen sie das nächste Mal bei dir vielleicht auch nicht –, wir können unsere Kollegen nicht vor solchen Patienten warnen. Ich gehe noch einen Schritt weiter: Wir Ärzte sollten auch unsere Patienten beurteilen können, wenn die Patienten das schon mit uns tun. Ich finde, das wäre ein tolles Tool.

DR. ÖSTERREICHER: Oder zumindest eine Möglichkeit, als Arzt eine Antwort zu geben. Allerdings muss ich dazu sagen, dass es nicht meine Aufgabe als Arzt ist, meine kostbare Zeit dafür zu verwenden, auf so etwas zu reagieren. Die Zeit haben wir nicht.

DAS BELIEBTE SUCHKRITERIUM: WAS KOSTET DAS?

DDR. JAHL: Ich beobachte seit Jahren, aber im letzten Jahr vermehrt, dass es immer mehr Anfragen per E-Mail gibt. Das ist zeitgemäß und absolut in Ordnung, das beantworten wir durchaus gerne und kompetent, sofern es sich um konkrete Fragen handelt, die diesen Menschen beschäftigen zu diesem Thema. Aber es gibt zunehmend mehr rein finanzielle Anfragen von Personen, die überhaupt nicht unsere Patienten sind.

„Ich brauche ein Implantat im Unterkiefer links. Was kostet das Zahnimplantat bei Ihnen?" Wildfremde Patienten, deren Zustand des Gebisses und des Knochens ich nicht kenne, erwarten sich prinzipiell und gänzlich ohne Vorinformation, dass wir ihnen einen Heilkostenplan zuschicken. Damit wird die Zahnmedizin leider wieder auf das rein Finanzielle reduziert.

Abgesehen davon, dass es seitens der Standesvertretung verboten ist, einem Personenkreis, der über den eigenen Patientenkreis hinausgeht, eigene preisliche Informationen zu geben, stellt sich hier auch die Frage, wie reif und mündig solche Patienten sind. Was erwarten sich solche Menschen tatsächlich und ernsthaft davon?

Kein noch so unvernünftiger Mensch würde im Möbelhaus anrufen und fragen, was eine neue Küche kostet, oder? Eine preisliche Auskunft soll ja seriös und möglichst exakt sein, das wäre von beiden Seiten anzustreben.

DR. ÖSTERREICHER: Ohne dass ich jemals gesehen habe, wie die Zähne dieses Patienten überhaupt ausschauen, ist es unmöglich, seriöse Auskünfte zu geben.

WIR HALTEN FEST ...

„Ein Heilkostenplan per E-Mail? Ohne den Patienten jemals persönlich gesehen zu haben? Unmöglich.“

DDR. JAHL: Vernünftige Menschen würden doch niemals auf die Idee kommen, einen Installateur per E-Mail nach einem Kostenvoranschlag für eine Heizung zu fragen, der das Haus noch nie betreten hat. Der Installateur würde vermutlich gar nicht antworten. Vielleicht ruft er mich am nächsten Tag an, wenn ich so nett war, die Telefonnummer zu hinterlassen, um mir Fragen über das Haus zu stellen. Seriöserweise könnte er mir keinerlei Information geben, wie viel eine Heizung für ein Haus, über das er nichts weiß, kosten würde.

Ich frage mich also, warum ein vernünftiger Mensch auf die Idee kommt, bei einem Arzt per E-Mail allen Ernstes eine Preisinformation anzufragen, ohne dass ihn dieser Behandler jemals gesehen hat. Diese Unvernunft verstehe ich nicht. Im privaten Bereich bewahrt uns die Vernunft davor, Fehler zu machen, aber im medizinischen Bereich tolerieren das die Menschen. Man sollte sich einen Behandler niemals nach rein finanziellen Gesichtspunkten aussuchen.

DR. GUSERL: Interessanterweise gab es in Linz früher ein Büro, das sich darauf spezialisiert hatte, Preisauskünfte zu geben. Das heißt, du hast dich als Patient dorthin gewendet und hast gesagt, ich hätte gern eine Brücke oder eine Krone, und du hast dort die Auskunft bekommen, wo du es am günstigsten bekommst.

DR. ÖSTERREICHER: Idealo oder Geizhals für Zähne ...

GMEINER: Und wie geht das? Die bisherige Argumentation war, dass es nicht funktioniert, weil der Zahnarzt den Behandlungsplan individuell auf die Zähne des Patienten abstimmen muss.

DR. GUSERL: Der Patient sagt, was er will, und der Berater dort – kein Mediziner natürlich – hat ihm dann einfach den günstigsten Anbieter herausgesucht.

DDR. JAHL: Ich glaube, dass es wesentlich ist, ein bisschen wegzukommen von dieser Geheimniskrämerei, was Preise betrifft. In Deutschland ist es bereits üblich, in Österreich dürfen Ärzte das auch machen: vorab eine ungefähre Von-bis-Preisinformation. Auf fast jeder Homepage von Plastischen Chirurgen kann man sich für die verschiedenen Operationen vorab eine In-etwa-Preisinformation geben lassen. Es wäre wichtig, dass es für Patienten schon vorab eine gewisse preisliche Orientierung gibt.

DR. ÖSTERREICHER: Da steht dann dabei: „unverbindlicher Preis".

DDR. JAHL: Natürlich ist das ein unverbindlicher Preis, aber das gibt mir als Patient durchaus eine Möglichkeit zu erfahren, von welcher Dimension man kostenmäßig überhaupt auszugehen hat. Das finde ich gut.

WAS ZU DENKEN GIBT ...

„In Österreich müssen wir von der Geheimniskrämerei in Bezug auf Preise wegkommen. Der Patient muss wissen, welche Kosten bei Zahnbehandlungen auf ihn zukommen."

GMEINER: Das ist genau der Punkt. Aus Ärztesicht ist es sicher nervig, wenn Patienten Preisauskünfte erwarten, ohne jemals in der Ordination aufzutauchen. Aus Patientensicht stellt sich aber bereits vor einem Behandlungstermin die Frage: Kann ich mir das überhaupt leisten?

DDR. JAHL: Ich persönlich bin absolut dafür, den Patienten eine gewisse Vorinformation zu geben – das erspart dem Patienten viele Wege und dem Behandler viel Zeit, weil sich viele Menschen auch über hochwertigste Versorgungen ausführlich beraten lassen, die sie sich gar nicht leisten können oder gar nicht leisten wollen.

Was viele Patienten nicht wissen, was ich aber für sehr wichtig halte: Es ist Vorschrift seitens der Kammer, dass in jeder Ordination die autonomen Honorarrichtlinien aufzuliegen haben als Information für den Patienten. Es wird nur nicht gelesen. In einigen Ordinationen wird das leider vernachlässigt. Aber rechtlich hat das in jeder Ordination aufzuliegen. Da stehen auch interessante Sachen wie Honorarrichtlinien für Kronen und vieles mehr, damit Patienten eine Ahnung haben, wovon wir preislich bei gewissen Leistungen überhaupt reden.

WIR HALTEN FEST ...

„In jeder Zahnarztpraxis in Österreich müssen die autonomen Honorarrichtlinien der Zahnärztekammer aufliegen. Lesen Sie dort nach oder fragen Sie danach!"

DDR. JAHL: Es wird ein wahnsinniges künstliches Tamtam um den Preis eines Implantates gemacht. Gleichzeitig darf kein Behandler den Preis eines Implantates nennen, weil Geheimniskrämerei herrscht, aber in den offiziellen autonomen Honorarrichtlinien, die in jeder Ordination aufzuliegen haben, steht es wiederum klar und eindeutig: „Einfache Implantation bei ausreichendem Knochenangebot als Empfehlung" – die um 30 Prozent unterschritten oder überschritten werden kann – „1.276,00 Euro". Es wird also einerseits Geheimniskrämerei betrieben, während es andererseits eine Vorschrift gibt, dass Richtlinien aufzuliegen haben beziehungsweise für Patienten frei im Internet abrufbar sind. Das ist doch absurd in Österreich.

DR. ÖSTERREICHER: Die autonomen Honorarrichtlinien sind nach oben und nach unten in einem gewissen Rahmen begrenzt. Das ist ein wenig verwaschen.
Wenn jemand nachweislich spezialisiert auf ein Gebiet ist – und das ist er nicht nur, weil er einen Professor-Titel trägt, sondern weil er zum Beispiel eine bestimmte Fallzahl vorweisen kann oder nachweisen kann, dass das der Schwerpunkt seiner Tätigkeit ist –, dann darf er im Prinzip jeden Preis verlangen, den sein Patient bereit ist zu zahlen. Es stimmt nicht, dass sich ein Arzt immer an die autonomen Honorarrichtlinien halten muss, nur muss der Arzt die Spezialisierungen im Fall einer rechtlichen Auseinandersetzung beweisen können.

DR. GUSERL: Wenn Patienten mit fremden Behandlungsplänen zu uns kommen ist es selbst für uns als Fachärzte nicht immer leicht, diesen zu entziffern, sprich im Detail herauszulesen, was das beinhaltet. Denn Implantat, schön und gut, ausgezeichnetes Knochenangebot, okay, welche Materialien mit welchem Aufwand und zu welchen

Konditionen – wie z. B. erweiterte Garantie etc. – dann wirklich verarbeitet werden, ist nicht zu beurteilen.

Das heißt, es ist nicht immer das gleiche, was er bekommt, Implantat ist nicht gleich Implantat, da gibt es Unterschiede. Fremde Behandlungspläne sind für Patienten häufig nicht im Detail verstehbar, aber auch für uns Behandler ist es oft schwierig.

GMEINER: Als Laie macht man leider immer wieder die Erfahrung, dass der Arzt nicht klar sagt: „Das kostet soundso viel." Information hat schon Sinn.

DR. ÖSTERREICHER: Es geht nicht nur um Information. Ein ganz wichtiger Punkt, den man dem Patienten ganz deutlich sagen muss, ist: Im Mund zu arbeiten, das ist so ziemlich das Intimste, was man am Menschen machen kann. Das empfinden vor allem Frauen. Manche Frauen sagen, das ist intimer als beim Gynäkologen.

Es weckt ein Schamgefühl, jemanden in seinen Mund schauen zu lassen und sich im Mund behandeln zu lassen. Da kann es nicht sein, dass das nur der Preis ausmacht. Da muss Empathie und Sympathie da sein.

WIR HALTEN FEST ...

„Im Mund zu arbeiten ist sehr intim.
Da muss Empathie und Sympathie da sein."

MEIN ZAHNARZT WIRD 3D UND DIGITAL

GMEINER: Nicht nur der Umgang mit Patienten, auch die Technik ist in der Zahnheilkunde von großer Bedeutung. Die Zahnarztpraxis wird digital – was heißt das?

DR. ÖSTERREICHER: Digitalisierung in der Zahnarztpraxis bedeutet, dass zunehmend digitale Verfahren eingesetzt werden, die über Computer verarbeitet werden. Das beste Beispiel dafür ist, dass das analoge Röntgen vom digitalen Röntgen abgelöst wurde.

WIR HALTEN FEST ...

*„Mein Zahnarzt wird digital heißt,
er setzt verstärkt digitale Technologie und Computer ein."*

DR. ÖSTERREICHER: Sehr bekannt ist mittlerweile 3D. Wir nennen das 3D-Röntgen in der Fachsprache „Digitale Volumentomographie – DVT". Das Verfahren kennt man auch von anderen Untersuchungen, nämlich der CT, sprich der Computertomographie. Bei uns in der Zahnheilkunde heißt es Volumentomographie, mit der wir die Möglichkeit haben, in die 3. Dimension zu schauen, wie es der Name schon sagt. Wenn man sich ein klassisches Röntgenbild anschaut, hat man nur die Möglichkeit, zweidimensional zu sehen.

WIR HALTEN FEST ...

*„Mein Zahnarzt wird 3D heißt, er setzt die Digitale
Volumentomographie DVT ein – das sogenannte 3D-Röntgen."*

GMEINER: Der moderne Zahnarzt macht nicht mehr das altbekannte 2D-Röntgen, sondern nur noch 3D-Röntgen?

DR. ÖSTERREICHER: Der Einsatz des klassischen Röntgens ist noch immer gegeben. Es gibt genug Möglichkeiten und Indikationen, bei denen man mit dem klassischen Röntgen wunderbar auskommt.

DR. GUSERL: Es gibt natürlich auch das digitale 2D-Röntgen. Das digitale Röntgen hat einfach einen großen Vorteil: Die Strahlenbelastung ist viel geringer als früher beim analogen Röntgen. Neben der geringeren Strahlenbelastung ist das digitale Röntgenbild besser zu archivieren, leichter zu bearbeiten und besser für die Diagnostik. Man kann diese Bilder natürlich in Bezug auf Kontrast und von der Schärfe her unterschiedlich bearbeiten und viel mehr herauslesen.

WIR HALTEN FEST …

„Das digitale Röntgen – sowohl 2D als auch 3D – hat einen enormen Vorteil: Die Strahlenbelastung ist viel geringer als früher beim analogen Röntgen. "

DR. ÖSTERREICHER: Man muss zwischen Digitalisierung und 3D unterscheiden, da ist definitiv ein Unterschied. Digitalisieren heißt nichts anderes als der Einsatz moderner Technologie. Früher hat man ein Foto auf einen Film geschossen – das klassische Röntgen – und das wurde dann entwickelt. Digitalisierung funktioniert so, dass das Foto durch einen Sensor geschossen und direkt in das Computersystem eingespeist wird. Das ist ein enormer Fortschritt, weil – wie gesagt – die Strahlenbelastung im Vergleich minimal ist.

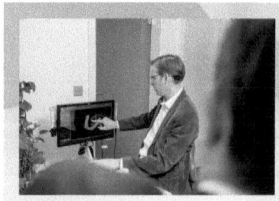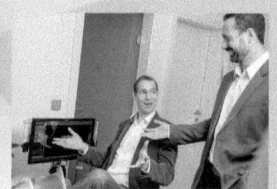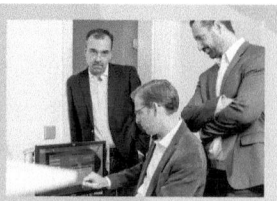

GMEINER: Wie viele Ärzte arbeiten heute noch nicht digital? Gibt es da Untersuchungen?

DDR. JAHL: Seit zwei, drei Jahren werden praktisch keine analogen Röntgengeräte mehr verkauft.
Es stellt sich für manche Zahnärzte natürlich die Frage, ob sich ein Umstieg von analog auf digital noch lohnt. Wenn ein ganz normaler allgemeiner Zahnarzt jetzt 60 Jahre alt ist, mit 65 in Pension gehen wird und ein funktionsfähiges analoges Röntgengerät besitzt, das er die letzten 30 Jahre verwendet hat, lohnt es sich kaum, jetzt noch umzusteigen. Für diesen Zahnarzt bringt es kaum Vorteile. Für die Patienten schon.

GMEINER: Wie sieht es für die Patientenseite aus? Wenn mein Zahnarzt nicht mit Computer arbeitet, also nicht digital arbeitet – bedeutet das gleichsam schlechtere Qualität?

DDR. JAHL: Nein, in der klassischen reinen zahnärztlichen Tätigkeit überhaupt nicht.

DR. GUSERL: Nein, Digitalisierung hat keinen Einfluss auf die Qualität. Es muss demjenigen Zahnarzt nur bewusst sein, dass sein analoges Röntgen in der Diagnostik eingeschränkt ist.
Da ist der Brückenschlag zum 3D-Röntgen, das mehr diagnostische Möglichkeiten eröffnet. Das muss der Zahnarzt nicht selbst haben, aber er muss wissen, wann er zum Radiologen oder zum Kollegen, der 3D-Röntgen hat, überweist. Er muss also um die Grenzen seiner Methoden Bescheid wissen.

DR. ÖSTERREICHER: Bei Spezialbehandlungen oder wenn man in eine vertiefte Diagnostik gehen möchte, ist das 3D-Röntgen ein Tool, ein

Instrument, das uns als Zahnarzt Sachen zeigt, die wir in einem klassischen zweidimensionalen Röntgen nicht gesehen hätten.

WIR HALTEN FEST ...

„Das 3D-Röntgen bietet dem Zahnarzt die Möglichkeit einer vertieften Diagnostik, weil es mehr sichtbar machen kann als das klassische 2D-Röntgen. "

GMEINER: Welche Möglichkeiten bietet 3D zum Beispiel?

DR. ÖSTERREICHER: Ein Anwendungsgebiet, das ich heute sehe, ist Zahnersatz beim wurzelbehandelten Zahn.

Wenn wir einem wurzelbehandelten Patienten eine Krone oder eine Brücke machen wollen, dann verlassen wir uns darauf, was auf dem Röntgen zu sehen ist. Wir haben zum Beispiel gesagt: „Ja, das schaut gut aus, der Zahn ist soweit nicht beherdet, wir haben auch rechtlich gesehen die Möglichkeit, dort eine Brücke oder Krone darauf zu machen." Wir ziehen dafür das klassische Röntgen heran.

Die Erfahrung der letzten Jahre hat mir gezeigt, dass ein 3D-Röntgen viel mehr sichtbar macht. Wenn du den Patienten und seine Zähne im wahrsten Sinne des Wortes mit 3D durchleuchtest, siehst du plötzlich Sachen, die du im normalen Röntgen nicht gesehen hast. Das heißt in manchen Fällen, hättest du davor so eine 3D-Aufnahme gemacht, hättest du dich nicht getraut, auf den Zahn eine Krone oder eine Brücke darauf zu machen. Das ist ein ganz wichtiger Punkt.

DR. GUSERL: Man muss aber sehen, dass das 3D-Röntgen trotzdem kein Standardverfahren für jede Krone und Brücke ist. Es hat eine Spezialindikation.

DR. ÖSTERREICHER: Es geht beim wurzelbehandelten Zahn darum, dass ich dort mit 3D sicherheitshalber nachschauen kann, ob es dem Zahn so weit gut geht und ich darauf eine Behandlung machen kann. Das ist nicht bei jeder Brücke oder Krone notwendig.

DR. GUSERL: Als Klassiker sehe ich persönlich den Einsatz von 3D eher bei Implantaten, wenn mich anatomische Strukturen interessieren, wie zum Beispiel bei einer Weisheitszahnentfernung die Lagebeziehung zur Kieferhöhle oder zum Nerv. Wenn es um generelle Herdsuche, Fokussuche, Entzündungssuche geht, ist 3D sicherlich ein Thema, an dem man nicht vorbei kommt.

DR. ÖSTERREICHER: Ich spreche nun kurz für die Kieferorthopäden, die durch 3D eine Arbeitserleichterung haben.
Kieferorthopäden müssen ihre Modelle vor und nach der Behandlung ganz exakt dokumentieren, sei es in Form von Fotos oder Modellen. Früher waren das klassische Gipsmodelle, also Ausgangsmodelle und Modelle nach erfolgter Therapie. Diese wurden in einer Box archiviert. Man kann sich vorstellen, dass jemand, der sein Leben lang Kieferorthopädie betreibt, einen eigenen Lagerraum dafür braucht. Mittlerweile gibt es mit 3D die Möglichkeit, diese Modelle durch sogenannte Scanner dreidimensional abzubilden, er kann sie digital festhalten und die Modelle dann entfernen. Sprich das, was er als Gipsmodell hat, kann er wegwerfen.
Noch moderner ist, intraoral mit einer Kamera direkt die Zahnreihen abzubilden und dann zu digitalisieren. Der Workflow ist viel schneller, viel weniger Aufwand, und es ist für den Patienten angenehmer, weil er keinen Abdruck mehr braucht, er hat keine klassischen Abdrucklöffel mehr im Mund.

„Die 3D-Kamera, die intraoral die Zähne abbildet und die Bilder an den Computer überträgt, ist viel angenehmer als der klassische Abdruck – für Zahnarzt und Patient."

DR. ÖSTERREICHER: Da kommen wir zum nächsten Punkt zum Thema 3D. Das Thema 3D-Kamera betrifft nämlich nicht nur die Kieferorthopäden, sondern das Gleiche gilt in Zukunft zunehmend auch für Zahnärzte. Derjenige, der schon mal eine Krone oder eine Prothese bekommen hat, kennt das. Man bekommt diesen Abdruck mit einem speziellen Abdruckmaterial, was sehr oft Unwohlsein beim Patienten auslöst. Es ist für Patienten weit komfortabler, wenn man mithilfe einer Spezialkamera die Information im Mund scannt und sie in ein digitales System einspielt.

DDR. JAHL: Wir können mittlerweile den Zahnersatz am PC planen. Das zum Stichwort „digital".

In vielen Fällen machen wir es bei einem Holo-Vorkonzept so, dass wir den Zahnersatz entweder vorab digital planen oder ein normales Modell anschließend digitalisieren und dann den Zahnersatz am PC planen, was Form, mittlerweile auch Farbe, Ästhetik, Aussehen der Zähne etc. betrifft. Das wird anschließend an einen 3D-Drucker geleitet, der diesen Zahnersatz daraufhin mehr oder weniger aus einem Block herausfräst.

Da sind wir jetzt schon einen großen Schritt weiter, weil sich die Zahntechnik von einem früher rein manuellen Arbeiten sozusagen mehr oder weniger in Richtung Technologie verschoben hat. Das hat natürlich auch dafür gesorgt, dass unheimlich viel Geld geflossen ist, weil viele Zahntechniker erst einmal in diese Technologie investieren mussten, um wettbewerbsfähig zu bleiben. Diese Entwicklung ist demnach auch unter finanziellen Aspekten zu betrachten. Eine

Folgewirkung ist, dass sich kleinere zahntechnische Labore, die vielleicht nur aus ein bis drei Mitarbeitern bestehen, mit der Investition schwer tun.

GMEINER: Moderne Verfahren geben dem Patienten ein besseres Gefühl. Als Patient versuche ich, mich im Internet über den Arzt zu informieren. Hat der Zahnarzt überhaupt eine Homepage? Welche modernen Verfahren bietet er an? Wenn ich dazu nichts auf der Homepage finde, dann denke ich als Patient: Oh, ist das gut? Macht der das auch richtig?

DR. GUSERL: Aber der Patient informiert sich nur über die technischen Möglichkeiten, die der Zahnarzt anbietet. Zahnarzt ist ein sehr manueller Beruf, das heißt, über die Qualität der Behandlung sagt das nichts aus, nur über die technischen Möglichkeiten.

GMEINER: Der Patient will wissen, was alles machbar ist, was technisch zur Verfügung steht. Aber er will auch einen Eindruck vom Zahnarzt selbst bekommen, wenn er sich eine Homepage anschaut. Worauf achtet man als Laie, wenn man einen Spezialisten sucht? Man achtet auf Ausstattung, zum Beispiel technische Möglichkeiten wie 3D, egal, ob das für das eigene Problem überhaupt notwendig ist. Man achtet auch auf die Innengestaltung der Praxisräume. Allein schon die Gestaltung des Entrees kann den Ausschlag dafür geben, ob ich als Patient ein zweites Mal in diese Praxis komme oder nicht.

WIR HALTEN FEST ...

„Im Informationszeitalter ist die Präsentation des Zahnarztes wichtig! Der gute Eindruck zählt – durch Homepage, technische Ausstattung, Raumgestaltung."

DR. ÖSTERREICHER: 3D-Röntgen ist keine Modeerscheinung, sondern ein Tool, um die Diagnostik viel exakter zu machen.

Gerade in der zahnärztlichen Chirurgie ist das 3D-Röntgen überhaupt nicht mehr wegzudenken in punkto Implantat-Planung, genaues Betrachten, Ausmessen des Kieferknochens, Breite, Höhe, Entfernung des Hauptnervs, Entfernung der Kieferhöhle, um die Distanzen zu messen, auch den Verlauf des Nervs im Zuge der Weisheitszahnoperation, um einer Schädigung dieses Nervs vorzubeugen. Das ist ganz wichtig.

Dann kommen Einsatzbereiche dazu, die mehr und mehr an Bedeutung gewinnen, zum Beispiel wenn man eine hochwertige Versorgung – seien es Kronen oder Brücken – auf bestehenden Zähnen macht, vor allem auf solchen, die wie zuvor erwähnt wurzelbehandelt sind. Zwingend notwendig ist es nicht. Es ist nicht unbedingt erforderlich, dass jeder Zahnarzt so ein Gerät hat. Aber er soll die Möglichkeit haben, mit einem Zahnarzt oder mit einem Radiologen zu kooperieren, um bei manchen Fragestellungen den Vorteil der 3D-Technik auszunutzen, um dem Patienten die bestmögliche Therapie ermöglichen zu können.

DR. GUSERL: Es ist einfach auch im Sinne der modernen Zahnmedizin, dass man in die Diagnostik und in die Planung mehr Zeit investiert. Alles, was ich sehe, kann ich beurteilen, um dann eine effektive Therapie umzusetzen. Dazu braucht man heutzutage sehr oft das 3D-Röntgen.

„Der moderne digitale Zahnarzt"
Darüber sprechen die Zahnärzte im Video:
https://youtu.be/uPnel6tfXCk

27 MODERNE MYTHEN BEIM ZAHNARZT

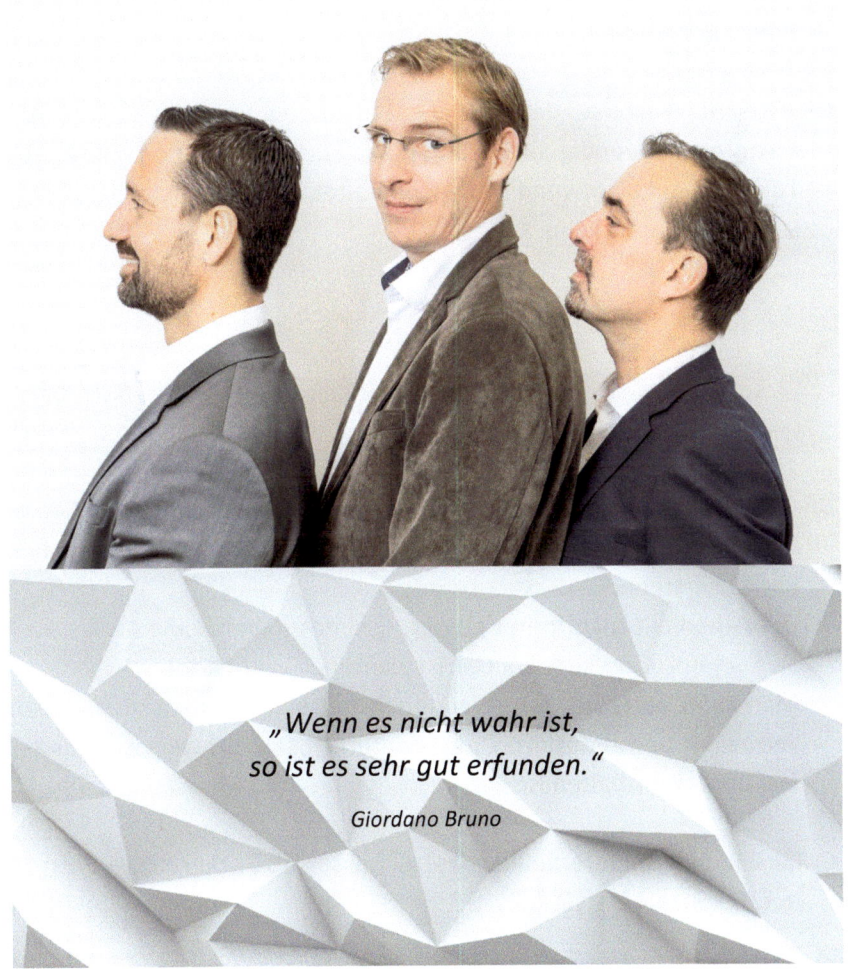

„Wenn es nicht wahr ist,
so ist es sehr gut erfunden."

Giordano Bruno

Mythos 1

ZUCKER – DER FLUCH FÜR UNSERE ZÄHNE

GMEINER: Zucker gilt als Fluch für unsere Zähne. Ist das ein Mythos oder die Wahrheit?

DR. GUSERL: Fakt ist, dass für die Entstehung von Karies folgende Faktoren notwendig sind: Zahn, Zeit, Zucker, Bakterien. Diese vier Faktoren sind notwendig. Das bedeutet, wenn man einen davon weglässt, gibt es keine Karies.

WIR HALTEN FEST ...

„Karies entsteht durch vier Faktoren: Zahn, Zeit, Zucker, Bakterien. Fehlt ein Faktor, gibt es keine Karies."

DR. GUSERL: Bakterien verstoffwechseln Zucker, es entsteht Säure, diese wirkt auf den Zahn ein, das benötigt eine gewisse Zeit und Karies entsteht.

Deswegen hat man früher gesagt: Eskimos haben keine Karies, weil sie keinen Zucker kennen. Das ist allerdings ein Mythos.

Man kann durchaus Zahngesundheit betreiben, indem man Zucker vermeidet und reduziert. Das ist natürlich sehr schwer, weil Zucker fast überall enthalten ist.

GMEINER: Sind andere Süßungsmittel besser als Zucker? Zum Beispiel der Birkenzucker Xylit?

DR. GUSERL: Nein, sie sind genauso schlecht.

GMEINER: Warum?

DR. GUSERL: Zucker ist nicht nur schlecht für die Zähne, sondern auch Ursache für viele andere Schäden im Körper. Zuckerersatzstoffe, wie Xylit zum Beispiel, bewirken, dass im Körper eine Reaktion ausgelöst wird, als hätte man Zucker konsumiert. Das heißt, Insulin wird ausgeschüttet, es kann zu Folgeerkrankungen wie Fettleber und dergleichen führen. Diabetes kann durch diese Süßungsmittel trotzdem ausgelöst werden. Es gibt viele Schäden durch Zucker, die man mit den Ersatzmitteln, den Süßungsmitteln nicht in den Griff bekommt, weil der Körper in gleicher Weise darauf reagiert.

GMEINER: Kein Zucker – Zahn gesund: Das ist also kein Mythos, sondern das stimmt.

DR. GUSERL: Ja. Man kann natürlich auch auf andere Faktoren der Kariesentstehung einwirken, zum Beispiel Zeit. Wenn ich meine Zähne sauber putze, dann werden die Bakterien nicht die Zeit haben, um auf den Zahn einzuwirken. In diesem Fall wäre es im Sinne der Zahngesundheit okay, wenn man Zucker konsumiert.

GMEINER: Woran erkennen Sie Karies? Ist überall, wo ich eine graue Verfärbung habe, Karies?

DR. GUSERL: Karies ist erweichte Zahnsubstanz. Harter Zahn ist nicht Karies. Es gibt Verfärbungen, Schmelzrisse, wo sich Verfärbungen festsetzen können, die jedoch keine Karies sind, wenn es hart ist. Die Unterscheidung ist also: Hart oder weich?

„Karies bedeutet weiche Zahnsubstanz. Nicht jede Verfärbung ist Karies – die Frage ist, ob die Zahnsubstanz hart ist oder weich. "

DR. GUSERL: Weiche Zahnsubstanz erkennt man. Karies befindet sich oft auch in Bereichen, wo man die Eintrittspforte der Karies nicht erkennen kann, zum Beispiel im Kontaktpunktbereich. Dann sieht man aber trotzdem beim Zahn von innen eine Farbveränderung, die nicht normal wirkt. Durch das Röntgenbild kann man das überprüfen und dann erkennt man das ziemlich schnell. Da hilft die Zahnsonde zum Beispiel nicht, weil man damit gar nicht an diese Stelle herankommt.

Also nicht jede Verfärbung ist Karies. Hart oder weich ist die Unterscheidung, Karies bedeutet weiche Zahnsubstanz. Der erfahrene Zahnarzt kann hier rein optisch schon eine Unterscheidung treffen. Das sind einfach Erfahrungswerte.

Falls aber Karies da ist, muss sie weg. Das ist notwendig.

„Wenn Karies vorhanden ist, muss sie unbedingt weg!"

FLUOR - JA ODER NEIN?

DR. ÖSTERREICHER: Fluorid ist extrem wichtig, denn es hat einen enormen Nutzen in der Kariesprophylaxe.

Fluorid ist nicht zu verwechseln mit Fluor. Fluor ist ein Element, das bereits in kleinsten Mengen hochgiftig ist. Seine Salze (Fluoride) sind – in den geringen Mengen, in denen wir es der Zahnpaste beimengen – unbedenklich.

WIR HALTEN FEST ...

„Fluor bitte nicht verwechseln mit Fluorid!
Fluoride sind Salze von Fluor.
Fluor ist bereits in kleinsten Mengen giftig,
Fluoride sind in geringen Mengen unbedenklich!"

DR. ÖSTERREICHER: Fluorid ist ein Mineral, das in den meisten Zahnpasten enthalten ist, den Zahnschmelz schützt und Karies vorbeugt. Man sollte unbedingt eine fluoridierte Zahnpaste verwenden und zweimal täglich etwa 3 Minuten lang die Zähne putzen.

Nicht nur Erwachsene sollten das tun, sondern auch Kinder. Kinderzahnpasten (für Kinder unter 6 Jahren) enthalten etwa zwei Drittel weniger Fluorid als Junior- oder Erwachsenenzahnpasten. Die Inhaltsstoffe sind also auf das Alter abgestimmt. Die Fluoridmenge ist so konzipiert, dass auch das Verschlucken der Zahnpaste im Zuge des Zähneputzens bei Kleinkindern unbedenklich ist.

> „Gesunde Zähne brauchen ausgewogene Ernährung und richtige Mund-
> hygiene. Wer darauf achtet, kann seine Zähne über lange Zeit gesund
> erhalten. Fluoride bilden eine ‚Schutzschicht' an der Zahnoberfläche, die in
> zwei Richtungen wirkt. Zum einen schützen Fluoride die Zähne vor den
> Säuren der Mundhöhlenbakterien, zum anderen unterstützen sie die Wieder-
> einlagerung von Mineralien in den geschädigten Zahnschmelz. In der
> Werbung heißt das: ‚ ... härtet den Zahnschmelz'.
>
> Wie bei allen Wirkstoffen, die dem menschlichen Körper zugeführt werden,
> geht es auch bei Fluoriden um die richtige Dosierung. Wer Fluorid aus
> anderen Quellen aufnimmt, muss das beim Zähneputzen mit fluoridierten
> Zahnpasten berücksichtigen."
>
> *Quelle: Kariesprophylaxe mit Fluoriden: Empfehlungen des Obersten Sanitätsrates,*
> *Kommission „Zahnmedizin, Prophylaxe"*

DR. ÖSTERREICHER: Es gibt Studien, die zu dem Schluss kommen:
Fluorid hilft gegen Karies, indem es den Zahnschmelz stärkt, und es
ist bei sachgemäßer Anwendung nicht schädlich.

GMEINER: Was bedeutet sachgemäße Anwendung bei Fluorid?

DR. ÖSTERREICHER: Bei fluoridhaltigen Zahnpasten sollte man auf die
Dosierung achten, was weniger bei Erwachsenen, sondern vor allem
bei Kindern wichtig ist. Lassen Sie Ihr Kind nur Kinderzahnpasten
benutzen, die ihrem Alter entsprechen. Wie sonst auch gilt für
Fluorid: Die Dosis macht das Gift.
Aber keine Panik: Fluorid hat erst dann negative Auswirkungen,
wenn man wirklich viel davon verschluckt: Ab der Größenordnung
von zwei bis drei Tuben Zahnpaste kann es zu Reaktionen wie Ver-
giftungserscheinungen kommen.

GMEINER: Empfehlen Sie die Verwendung einer fluoridhaltigen Zahnpaste?

DR: ÖSTERREICHER: Ja, unbedingt.

„Bei der Zahnpaste gilt aus zahnmedizinischer Sicht:
unbedingt mit Fluorid!"

DR. ÖSTERREICHER: Meine Frau ist Zahnärztin und auf Kinderzahnheil-kunde spezialisiert. Sie hat viel Erfahrung mit Kindern und deren Zahngesundheit. Sie konnte beobachten, dass immer öfter gesund-heitsbewusste Familien auf Fluoride verzichten. Deren Kinder haben meist trotz guter Zahnpflege viele Löcher in den Milchzähnen. Diese Eltern wollen nur das Beste für ihre Kinder und kaufen ihnen fluorid-freie Zahnpaste. Auf ihre Zähne hat das unglücklicherweise negative anstatt wie beabsichtigt positive Wirkungen.

Leider sind viele Fehlinformationen über Fluorid im Internet zu finden, was bei manchen Menschen dazu führen kann, Fluorid ganz pauschal abzulehnen. Aus zahnmedizinischer Sicht ist das sehr be-dauerlich, weil Fluorid äußerlich direkt auf den Zahn aufgetragen eine nachweislich effektive Kariesprophylaxe ist.

GMEINER: Soll man auch Fluoridtabletten schlucken?

DR. ÖSTERREICHER: Fluorid hilft grundsätzlich bei äußerer Anwendung auf den Zahnschmelz. Fluoridtabletten zu schlucken ist eher wenig wirkungsvoll, weil das Fluorid über die Blutbahn stark verdünnt wird und kaum noch an die Zähne herankommt. Daher hat Fluorid bei innerlicher Anwendung, sprich über die Nahrungsaufnahme auf den Zahn, eine sehr geringe Wirkung.

WIR HALTEN FEST ...

„Fluorid sollte im Sinne der Zahngesundheit lokal angewendet
werden – also nicht schlucken, es sollte direkt im Mund wirken."

DR. ÖSTERREICHER: Im Sinne der Zahngesundheit ist es viel sinnvoller, das Fluorid lokal anzuwenden, sprich, dass es im Mund wirkt.

Neben fluoridhaltigen Zahnpasten gibt es ein Gel mit hohem Fluoridgehalt, das in der Apotheke erhältlich ist. Damit kann man die Zähne einmal die Woche einbürsten, nicht mehr spülen, nicht mehr trinken, damit das Gel in der Nacht einwirken kann. Das ist eine exzellente Kariesprophylaxe.

KANN DENN AMALGAM WIRKLICH SÜNDE SEIN?

GMEINER: Amalgam, das in der Zahnmedizin sehr häufig verwendet wurde und immer noch wird, ist in den letzten Jahrzehnten in Verruf geraten, weil es als gesundheitsschädlich gilt. Ist Amalgam wirklich so schlecht wie sein Ruf?

DR. ÖSTERREICHER: Wir müssen das Kind beim Namen nennen. De facto gibt es im Kassensektor bis heute noch keinen besseren Werkstoff als Amalgam, um die breite Bevölkerung zu versorgen und einen Zahn wieder aufzubauen, sei es eine kleinere Füllung oder eine größere. Es gibt keinen Werkstoff, der so lange halten kann wie Amalgam. Jede Alternative bedeutet automatisch hochwertigen Zahnersatz, den der Patient selbst zu bezahlen hat, egal ob beim Kassen-, Wahl- oder Privatarzt. Das ist die Krux an der Geschichte.

Auf der einen Seite diskutiert man Amalgam, und das schon seit Jahrzehnten, und spricht über die Gefahren, die von Amalgam ausgehen. Zu diesem Thema gibt es auch massenhaft Studien. Man kommt zu dem Schluss, dass das Heikle und Gefährlichste beim Amalgam nicht das Amalgam an sich ist, sondern der Quecksilberdampf.

WIR HALTEN FEST ...

Es gibt keinen Werkstoff, der so lange halten kann wie Amalgam.
Studien zeigen, nicht das Amalgam selbst, sondern der
Quecksilberdampf ist das Gefährlichste.

DR. ÖSTERREICHER: Quecksilberdampf entsteht, wenn Amalgam nicht befeuchtet ist. Das ist beim Legen der Füllung der Fall. Das Gefährliche sind diese Dämpfe, die da frei werden.

Und jetzt kommt's. Davon betroffen sind in erster Linie der Zahnarzt und seine Assistentinnen. Das interessiert aber keinen. Sobald die Oberfläche des Amalgams mit Flüssigkeit, sprich Speichel, benetzt ist, gibt es in dem Sinn eigentlich keine Gefährdung.

Diskutiert wird natürlich, was Amalgam beim Legen oder Entfernen und im Magen-Darm-Trakt des Patienten bewirken kann.

Nachgewiesen sind Unverträglichkeiten von Amalgam, das ist klar. Ein Allergietest beim Spezialisten oder im Allergiezentrum kann eine Amalgamunverträglichkeit ergeben. Das kann sich beispielsweise als chronischer Kopfschmerz zeigen, deren Ursache bei diversen Untersuchungen nicht gefunden werden konnte. Irgendwann stellt man dann vielleicht fest, dass eine Amalgamunverträglichkeit vorliegt.

Eine Amalgamunverträglichkeit oder Allergie ist die klassische Indikation, um das Amalgam zu entfernen, eventuell auszuleiten, und dann die Zähne hochwertig zu versorgen.

Der Klassiker, sprich eine gut gelegte Amalgamfüllung beim Erwachsenen ist für mich kein Grund, diese zu entfernen. Außer Patienten entscheiden für sich, frei von Amalgam zu werden. Das ist ihre Entscheidung. Dann werden wir Alternativen anbieten.

GMEINER: Kann man Amalgam ausleiten?

DDR. JAHL: Ausleiten kann man Amalgam nicht. Man kann bei der Entfernung des Amalgams den Stoffwechsel optimieren. Natürlich gelangt es in die Atemluft und natürlich wird ein Teil verschluckt. Klarerweise kann man mit Antioxidantien und hoher Vitamin-C-Gabe etc. die Verstoffwechslung optimieren. Das macht schon Sinn.

Das ist ein zweischneidiges Schwert, weil es häufig und ein wenig missbräuchlich ausgeleitet wird. Zumal das als Begleittherapie ganz ordentlich ins Geld geht, der Nutzen wissenschaftlich umstritten ist und in der Regel auch von Nichtfachleuten angeboten wird.

Meine Meinung dazu: Wenn sich jemand wohlfühlt mit der Tatsache, dass er sein Amalgam entfernt bekommt, weil es modern ist und im Sinn einer Ausleitung zusätzlich sein Stoffwechsel angeregt wird, finde ich das eine gute Sache.

„Eine Kollegin, die selbst gestillt hat, stellte folgende Frage an das ZIV-Newsletter-Team:

Was mache ich, wenn eine stillende Mutter knapp vor dem Abstillen noch schnell den Austausch aller Amalgamfüllungen durch GIZ verlangt?

Das **ZIV-Newsletter-Team** meint dazu Folgendes:

1.) **Für die Entfernung einer alten Füllung** durch eine neue muss es einen **Grund** geben, eine Indikation, wie etwa mangelnder Randschluss oder ein hohes Alter der Füllung und / oder ein langsam undicht werdender Randschluss. Es ist zwar durchaus möglich, dass mehr oder weniger „alle" alten Füllungen gleichzeitig langsam beginnen, ihr Leben auszuhauchen, aber das wird wohl eher die Ausnahme als die Regel sein.

2.) Der Indikationsbereich des Austausches aller alten Füllungen mit der dadurch möglichen **medizinischen Belastung** ist gerade bei stillenden Müttern besonders streng zu stellen und somit ist die dringende Notwendigkeit einer massenhaften Entfernung alter Füllungen von vorne herein sehr unwahrscheinlich. Daher werden wir Zahnärztinnen und Zahnärzte einer stillenden Mutter schon allein aus medizinischen Gründen von oben genanntem Wunsch wohl eher abraten.

3.) **Die Haltbarkeit** der GIZ-Füllung ist der von Composites, Edelmetallen und Keramik zumeist unterlegen. Auch das ist ein gewichtiger Grund dafür, nicht alle Zähne gleichzeitig mit Glasionomerzement zu füllen, zumal dieser ja entsprechend der EU-Verordnung de facto als temporäre Füllung während Schwangerschaft und Stillzeit zu interpretieren ist."

Quelle: ZIV-Newsletter 5744 vom 03.07.2018 (elektronische Publikation des Zahnärztlichen Interessenverbandes www.ziv.at) (Hervorhebungen im Original.)

GMEINER: Wird Amalgam weiterhin für Zahnfüllungen verwendet?

DDR. JAHL: In der EU wird Amalgam demnächst verboten.

DR. ÖSTERREICHER: Das ist das Ziel. Was sie jetzt gemacht haben und was sich auch in Österreich verändert hat, ist Amalgamfreiheit für Kinder bis 18 Jahre.

Die Krankenkassen bezahlen für Kinder bis 18 Jahre schon jetzt eine Frontzahnfüllung aus Kunststoff. In Zukunft zahlen sie auch Füllungen aus Kunststoff im Seitzahnbereich, also auf Backenzähnen und Vorbackenzähnen.

Kein Dentalamalgam bei Schwangeren und Kindern – EU-Verordnung wird umgesetzt

Die Verordnung 2017/852 der Europäischen Union sieht vor, dass ab dem 1. Juli 2018 für Zahnfüllungen an Milchzähnen, bei Kindern unter 15 Jahren sowie bei Schwangeren und stillenden Müttern in der Regel kein Dentalamalgam verwendet werden darf. Diesem Umstand hat die Sozialversicherung nun in den Verhandlungen mit der österreichischen Zahnärztekammer Rechnung getragen und im Konsens einen für beide Seiten tragbaren Kompromiss erzielt. Demnach erhalten Kinder bis zum 15. Lebensjahr, Schwangere und stillende Mütter ab dem 1. Juli 2018 einen Amalgamersatz. Als Füllungsmaterial der Wahl wurden vertraglich alle derzeit aktuellen, modernen Glasionomerzemente als Kassenleistung mit der Österreichischen Zahnärztekammer vereinbart. Amalgam kommt für diese Personengruppe daher nur noch dann zum Einsatz, wenn der Zahnarzt/die Zahnärztin dessen Verwendung wegen der spezifischen medizinischen Erfordernisse beim jeweiligen Patienten/bei der jeweiligen Patientin weiterhin als zwingend notwendig erachtet.

Quelle: ZIV-Newsletter 5730-36 vom 24.08.2018 (elektronische Publikation des Zahnärztlichen Interessenverbandes www.ziv.at)

DR. GUSERL: Bei einem Erwachsenen in der Front – also Eckzahn bis Eckzahn – werden Kunststofffüllungen von der Krankenkasse gezahlt. Das ist schon seit vielen Jahren so. Im Seitzahnbereich – also nach dem Eckzahn bis ganz nach hinten – wird Amalgam bezahlt, Kunststoff jedoch nicht. Kunststoff ist eine Privatleistung.

DR. ÖSTERREICHER: Der erste Schritt war, dass Amalgam nicht mehr gesetzt werden darf. Das ist über die WHO gelaufen und grundsätzlich eine gute Sache.

Davor war Amalgam bei Kindern nicht verboten, es gab einen Graubereich. Amalgam wurde nicht empfohlen, aber es war auch nicht verboten.

Was macht man in der neuen Novelle? Die Krankenkasse zahlt jetzt auch im Seitzahnbereich für Kinder den Kunststoff, was sehr gut ist. Leider gibt es auch hier einen Wermutstropfen, und das ist der Glasionomerzement, kurz GIZ. Das ist ein Material, das als Provisorium verwendet werden kann, also für kürzere Zeit, oder als Unterbau für einen hochwertigen Ersatz, zum Beispiel eine Krone.

Das ist die Kritik an der neuen Errungenschaft im neuen Vertrag: Glasionomerzement wird im Seitzahnbereich quasi gleichgestellt mit einer Amalgamfüllung. Das ist medizinisch gesehen aber völliger Wahnsinn.

Eine Amalgamfüllung, wenn sie gut gelegt ist und der Zahn gut gepflegt wird, kann sehr oft 30 oder 40 Jahre halten. Im Vergleich dazu ist Glasionomerzement spätestens nach 2 Jahren undicht, brüchig oder abgeschliffen. Das heißt, jedes Mal wieder muss an diesem Zahn gearbeitet werden, jedes Mal geht wieder Zahnsubstanz verloren, weil man Reste entfernen muss – das ist keine Lösung. Das bläst die Kosten im Gesundheitssystem enorm auf.

*„Glasionomerzement wird als Alternative zum Amalgam verwendet –
hält aber nur ca. 2 Jahre und zieht daher viele zahnmedizinische
Folgeprobleme nach sich. "*

DR. GUSERL: Was sind die Folgen bei Jugendlichen zwischen 12 und 18 Jahren, bei denen ein Zahn im Seitzahngebiet krankenkassenkonform mit Glasionomerzement versorgt wurde?
Der erste bleibende Zahn, der in der Mundhöhle durchbricht, ist der Sechser. Dieser Zahn ist auch derjenige, der meistens als erster Karies bekommt. Gleichzeitig ist er einer der wichtigsten Zähne im Seitzahnbereich, weil er die Abstützung macht, Kaufunktion hat, er übernimmt sehr viele Aufgaben.

Dieser Zahn bekommt nun meistens als erster Karies, wird dann versorgt mit einer Glasionomerzementfüllung, zum Beispiel bei einem 12-Jährigen. Die GIZ-Füllung hält vielleicht nur 2 Jahre, und dann beginnt die Krux. Der junge Patient bekommt Randspalt, Sekundärkaries, die Karies wird immer größer. Da ist es bis zur Wurzelbehandlung nicht mehr weit, bis zur Zahnextraktion ist es noch viel näher. Das bedeutet, der Patient wird den Zahn in jungen Jahren wahrscheinlich verlieren – und das, obwohl es jetzt die tolle Errungenschaft gibt, dass dieses Material gezahlt wird und kein Amalgam mehr verwendet wird. Glasionomerzement ist aber als Dauerversorgung für einen solchen Zahn nicht optimal.

DR. ÖSTERREICHER: Da kommen die Abrechnungsmodalitäten der Kassen ins Spiel. Bei Kassenleistungen war Glasionomerzement genau so abzurechnen wie Amalgam. Das wurde auch vor der Novelle schon bezahlt. Sie haben jetzt nur den Tarif für Glasionomerzement für Zahnärzte erhöht. Das ist für die Zahnärzte wirtschaftlich gesehen gut, weil dieses Material teurer in der Anschaffung ist als das

Amalgam. Aber den Patienten nützt es nicht. Medizinisch gesehen ist es eine Katastrophe.

Die Kassen haben den Tarif für GIZ erhöht, was korrekt ist, aber man muss klipp und klar sehen: Man dürfte Glasionomerzement einfach nicht als Alternative zu Amalgam verwenden.

GIZ ist in Kassenordinationen, wo sehr viel zu tun ist, natürlich auch deswegen praktisch, weil es verdammt schnell geht. Glasionomerzement wird mit Licht gehärtet, das ist ruckzuck fertig. Das ist aber nicht im Sinne des Patienten.

DR. GUSERL: Denn dass GIZ durch die Abrechnungsmodalitäten jetzt quasi offiziell als Ersatzmaterial für Amalgam zugelassen ist, erweckt ja den Anschein: Es passt schon, ist medizinisch in Ordnung. Das ist es aber nicht. Und das weiß jeder – nur der Patient nicht.

GMEINER: Glauben Sie, dass die Kollegen Glasionomerzement jetzt öfter anwenden werden, weil es mehr Geld bringt?

DR. ÖSTERREICHER: Es bringt ihnen nicht mehr Geld, sondern es bringt ihnen nur jenes Geld, das sie vorher nicht bekommen haben. Das gleicht ja nur aus. Das Material haben schon viele, das sehe ich ja beim täglichen Arbeiten an meinen Patienten. Es wird teilweise massiv verwendet, leider mit falscher Indikation.

GMEINER: Da sind wir beim Vertrauen in die Zahnärzte. Warum tun die das? Warum verwendet ein Zahnarzt etwas, von dem Sie als Profis und Kollegen in Österreich sagen, es ist medizinisch nicht sinnvoll?

DR. ÖSTERREICHER: Ein Zahnarzt macht das ja nicht, weil er absichtlich etwas schlecht macht. Das tut er ja nicht. Für den Moment ist der Patient ja gut versorgt. Er gewinnt ein bisschen Zeit, um in der Geschwindigkeit den nächsten Patienten schnell behandeln zu können, denn für die Behandlung bekommt er von der Kasse einen zu niedrigen Tarif bezahlt.

Hier schließt sich der Kreis zu einem Thema, das wir später im Kapitel „Privat oder Kasse – welcher Zahnarzt ist besser?" behandeln: Zeit. Der Kassenarzt versucht, in viel zu kurzer Zeit – Zeit bekommt er ja von der Krankenkasse viel zu niedrig bezahlt – die bestmögliche Leistung zu erbringen. Das ist das Problem.

DR. GUSERL: Der Zahnarzt ist das Rädchen im System. Das System gibt ihm Recht. Nur: Das System berücksichtigt die optimale medizinische Leistung für den Patienten nicht. Das heißt, das Vertrauen in den Zahnarzt kann ruhig bestehen bleiben, aber das Vertrauen in das System gehört massiv erschüttert.

Mythos 4

PORZELLAN, KERAMIK, TITAN – UND PLASTIK IM MUND

GMEINER: Welche Materialien gibt es grundsätzlich für Füllungen?

DR. GUSERL: Es gibt Kunststofffüllungen, das ist aber nicht reine Kunststofffüllung, sondern in der Kunststoffmatrix sind keramische Füllkörper enthalten. Kunststofffüllungen oder Kompositfüllungen, wie es im Fachjargon heißt, haben bei den meisten Firmen, bei den Marktführern, den gleichen Anteil an keramischen Füllkörpern. Sprich die Qualität ist standardisiert. Es gibt kaum Unterschiede.

GMEINER: Wenn ich eine Kunststofffüllung habe, dann habe ich also Plastik im Mund?

DR. GUSERL: Plastik ist das umgangssprachliche Wort für Kunststoff. Es gibt viele verschiedene Arten von Plastik bzw. Kunststoff. In der Zahnmedizin verwenden wir extrem hochwertige Kunststoffe, die speziell dafür entwickelt wurden. Wir setzen Kunststoffe nicht nur für Füllungen ein, sondern auch bei Implantatarbeiten oder Vorarbeiten, die wir mit Kunststoffzähnen versorgen. Dann sind wir schon im Bereich von Kronen und dergleichen, wo der ganze Zahn beschliffen wird.

GMEINER: Das wäre also Kunststoff. Welche Materialien für Füllungen gibt es noch?

DR. GUSERL: Wie schon im vorigen Punkt gesagt, gibt es Amalgam. Amalgam hat einen hohen Quecksilberanteil, deswegen gilt es als ungesund und gesundheitsgefährdend.
Dann gibt es Glasionomerzementfüllungen, da kommen wir aber in den Bereich der provisorischen Füllungen.

GMEINER: Gibt es nach wie vor Gold? Das wurde früher ja häufig für Zahnfüllungen verwendet.

DR. GUSERL: Gold ist von den mechanischen Eigenschaften her hervorragendst, perfekt im Anschluss, es hat gute Materialeigenschaften. Es wird allerdings immer weniger verlangt, weil die Patienten kein Gold in der Füllung und im Mund haben wollen, sondern etwas Weißes.

GMEINER: Die Ästhetik ist also sehr wichtig?

DR. GUSERL: Ganz genau.
Da sind wir bei den Keramikfüllungen, den Keramikinlays. Von der Ästhetik her sind sie gut, trotzdem haben wir eine erhöhte Frakturgefahr bei den Keramikinlays im Seitzahnbereich, im Gegensatz zu Gold oder Kunststoff. Dafür haben sie eine hohe Formstabilität, also wiederum gute Eigenschaften.

WIR HALTEN FEST ...

„Diese Materialien gibt es heute für Zahnfüllungen: Kunststoff bzw. Komposit, Amalgam, Glasionomerzement, Gold, Keramik."

GMEINER: Welche Materialien gibt es noch im Mund?

DDR. JAHL: In der Implantologie verwenden wir Titan.

Für ein Zahnimplantat wird eine kleine medizinische Schraube aus Titan eingesetzt, um eine Zahnwurzel zu ersetzen. Implantate gehören übrigens zu den am besten erforschten Gebieten der Medizin.

WIR HALTEN FEST ...

„Das Material Titan wird in der Implantologie verwendet.“

DDR. JAHL: In der Implantologie werden sich auch Keramikimplantate immer mehr durchsetzen, die aus Zirkonoxyd bestehen.

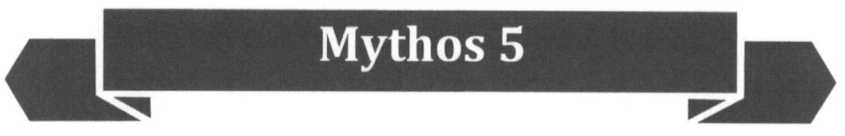

Mythos 5

ZAHNSPANGE - BRAUCH ICH DOCH NICHT!

GMEINER: Wer braucht eine Zahnspange – und wann? Wer entscheidet das?

DR. ÖSTERREICHER: Zahnspangen kommen zum Einsatz, wenn Zahnfehlstellungen korrigiert werden müssen. Das ist bei Kindern und Jugendlichen häufig der Fall, seltener bei Erwachsenen.

WIR HALTEN FEST ...

„Zahnspangen kommen zum Einsatz, wenn Zahnfehlstellungen korrigiert werden."

DR. ÖSTERREICHER: Grundsätzlich ist es so, dass Eltern oft irritiert sind, wenn bei ihrem Kind irgendein Zahn schief herauswächst, und zwar insbesondere im Wechselgebiss. Unter Wechselgebiss versteht man jenes Gebiss, in dem sowohl Milchzähne als auch bleibende Zähne vorhanden sind.

Der klassische Fall ist, dass Eltern mit ihrem Kind zur Routinekontrolle kommen. Wenn Eltern beunruhigt sind, weil ein Zahn schief wächst, schaut sich der Zahnarzt das mal an. Es gibt eine Klassifikation, mit deren Hilfe festgestellt wird, welche Fehlstellung vorliegt. Das gilt sowohl für Kassenärzte als auch für Wahlärzte: Wenn der geringste Verdacht vorliegt, dass es eine Fehlstellung gibt, dann wird der Zahnarzt das nicht selber machen, sondern zum Spezialisten weiterschicken.

GMEINER: Wie sieht die Klassifikation von Zahnfehlstellungen aus?

DR. ÖSTERREICHER: Der Schweregrad der Fehlstellung wird klassifiziert. Insgesamt gibt es 5 Schweregrade von Zahnfehlstellungen. Die Klassifizierungen 1 bis 3 beschreiben leichte bis mittlere Fehlstellungen, die behandelt werden sollten, aber nicht müssen. In diesen Fällen muss eine Zahnregulierung privat bezahlt werden. Da zahlt der Staat nichts dazu.

Dann gibt es die Klassifizierung 4 und 5, das sind die schweren Fälle. Hier handelt es sich um eine massive Fehlstellung, die behandlungswürdig und notwendig ist. Für Kinder und Jugendliche gibt es hier auch die Möglichkeit der Gratis Zahnspange. Eine Behandlung schwerer Zahnfehlstellungen wird von den Krankenkassen bezahlt oder zumindest gut bezuschusst.

WIR HALTEN FEST ...

„Bei Zahnfehlstellungen gibt es eine Klassifizierung von der Krankenkasse in insgesamt 5 Schweregrade. Diagnose und Behandlung erfolgen am besten durch einen Spezialisten."

PROTHESE – DARAN FÜHRT KEIN WEG VORBEI

GMEINER: An der Prothese führt kein Weg vorbei – ist das so? Ist das Endziel tatsächlich die Prothese?

DR. GUSERL: Nein, das Ziel der modernen Zahnmedizin ist Zahnerhaltung. Es geht darum, einen stabilen, gesunden Zahnzustand beizubehalten, das heißt, Zähne behalten, solange es Sinn macht, und wenn nötig Zähne bestmöglich ersetzen, sei es mit Implantaten oder was auch immer. Das Ziel kann nicht Totalprothese sein, sondern im Gegenteil, es geht darum, die eigenen Zähne zu erhalten.

WIR HALTEN FEST ...

„Zahnprothese ist auf keinen Fall das Ziel.
Ziel der modernen Zahnmedizin ist Zahnerhaltung."

DR. GUSERL: Maßnahmen zur Zahnerhaltung sind zweimal pro Jahr ein Kontrolltermin beim Zahnarzt, regelmäßige professionelle Zahnreinigung und auch kleine zahnerhaltende Maßnahmen. Vonseiten des Zahnarztes gilt es, die Füllungen klein zu halten, rechtzeitig auf Zahnprobleme zu reagieren, Reparaturen klein zu halten, in der Früherkennung aktiv zu werden – durch geeignete Maßnahmen wie 3D-Röntgen und dergleichen. Das ist das Ziel: eigene Zähne und eigene Zahnsubstanz zu erhalten.

GMEINER: Im Vergleich zu den letzten 20 oder 30 Jahren: Gibt es zunehmend mehr Prothesen oder ist das in etwa gleich geblieben?

DR. ÖSTERREICHER: Dazu müsste man Statistiken kennen. Aus meiner Erfahrung kann ich sagen, dass ich als Wahlarzt keine große Anzahl an Prothesenträgern habe. Aus meiner Zeit als ich als Vertretung in Kassenordinationen tätig war, habe ich schon gesehen, dass die Anzahl der Prothesenträger enorm hoch ist in Österreich.

DR. GUSERL: ... und auch enorm hoch bleiben wird, weil die Ursachen für die jetzigen Zahnprothesen ein, zwei Generationen zurückgehen. Das heißt, die Verschiebung, dass mehr zahnerhaltend gearbeitet wird, wird sich erst später bemerkbar machen, aber noch nicht jetzt.

DR. ÖSTERREICHER: Eine gewisse soziale Komponente dürfen wir leider nicht leugnen. Tatsache ist, dass das Bildungsniveau in Österreich recht unterschiedlich ist. Dementsprechend schwankt die Aufklärung bezüglich Zahngesundheit von Patientenseite. Viele gehen nicht zur Kontrolle, die Zahnbürste ist eher wenig genutzt. Wenn Eltern nicht umdenken und bemerken, dass Zahnpflege für ihre Kinder gesünder wäre, wird sich dieses Problem nicht lösen. Das sind diejenigen Patienten, die frühzeitig Zähne verlieren, die eine Prothese bekommen. Die Prothese hält sich mit Klammern an Nachbarzähnen an, macht diese kaputt, das Ganze geht weiter und wir landen irgendwann bei der Totalprothese. Diese Patienten haben später auch nicht die Möglichkeit, Geld in die Hand zu nehmen, um sich hochwertige Implantate leisten zu können. Das ist die Thematik, grob umrissen.

Das heißt, wir müssen schauen, dass wir auch über die Bildungsschiene dorthin kommen, dass Menschen, die keinen Startvorteil haben, die Möglichkeit bekommen und wahrnehmen, die Zahngesundheit regelmäßig zu kontrollieren. Das funktioniert recht gut, zum Beispiel durch großartige Aktionen wie in Niederösterreich, wo Zahnärzte in Kindergärten und Volksschulen kommen und die Zähne der Kinder anschauen, Briefe an die Eltern mitgeben mit der Bitte zum Zahnarzt zu gehen. Diese Prophylaxe ist wunderbar und funktioniert schon ganz gut. Daran muss noch viel mehr gearbeitet werden. Nur so können wir Erfolg haben, sodass wir nicht bei der Vollprothese enden. Aber wie Dr. Guserl vollkommen richtig festgestellt hat: Das dauert Generationen.

DR. GUSERL: Hier geht der Vorwurf ans System, das ja viel mehr Geld in eine Reparaturmedizin investiert als in Vorsorgemedizin. Reparaturmedizin produziert viel mehr Folgeschäden, wie wir in diesem Buch mehrfach aufzeigen. In prophylaktische Maßnahmen, Kontrollen, Beratung, also das, was Probleme vermeidet, wird kein Geld investiert.

WAS ZU DENKEN GIBT ...

„Leider investiert das österreichische System in der Zahnmedizin viel mehr Geld in Reparaturmedizin und nur wenig in Vorsorgemedizin."

DR. GUSERL: Kurioserweise ist es so, wenn sich der Patient Zahnlücken hochwertiger versorgen lässt, durch ein Implantat, eine Brücke oder was auch immer, dann bekommt er nicht aliquot den Betrag einer Teilprothese zurück. Eine Teilprothese wird von den Krankenkassen bezahlt. Wenn man aber stattdessen eine hochwertige Zahnversorgung machen lässt, bekommt man keinen finanziellen Beitrag.

DR. ÖSTERREICHER: Warum bekommt jemand, der in die eigene Tasche greift, um seine Situation deutlich zu verbessern, nicht einmal zumindest den Anteil der Prothese zurück, die derjenige, der sich um seine Zähne überhaupt nicht kümmert, finanziert bekommt?

DR. GUSERL: Das System schädigt sich dadurch selbst, weil Standardprothesen wiederum Folgeschäden verursachen.

DR. ÖSTERREICHER: Derjenige hingegen, der viel eigenes Geld für eine hochwertige Zahnversorgung in die Hand genommen hat, wird dem System wenig Kosten verursachen, weil er ja einen stabilen Zustand hat. Hier sollten die Kassen ihren Leistungskatalog wirklich überdenken.

DRITTE ZÄHNE VERBESSERN DIE NAHRUNGSAUFNAHME

GMEINER: Verbessern Dritte Zähne die Nahrungsaufnahme? Welche Folgen haben die berühmten Dritten?

DR. ÖSTERREICHER: Vorweg: „Dritte Zähne" ist ein sehr breit gedehnter Begriff, denn da fällt eine auf Implantaten getragene festsitzende Versorgung ebenso hinein wie auch eine Totalprothese. Es ist ganz wichtig, klar zwischen den verschiedenen Versorgungen zu unterscheiden: klassische Totalprothese oder hochwertige Versorgung mit Hilfe von Implantaten.

WIR HALTEN FEST ...

„Es ist wichtig, klar zwischen den verschiedenen Versorgungen zu unterscheiden: Totalprothese oder hochwertige Versorgung mit Hilfe von Implantaten."

DR. ÖSTERREICHER: Grundsätzlich gilt: Eine gut sitzende Totalprothese ist besser als nichts, sprich besser als zahnlos zu sein. Auch wenn der Patient mit einer Totalprothese nur 10 Prozent der Kauleistung hat, dann hat er wenigstens die, um überhaupt Nahrung aufnehmen zu können.

Wir wissen allerdings, dass eine Totalprothese per se den Patienten nicht nur psychisch belastet, weil er eine Prothese im Mund hat, sondern auch weil der Geschmackssinn beeinträchtigt ist und das Kauvermögen eingeschränkt ist.

GMEINER: Bei einer Totalprothese wird die Nahrungsaufnahme nicht verbessert, sondern im Gegenteil beeinträchtigt?

DR. ÖSTERREICHER: Ja. Man schmeckt kaum etwas, weil der Geschmackssinn stark reduziert ist.

WIR HALTEN FEST ...

„Wenn ‚Dritte Zähne' eine Totalprothese meint,
dann verschlechtert diese die Nahrungsaufnahme! Weil man
weniger schmeckt, weniger kaut, schlechter verdaut."

DR. GUSERL: Die Zerkleinerung ist eingeschränkt, weil man mit Totalprothese nicht so gut kauen kann. Das wiederum hat Auswirkungen auf die Nährstoffaufnahme im Darmtrakt. Zerkleinerte Nahrung lässt sich vom Körper besser verarbeiten. Die fällt natürlich auch weg, wenn man nur 10 Prozent der Kaukraft hat.
Schauen Sie sich Bilder an, wenn jemand eine Totalprothese herausnimmt: das typische Greisengesicht und der Eindruck, der in dem Moment entsteht, wenn der Mensch die Prothese herausnimmt – genauso fühlt sich der Mensch und der ganze Körper. Er fällt in sich zusammen. Es ist unglaublich, wie wichtig die Zähne für das ganze System Mensch sind.

Mythos 8

EINE MINUTE ZÄHNEPUTZEN GENÜGT

GMEINER: Genügt es, eine Minute lang die Zähne zu putzen?

DR. ÖSTERREICHER: Nein. Das genügt nicht.
Wenn man nach Protokoll Zähne putzt, ist es wichtig darauf zu achten, dass alle Zahnflächen geputzt werden. Man folgt einem Schema, um alle Zähne der Reihe nach – Oberkiefer, Unterkiefer, links, rechts – zu putzen, dann kann man mit einer Minute nichts erreichen. Da bleibt irgendetwas auf der Strecke.
Die Empfehlung, die Zähne ordentlich zu reinigen, ist wohl überlegt.
Die empfohlenen drei Minuten sind notwendig.

WIR HALTEN FEST ...

„Eine Minute Zähneputzen ist zu wenig!
Drei Minuten sind wohl überlegt und notwendig!"

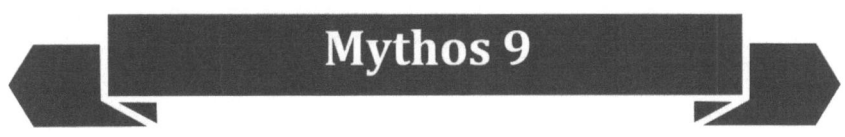

FEST SCHRUBBEN BRINGT BEIM ZÄHNEPUTZEN AM MEISTEN

GMEINER: Fest schrubben bringt beim Zähneputzen am meisten – stimmt das?

DR. ÖSTERREICHER: Nein. Tatsache ist, dass fest schrubben so ziemlich das Schlimmste ist, was man machen kann. Noch schlimmer ist nur, gar nicht zu putzen.

WIR HALTEN FEST ...

*„Bitte niemals fest schrubben beim Zähneputzen!
Schlimmer als Schrubben wäre nur, gar nicht zu putzen!"*

GMEINER: Aus Sicht der Zahnmedizin: Was passiert, wenn man fest schrubbt?

DR. ÖSTERREICHER: Fest schrubben führt dazu, dass man sich die gesunde Zahnsubstanz, den Zahnschmelz, auf Dauer selbst wegschleift. Natürlich nicht in zwei Tagen, sondern über lange Zeit gesehen. Das heißt, irgendwann liegen auch die Zahnhälse frei, weil durch das falsche Wegschrubben das eigene Zahnfleisch zurückgeht. Freiliegende Zahnhälse reagieren auf diverse Reize – Säure, Kälte, Wärme, was auch immer – und leiten den Reiz direkt zum Nerv weiter, sodass Patienten große Schmerzen haben, wenn sie zum

Beispiel kaltes Wasser trinken. Beim zu intensiven Putzen passiert genau das Falsche.

Daher ist die Empfehlung, eine elektrische Zahnbürste zu benutzen. Der Vorteil einer elektrischen Zahnbürste ist, dass klassische Drucksensoren eingebaut sind, die sofort ein Signal geben, sobald man zu starken Druck auf den Zahn bzw. das Zahnfleisch ausübt. Und die rotierenden Bewegungen, die man beim Zähneputzen machen sollte, macht die elektrische Bürste von alleine, die muss man nicht mit der Hand mehr oder weniger simulieren.

Wenn jemand richtig putzt spricht nichts dagegen, dass er eine normale Handzahnbürste verwendet.

WIR HALTEN FEST ...

„Damit Sie nicht zu fest schrubben, empfehlen wir eine elektrische Zahnbürste für das Zähneputzen. Drucksensoren verhindern, dass man zu starken Druck ausübt."

Mythos 10

NACH DEM ESSEN SOLL MAN SOFORT DIE ZÄHNE PUTZEN

GMEINER: Oft wird gesagt, nach dem Essen soll man sofort die Zähne putzen. Soll man das fanatisch betreiben und wirklich jedes Mal, wenn man etwas zu essen im Mund hatte, die Zähne putzen?

DR. ÖSTERREICHER: Nein, wir müssen nicht nach jedem Essen Zähneputzen. Wenn wir zweimal pro Tag – in der Früh und am Abend – gut Zähne putzen, dann ist das ausreichend. Zur Aufklärung ist es ganz wichtig, das zu sagen: Drei Minuten lang zwei Mal pro Tag Zähneputzen ist genug.

WIR HALTEN FEST …

„Drei Minuten lang zwei Mal pro Tag Zähneputzen ist genug. "

DR. ÖSTERREICHER: Wenn sich jemand während des Tages beim Essen etwas eingebissen hat, sprich in einem Zahnzwischenraum hängen Speisereste fest und das tut vielleicht sogar weh, dann greift man zur Zahnseide und entfernt das. Denn eine Zahnfleischentzündung kommt schneller als einem lieb ist. Aber Zähneputzen nach jeder Mahlzeit sollte man nicht, das kann sogar schaden. Fanatisches Zähneputzen ist überhaupt nicht notwendig. Bei manchen Leuten ist das schon zwanghaft, in dem Fall sollte man eher zum Psychologen als zum Zahnarzt gehen.

Mythos 11

ÄPFEL ESSEN VERHINDERT KARIES

GMEINER: Äpfel essen verhindert Karies – stimmt das?

DR. ÖSTERREICHER: Nein. Das stimmt nicht!

WIR HALTEN FEST ...

„Äpfel essen ist zwar gesund, aber es verhindert Karies NICHT!"

ALLE ZAHNPASTEN SIND GLEICH

GMEINER: Sind alle Zahnpasten gleich?

DR. ÖSTERREICHER: Nein, Zahnpasten sind absolut nicht gleich. Was wir sagen können – und zwar unabhängig vom Hersteller – ist, dass gewisse Normen von allen eingehalten werden. Wir leben zum Glück in einer Zeit, in der die wichtigen Inhaltsstoffe, die eine Zahnpaste braucht, bei den meisten enthalten sind.

WIR HALTEN FEST ...

„Zahnpasten sind nicht gleich, aber die wichtigen Inhaltsstoffe sind beinahe in jeder Zahnpaste enthalten.“

DR. ÖSTERREICHER: Was für mich ganz wichtig ist: Fluorid muss in der Zahnpaste enthalten sein, denn dieser Wirkstoff ist eine wirksame und bewährte Kariesprophylaxe. Gerade die „Fluoridgegner", die in der Apotheke Aloe Vera oder andere fluoridfreie Zahnpaste kaufen, schaden der Zahngesundheit langfristig gesehen – gerade, wenn sie es bei den Kindern anwenden. Manche haben Glück und bekommen trotzdem keine Karies, aber allgemein gesehen schadet es den Zähnen mehr als es hilft.

WIR HALTEN FEST ...

„Bitte verwenden Sie nur Zahnpaste mit Fluorid!“

GMEINER: Also ein klares Ja zu Zahnpaste mit Fluorid.

DR. ÖSTERREICHER: Ja. Insbesondere bei Kindern ist auf die altersgemäße Dosierung zu achten. Dazu gibt es vorgegebene Werte für den Fluoridgehalt. Im Punkt „Mythos 2: Fluor – ja oder nein?" finden Sie viele Informationen zu dem Thema.

Die **FDI** (Fédération Dentaire Internationale, internationale Zahnärztevereinigung) liefert folgende Definition: Zahnpasten sind „Präparate, die unabhängig von ihrer Zusammensetzung dazu bestimmt sind, zugängliche Zahnflächen mit der Zahnbürste zu reinigen. Sie können zusätzlich Träger für das Einbringen von Wirkstoffen zur Erhaltung der oralen (Mund-) Gesundheit sein."

I. Mechanischer Reinigungseffekt

Die Verwendung von Zahnpasten (Synonym: Zahncremes) dient also primär dem Ziel, die Zähne mechanisch gut von Plaque (mikrobiellem Zahnbelag) zu befreien. Die für das Zähneputzen benötigte Putzzeit wird hierbei durch **abrasive Putzkörper** (schmirgelnde Substanzen) und **Tenside** (oberflächenaktive Schaumbildner zur besseren Verteilung auf den Zahnoberflächen) verkürzt. Gleichwohl dürfen die Zähne durch das Abrasionsverhalten der Zahnpasta nicht geschädigt werden.

II. Therapeutisch wirksame Inhaltsstoffe

Neben den mechanisch wirkenden Putzkörpern zur Beseitigung von Plaque (mikrobiellem Zahnbelag) als Hauptverursacher von Zahn- und Munderkrankungen enthält jede Zahnpasta **therapeutisch wirksame Substanzen mit unterschiedlichen Schutzfunktionen** für die Mundgesundheit:

- Kariesprophylaxe (Vorbeugung gegen Zahnfäule)
- Erosionsschutz (Schutz vor Zahnhartsubstanzverlust durch Säureangriffe)
- Desensibilisierung (Herabsetzung der Empfindlichkeit) empfindlicher Zahnhälse
- Schutz vor Gingivitis (Zahnfleischentzündung)
- Schutz vor extrinsischen Verfärbungen (verfärbten Zahnbelägen)
- Schutz vor Zahnsteinneubildung

Quelle: http://www.zahngesundheit-online.com/Prophylaxe/Auswahl-der-richtigen-Zahnpasta/ *(Hervorhebungen im Original.)*

Mythos 13

ALLE AUFHELLENDEN ZAHNCREMES SIND SCHÄDLICH

GMEINER: Sind alle aufhellenden Zahncremes schädlich?

DR. ÖSTERREICHER: Ja. Ich kenne zwar keine aufhellenden Zahnpasten, die Bleichmittel enthalten, sondern sie arbeiten nur über Abrasivstoffe. Die sind allerdings nicht gut für die Zähne. Das heißt, wenn jemand den Wunsch hat, seine Zähne aufhellen zu lassen, dann muss er bei einer ordentlichen Beratung die Möglichkeiten beim Zahnarzt einholen. Bitte nicht auf eigene Faust experimentieren.

WIR HALTEN FEST ...

„Ja, aufhellende Zahncremes sind schädlich!"

Mythos 14

DIE WIRKUNG DER ZAHNPASTE ZEIGT SICH ERST NACH JAHRZEHNTEN

GMEINER: Die Wirkung der Zahnpaste zeigt sich erst nach Jahrzehnten – Mythos oder Wahrheit?

DR. GUSERL: Die Wirkung der Zahnpflege zeigt sich oft schnell ...

DR. ÖSTERREICHER: ... und dann über Jahrzehnte. Das ist Fakt.

DR. GUSERL: Das hat aber nichts mit der Zahnpaste zu tun, sondern mit der Zahnpflege und der Zahnhygiene.

DR. ÖSTERREICHER: Also die Zahnpaste auf dem Zeigefinger und ein wenig damit die Zähne streicheln wird nicht den Zweck erfüllen.

WIR HALTEN FEST ...

„Die Wirkung einer Zahnpaste zeigt sich sofort und dann über Jahrzehnte."

RAUCHEN UND KAFFEE TRINKEN VERFÄRBT DIE ZÄHNE

GMEINER: Was ist von diesem Mythos zu halten: Rauchen, Kaffee trinken, Tee trinken verfärbt die Zähne?

DR. ÖSTERREICHER: Beim einen mehr, beim anderen weniger. Es gibt Raucher, die haben strahlend weiße Zähne, und es gibt andere mit starken Verfärbungen.

WIR HALTEN FEST ...

„Es ist individuell sehr unterschiedlich, wie stark Rauchen und Kaffee trinken die Zähne verfärbt."

GMEINER: Hat das mit der Zahnsubstanz zu tun?

DR. ÖSTERREICHER: Ja. Das ist eine individuelle Veranlagung. Ich würde es fast damit vergleichen, ob jemand dazu neigt, dass er schnell braun wird, wenn er in die Sonne geht, oder nicht.

GMEINER: Was ist, wenn ich Rotwein trinke und dann blaue Zähne habe?

DR. ÖSTERREICHER: Das geht von selber weg. Wenn Sie einmal Rotwein trinken, wird das beim Zähneputzen verschwinden. Wenn Sie jeden

Tag Rotwein trinken, dann haben Sie ohnehin ein anderes Problem ...

Es kann natürlich sein, dass sich bei regelmäßigem Konsum langfristig Verfärbungen am Zahn festsetzen, die mit dem Zähneputzen nicht verschwinden.

DR. GUSERL: Bei der professionellen Zahnreinigung wird das aber alles entfernt. Das sind oberflächliche Auflagerungen.

WIR HALTEN FEST ...

„Verfärbungen durch Getränke oder Lebensmittel sind oberflächliche Auflagerungen, die bei der professionellen Zahnreinigung entfernt werden.“

DR. GUSERL: Wenn Patienten mit der Farbe ihrer Zähne unzufrieden sind, betrifft das meistens die Eigenfarbe des Zahnes. Da hilft Reinigung überhaupt nichts, da müsste die Zahnfarbe mit Wasserstoffperoxyd aufgehellt werden, weil damit die Farbbestandteile oxidiert werden.

GMEINER: Hollywood lässt grüßen ...

KAUGUMMI KAUEN ERSETZT DAS ZÄHNEPUTZEN

GMEINER: Kaugummi kauen ersetzt das Zähneputzen – verspricht uns die Werbung. Was meinen Sie dazu?

DR. GUSERL: Beim Kaugummi kauen kommt es in geringem Ausmaß zu einer mechanischen Reinigung. Die Speichelproduktion wird angeregt, was gut ist, weil sich der PH-Wert vom sauren Milieu eher wieder neutralisiert. Kaugummi kauen ersetzt keineswegs die Zahnpflege, kann aber ergänzend unterstützen. Allerdings kann übermäßiges Kaugummi kauen zu Folgeschäden bei der Muskulatur beim Kiefergelenk führen.

WIR HALTEN FEST ...

„Kaugummi kauen ersetzt das Zähneputzen NICHT!"

DR. ÖSTERREICHER: Wenn schon Kaugummi, dann bitte unbedingt zuckerfrei.
Zu bedenken ist auch, dass die Verdauung im Mund beginnt. Das bedeutet, dass Kaugummi kauen ständig Prozesse in Gang bringt, die unserem Magen-Darm-System signalisieren: Jetzt kommt bald Nahrung. Dauerhaft Kaugummi kauen kann auch aus dem Grund nicht gut sein.

Mythos 17

SCHWARZER TEE SCHADET DEN ZÄHNEN

GMEINER: Schwarzer Tee schadet den Zähnen – stimmt das?

DR. ÖSTERREICHER: Nein.
Was soll an schwarzem Tee schädlich sein? Es kann höchstens zu Verfärbungen kommen, wenn man übermäßig oft und viel davon trinkt. Diese Verfärbungen kann man bei der Zahnreinigung wegpolieren.

WIR HALTEN FEST ...

„Schwarzer Tee schadet den Zähnen NICHT!"

Mythos 18

DIE HÄUSLICHE ZAHNPFLEGE ERSETZT DIE PROFESSIONELLE ZAHNREINIGUNG BEIM ZAHNARZT

GMEINER: Wenn ich ganz brav immer meine Zähne putze, reicht das? Ersetzt die häusliche Zahnpflege die professionelle Zahnreinigung beim Zahnarzt?

DR. GUSERL: Nein. Das sind zwei unterschiedliche Dinge.

WIR HALTEN FEST ...

„Die häusliche Zahnpflege ersetzt die professionelle Zahnreinigung NICHT!"

DR. GUSERL: Basispflege ist natürlich die häusliche Zahnpflege, die funktionieren sollte, die man regelmäßig und sorgfältig durchführen sollte. Zusätzlich zur Basispflege und zusätzlich zu regelmäßigen Kontrollen beim Zahnarzt sollte man regelmäßig eine professionelle Zahnreinigung machen lassen.

GMEINER: Was heißt regelmäßig?

DR. GUSERL: Der Recall-Termin für eine professionelle Zahnreinigung wird vom Zahnarzt vorgeschlagen, denn die Zeitabstände sind individuell. Das kann einmal im Jahr sein oder viermal pro Jahr oder öfter. Es hängt vom individuellen Zustand ab.

Gerade bei der professionellen Zahnreinigung werden Nischen gereinigt, die man bei der häuslichen Zahnpflege nicht schafft oder übersieht. Keiner ist gefeit davor, dass er in seiner täglichen Pflegeroutine auch immer wieder Stellen übersieht.

WIR HALTEN FEST ...

„In welchen Zeitabständen man eine professionelle Zahnreinigung durchführen lassen sollte, ist unterschiedlich. Es hängt von der individuellen Zahngesundheit ab."

GMEINER: Was hat jemand, der viermal pro Jahr oder öfter zur professionellen Zahnreinigung kommen soll?

DR. GUSERL: Eine Parodontitis. Wenn man zu Zahnfleischentzündungen neigt und in der Folge davon eine Parodontitis entwickelt, sprich Verlust des Zahnhalteapparates, gibt es eine Taschenbildung, die man zuhause mit der Zahnbürste definitiv nicht reinigen kann.
Eine Zahnbürste hat eine Reinigungswirkung von etwa 2 bis 3 Millimetern, die Taschen gehen 4, 5, 7 Millimeter oder mehr in den Knochen hinein. Da bedarf es einer professionellen Zahnreinigung, vor allem einer Taschenreinigung. Das gehört jedenfalls in die Hände eines Zahnarztes oder Parodontologen. Das gilt es abzuklären, man muss sich beraten lassen, ob und welche Therapie notwendig ist.

Mythos 19

IMPLANTATE BEDÜRFEN KEINER PFLEGE

GMEINER: Implantate bedürfen keiner Pflege – oder doch?

DR. ÖSTERREICHER: Implantate brauchen mindestens ebenso viel Pflege wie der eigene Zahn. Im Endeffekt ist der ganze Aufbau rund um das Implantat genauso gefährdet, von Bakterien besiedelt zu werden und dort die Knochentaschen, die eben beschrieben wurden, entstehen zu lassen. Darüber hinaus hat der Patient viel Geld für das Implantat bezahlt, also wäre es sehr ratsam, auf die Pflege des Zahnimplantats zu achten.
Jeder Implantatpatient sollte zweimal pro Jahr eine professionelle Mundreinigung machen lassen, zu den Kontrollen gehen und brav zu Hause putzen.

WIR HALTEN FEST ...

„Implantate brauchen ebenso viel Pflege wie die natürlichen Zähne!"

DDR. JAHL: Zahnimplantate pflegt man genauso wie die natürlichen Zähne, einfach noch ein wenig besser als die eigenen Zähne. In regelmäßigen Abständen, wie schon gesagt üblicherweise zweimal pro Jahr, sollte man alles kontrollieren lassen und eine professionelle Mundhygiene durchführen lassen.

Mythos 20

ICH BIN ZU ALT FÜR IMPLANTATE!

GMEINER: Viele ältere Patienten meinen: „Implantate zahlen sich bei mir ja nicht mehr aus." Gibt es ein „zu alt" für Implantate?

DDR. JAHL: Ein „zu alt" für Implantate gibt es nicht. Grundsätzlich spielt das Alter keine wirkliche Rolle. Wer gesund genug ist, sich einen Zahn ziehen zu lassen, ist auch gesund genug ein Implantat zu erhalten. Hauptkriterium ist immer die restliche bestehende Knochenmasse, also das sogenannte Fundament, das vorhanden sein muss.

WIR HALTEN FEST ...

„Es gibt kein ‚zu alt' für Implantate!
Voraussetzung für ein Implantat ist, dass genug Kieferknochen für das Einsetzen des Implantates vorhanden ist."

DDR. JAHL: Vom biologischen Alter gibt es keine Altersgrenze, weil es heutzutage Leute gibt, die mit 86 Jahren so fit sind wie andere mit 52. Da gibt es sehr große individuelle Unterschiede.

GMEINER: Was heißt das Wort „fit" in dem Zusammenhang?

DDR. JAHL: „Fit" heißt, wie gut der Stoffwechsel des Patienten funktioniert, wie fit er geistig ist, wie der Gesundheitszustand insgesamt aussieht.

GMEINER: Ein Patient muss also eine gewisse Gesundheit haben, um einen solchen Eingriff für das Setzen eines Implantates vornehmen zu können?

DDR. JAHL: Ja, der Patient muss eine gewisse Gesundheit haben. Bei manchen Leuten, die multimorbid und eher in einem schlechten Zustand sind, wirst du aus medizinischen Gründen keine Implantatbehandlung vornehmen. Multimorbid bedeutet, dass sie bereits an mehreren Krankheiten leiden und zahlreiche Medikamente nehmen müssen. Das ist eine Sache der Abwägung der Situation.

Wenn ich einen komplett zahnlosen Kiefer operiere, dann benötigt das auch eine gewisse Zeit – und dazu brauche ich natürlich einen Patienten, der aufgrund seines Stoffwechsels und seines Herz-Kreislauf-Systems dazu in der Lage ist. Das ist überhaupt keine Diskussion. Die Ansprüche diesbezüglich sind nicht sehr hoch, aber die grundlegenden Faktoren müssen gegeben sein.

WIR HALTEN FEST ...

„Der Patient braucht eine gewisse Grundgesundheit, damit sein Stoffwechsel und sein Herz-Kreislauf-System den chirurgischen Eingriff gut verarbeiten können."

Mythos 21

FLÄSCHCHENKARIES GIBT ES NICHT

GMEINER: Was meinen Sie zu diesem Mythos: Fläschchenkaries gibt es nicht?

DR. GUSERL: Doch, das gibt es sehr wohl. Kleinkinder können Karies bekommen, wenn man ihnen ständig süße Fläschchen gibt.
Kindern werden immer noch sehr zuckerhaltige Getränke verabreicht, um sie zu beruhigen, vor dem Einschlafen oder aus anderen Gründen. Wenn der Zahn ständig dieser Zuckersubstanz ausgesetzt ist, führt das natürlich zur typischen Fläschchenkaries.

WIR HALTEN FEST ...

„Fläschchenkaries gibt es! Kleinkinder können Karies bekommen, wenn man ihnen ständig süße Fläschchen gibt."

GMEINER: Wie äußert sich Fläschchenkaries?

DR. GUSERL: Bei den Zähnen vorne, im Frontzahnbereich zeigen sich typische Kariesspuren. Da meinen die Eltern oft: „Wir putzen aber so brav, wir achten doch auf alles." Wenn man aber nachfragt: „Geben Sie dem Kind noch etwas vor dem Schlafengehen?" Dann kommt die Antwort: „Na sicher, ein Fläschchen zur Beruhigung, ein bisschen Himbeerwasser oder so etwas." Wenn man dergleichen verabreicht, darf man sich nicht wundern, dass das Schäden verursacht.

GMEINER: Was wäre der Tipp vom Zahnarzt?

DR. ÖSTERREICHER: Wasser. Nur Wasser ins Fläschchen vor dem Einschlafen.

WIR HALTEN FEST ...

„Am beste nur Wasser ins Fläschchen vor dem Einschlafen!"

DR. ÖSTERREICHER: Das Fläschchen sollte man sowieso vor dem dritten Lebensjahr absetzen, auch wegen der Wirkung auf den Biss und der Gefahr von Zahnfehlstellungen, die nicht nur durchs Daumenlutschen, sondern auch durch das Fläschchen im Mund ausgelöst werden können. Egal, ob es die Zahnfee mitnimmt oder der Weihnachtsmann, Hauptsache das Fläschchen kommt weg.
Das ist eine wichtige Forderung an unsere Patienten: Auch wenn es manchmal weh tut, dem Kind zu sagen, dass es etwas nicht darf, gehört das zu einem normalen Vorleben und zur Erziehung dazu. Das ist Sache der Eltern, als Zahnärzte wollen wir das nicht übernehmen.

Mythos 22

MILCHZÄHNE BRAUCHEN KEINE PFLEGE, WEIL SIE SOWIESO AUSFALLEN

GMEINER: Was halten Sie von der Aussage: Milchzähne brauchen keine Pflege, weil sie sowieso ausfallen?

DR. ÖSTERREICHER: Wenn das so leicht wäre, dann wäre das großartig. Dann könnten sich alle die Zahnarztbesuche ersparen. Die Realität ist aber eine andere.

Tatsache ist Punkt eins: Wenn ein Milchzahn ein Loch bekommt, wird der oder die Kleine irgendwann Schmerzen bekommen. Das wollen wir nicht. Zweitens hat das Kind dann diese Bakterien im Mund, die auch vor den zweiten Zähnen nicht Halt machen.

Die Zahnmedizin sagt ganz klar: Es ist wichtig, die Milchzähne zu pflegen.

WIR HALTEN FEST ...

„Milchzähne brauchen gute Pflege!"

DR. ÖSTERREICHER: Wir brauchen die Milchzähne zum Sprechen, zum Kauen, sie haben genau die gleiche Funktion wie die bleibenden Zähne. Zusätzlich sind sie im Seitzahnbereich die Platzhalter für unsere bleibenden Zähne. Das heißt, wenn ich vor einem gewissen Lebensalter, sprich vor dem 8. oder 9. Lebensjahr, bereits diese Milchbackenzähne im Seitzahnbereich verliere, dann wird unser berühmter Sechser-Zahn, das ist der erste bleibende Backenzahn, der Molar, uns dann ordentlich beschäftigen. Dann brauchen wir eine aufwändige kieferorthopädische Behandlung, die auch Geld kostet, um wieder Platz zu schaffen, den Zahn wieder aufzurichten, damit bleibende Zähne kommen können.

DR. GUSERL: Dazu kommt noch: Wenn ich es nicht schaffe, meine Milchzähne zu pflegen, dann werde ich es bei meinen bleibenden Zähnen auch nicht mehr schaffen. Nach dem Motto: Was Hänschen nicht lernt, lernt Hans nimmermehr.

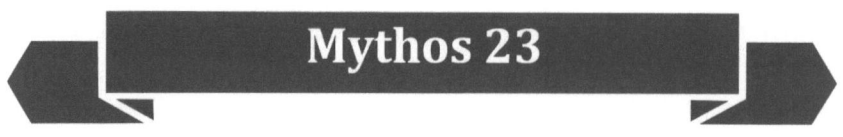

Mythos 23

SCHLECHTE ZÄHNE WERDEN VERERBT

GMEINER: Stimmt es, dass schlechte Zähne vererbt werden?

DR. GUSERL: Hier muss man zwei Dinge unterscheiden: Parodontitis und Karies, die zwei Hauptprobleme bei den Zähnen. Man sagt, ab dem 35. Lebensjahr ist Parodontitis der Hauptgrund für Zahnverlust, nicht mehr Karies.

Dazu gilt es zu sagen: Karies wird nicht vererbt. Eventuell wird Karies durch die Eltern weitergegeben, sprich die Eltern übertragen die Kariesbakterien beispielsweise durch Abschlecken des Schnullers, bevor sie diesen in den Mund des Kindes geben. Nochmals sei gesagt: Karies wird nicht vererbt.

Anders ist es bei Parodontose. Da gibt es eine genetische Komponente, die da mitspielt. Aber auch das ist keine „Ausrede" dafür, dass Zähne verloren gehen. Bei der Parodontitis sind Früherkennung und Therapie sehr wichtig, um einen stabilen Zustand zu garantieren. Man muss sich also zu einem Professionisten begeben, der das erkennen und behandeln kann.

WIR HALTEN FEST ...

„Karies wird nicht vererbt. Bei Parodontose hingegen gibt es sehr wohl eine genetische Komponente. Immer wichtig: Früherkennung und Therapie!"

Mythos 24

PRO KIND VERLIERT DIE MUTTER EINEN ZAHN

GMEINER: Pro Kind verliert die Mutter einen Zahn – Mythos oder Wahrheit?

DR. ÖSTERREICHER: Das ist ein Mythos. Das hört man noch immer sehr oft, aber de facto geht es um Prophylaxe und regelmäßige Kontrolltermine. Würde man das einhalten, gäbe es das Problem nicht. Meist gab es davor schon ein Problem, wenn man während der Schwangerschaft oder nach der Geburt eines Kindes einen Zahn verliert.

Im Zuge der Schwangerschaft kommt es zu einer Hormonumstellung, die sich auch auf das Zahnfleisch auswirken kann. In sehr seltenen Fällen kann es dadurch zu einer chronischen Zahnfleischentzündung kommen. Das ist allerdings noch lange kein Grund, einen Zahn zu verlieren.

DR. GUSERL: Früher hat das wirklich stattgefunden. Warum? Weil es erstens durch die Hormonumstellung zu Zahnfleischentzündung kommen kann, wie Dr. Österreicher bereits festgestellt hat. Zweitens spielt am Anfang der Schwangerschaft meist auch Übelkeit eine Rolle. Sprich die werdende Mutter hat überhaupt keine Lust dazu, sich die Zähne zu pflegen. Wenn man sich die Zähne neun Monate hindurch nicht oder unzureichend pflegt, dann ist es sehr wahrscheinlich – vor allem bei Vorerkrankungen –, dass ein Zahn verloren geht. Aber das muss natürlich nicht sein.

CMD – DIE UNAUSSPRECHLICHE GEFAHR

GMEINER: Es gibt nicht nur Zahnfehlstellungen, sondern auch Kieferfehlstellungen – der „falsche Biss" kann auch in anderen Bereichen
des Körpers gesundheitliche Beschwerden auslösen. In diesem
Zusammenhang stößt man auf den Begriff CMD. Was ist das?

DR. GUSERL: CMD ist die Abkürzung für Craniomandibuläre Dysfunktionen. Das sind Funktionsstörungen, die vom Kiefer und den Zähnen
ausgehen und den ganzen Körper betreffen. Sie können chronische
Schmerzen verursachen, oft in Körperregionen, die man auf den
ersten Blick nicht mit den Zähnen in Verbindung bringt.

WIR HALTEN FEST ...

*„CMD – Craniomandibuläre Dysfunktionen – sind Fehlstellungen im
Kiefergelenk. Der „falsche Biss" kann Beschwerden in anderen
Körperregionen auslösen."*

DR. ÖSTERREICHER: Grundsätzlich kommen immer wieder Patienten in
die Praxis, die sich darüber beschweren, dass sie massive Schmerzen
haben. Sie sprechen zum Beispiel von Schmerzen nach dem Auf-
stehen in der Früh, von Verspannungen im Gesicht, Kiefergelenksschmerzen und vor allem von Verspannungen im Nackenbereich
und der Rückenmuskulatur. Um herauszufinden, woher diese chronischen Schmerzen kommen, rennen sie von Pontius zu Pilatus, sie
gehen zum Chiropraktiker, zum Orthopäden, zum Osteopathen und

zu vielen anderen mehr. Sie werden bis aufs Tausendste untersucht und behandelt – aber die Ärzte und Praktiker finden nichts. Irgendwann sagt schließlich irgendwer im Umfeld: „Sag, warst du schon mal beim Zahnarzt?"

Der Klassiker sind Patienten, die zum Beispiel Zähne pressen oder knirschen. Man kann das mit dem Patienten systematisch durchgehen und fragen: „Wie geht es Ihnen in der Früh? Was sagt Ihr Partner? Sind da Geräusche, die Sie in der Nacht wach halten, weil Sie Zähne knirschen?" Und so weiter. Mithilfe von Fragen kann man die Ursache langsam herausfinden. In der Diagnostik sieht man das an den Schlifffacetten, am Abrieb der Zähne des Patienten.

Das Zähneknirschen bezeichnet man in der Fachsprache als Bruxismus. Durch das unbewusste, vor allem in der Nacht auftretende Zähneknirschen und Aufeinanderpressen der Schneide- und Mahlzähne wirken massive Kräfte auf die Muskulatur ein.

Wenn ich einem Patienten sage: „Beißen Sie so fest zusammen wie Sie nur können, bei voller Krafteinwirkung", dann kommt schon viel Kraft zum Einsatz. Man muss sich vorstellen, dass er in der Nacht unterbewusst ein Vielfaches dieser Kraft aufbringt. Die Gesichtsmuskulatur und Kiefergelenke müssen diese Last aufnehmen und die Zahnsubstanz nützt sich weit über das normale Maß ab.

GMEINER: Wie können Sie einem Patienten helfen, der unter Zähneknirschen oder CMD leidet?

DR. ÖSTERREICHER: Eine einfache Variante ist die Therapie mit einer Knirscherschiene – der zahnmedizinische Ausdruck ist Bruxierschiene. Das ist schon sehr hilfreich, um dieses Trauma zu reduzieren.

Eine Aufbissschiene wird individuell angepasst und der Patient trägt sie in der Nacht. Punkt eins schützt eine Aufbissschiene die Zahnreihen voreinander. Es kommt zu keinem weiteren Abrieb. Der Patient kann nicht maximal zubeißen und bringt dadurch die Kiefergelenksköpfe in eine angenehmere Position, schont das Kiefergelenk und entlastet gleichzeitig auch die Gesichtsmuskulatur.

WIR HALTEN FEST ...

„Eine Aufbissschiene hilft, Entspannung in den Kauapparat zu bringen und Knirschen zu verhindern. Es ist eine einfache und kostengünstige Therapie."

DR. ÖSTERREICHER: Bei diesem Verkrampfen, das da stattfindet, ist dem Patienten mit relativ wenig Aufwand sehr geholfen. Natürlich kann CMD viel intensiver fortgeschritten sein, da muss man den Patienten schon zum Spezialisten schicken, der das mit diversen Untersuchungen befunden und exakter kategorisieren und behandeln kann. Da gibt es Spezialisten unter den Zahnärzten und es gibt eigene Kiefergelenksambulanzen, die sich um so etwas kümmern.
Aber als erstes sollte man mit dem Zahnarzt sprechen. Denn nach Anpassung der Aufbissschiene kannst du den Patienten schon ein paar Wochen später beim Kontrolltermin fragen: „Wie geht es Ihnen? Was hat sich verändert?"

WIR HALTEN FEST ...

„Wenn Sie Nackenschmerzen, Schulterschmerzen, Rückenschmerzen oder andere Schmerzen ohne klare Ursache haben – fragen Sie auch Ihren Zahnarzt!"

DDR. JAHL: Umgekehrt schicken mittlerweile viele Professionisten, die sich mit Wirbelsäule und Muskulatur beschäftigen, aufgrund ihrer Ausbildung viel mehr Patienten zum Zahnarzt als noch vor 10 Jahren.

DR. ÖSTERREICHER: Das gehört zur interdisziplinären Herangehensweise, dass man über den Tellerrand schaut und sagt: „Klären wir das in diese Richtung ab."

Als Beispiel möchte ich den Podologen nennen, den Spezialisten für Füße. Es kommt öfter vor, dass Patienten beim Podologen sind und über ihre Beschwerden sprechen, der Podologe schickt sie dann zur weiteren Abklärung der Beschwerden zum Zahnarzt. Das sind jene Patienten, die beim Zahnarzt unaufgefordert die Schuhe ausziehen und sagen: „Bitte nehmen Sie im Stehen einen Abdruck mit dem Bisspapier, um zu schauen, wo die Bisskontakte sind." Mit einer sogenannten Okklusionsfolie kann ich als Zahnarzt den Aufbiss prüfen. Dadurch lässt sich feststellen, ob ein falscher Biss vorliegt, was wiederum ein Hinweis auf CMD sein kann.

Dr. Stefanie Morlok ist Zahnärztin, die sich auf das Thema CMD spezialisiert hat. Wir danken Dr. Morlok dafür, dass sie ihre Expertise hier zur Verfügung stellt!

GMEINER: Frau Dr. Morlok, was hat es mit CMD auf sich?

DR. MORLOK: CMD bedeutet Craniomandibuläre Dysfunktion – ein komplizierter Name für eine komplizierte Sache.

Für ein grundlegenderes Verstehen sehen wir uns erst mal die Bezeichnung selbst an: „Cranium" ist der Schädel auf Latein, „Mandibula" der Unterkiefer und „Dysfunktion" bedeutet, dass der Schädel und der Unterkiefer, die ihre Verbindung über die Zähne, die Kiefergelenke und die Kaumuskulatur finden, zueinander nicht richtig passen und deshalb auch nicht funktionieren.

Craniomandibuläre Dysfunktion (CMD) ist in unserer Bevölkerung weit verbreitet.

GMEINER: Ist CMD eine Krankheit?

DR. MORLOK: CMD ist keine Krankheit, sondern eine Funktionsstörung. Sie kann aber viele Symptome auslösen, die sich wiederum zu einer Krankheit formieren können. So kann die CMD recht tückisch verlaufen, da viele der Symptome nicht im Mindesten mit den Zähnen, dem Biss, dem Kiefergelenk oder der Kaumuskulatur in Verbindung gebracht werden.

Wenn man die häufigsten Symptome der CMD betrachtet, erklärt es sich nahezu von selbst, warum CMD so häufig übersehen wird:

Die häufigsten Symptome der CMD

Zahnsymptome: Pressen der Zähne, Knirschen der Zähne, Defekte an den Zahnhälsen, Zahnschmerzen, empfindliche Zahnhälse, zurückgehendes Zahnfleisch, Biss stimmt nicht, Taubheitsgefühl (Zähne, Lippen, Zunge, Wange), Brennen auf der Mundschleimhaut, Kauprobleme, Zahnbewegungen, Zahnlockerung, Zahnabrieb, Lippen können wegen eines Zahns nicht geschlossen werden.

Kiefergelenkssymptome: Kiefergelenksschmerzen, Knacken im Kiefergelenk, Reibegeräusch im Kiefergelenk, Mund geht nicht auf, Kieferschmerzen, Verspannung morgens beim Aufwachen

Schmerzen: Kopfschmerzen, Nackenschmerzen, Gesichtsschmerzen, Kopfdruck, Nackensteifigkeit, andere Muskeln fühlen sich steif an, Kopfhaut sehr empfindlich, Jucken auf der Kopfhaut, Rückenschmerzen

Augensymptome: Sehstörungen, Augenflimmern, Augenschmerzen, Lichtempfindlichkeit

Ohrsymptome: Tinnitus (Ohrgeräusche), Schwerhörigkeit, Ohrenschmerzen, Gefühl, dass das Ohr zu geht, juckendes Ohr, Schwindel

Halssymptome: Schluckbeschwerden, Heiserkeit, Halsschmerzen, Räusperzwang, Stimmprobleme, Sprechprobleme, Kloß im Hals

Atmung: Mundatmung, Schnarchen, enger Brustkorb

Symptome Schultern, Arme, Rücken: taube Arme, taube Hände, Schulterschmerzen, Rückenschmerzen, Fibromyalgie (Faser-Muskel-Schmerz), Gelenkschmerzen

---

> **Psychische Symptome**: beruflicher Stress, familiärer Stress, Unruhe, Gereiztheit, Stimmungsschwankungen, Depression, Unentschlossenheit, Schlaflosigkeit

DR. MORLOK: Mehr als 50 Prozent aller Arztbesuche sind wegen Kopf-, Nacken-, Schulter- oder Rückenschmerzen. Meist geht man als Erstes zum Arzt, aber wenn dieser die Probleme nicht wegbekommt, dann ist der Besuch eines Zahnarztes mit dem Wissen um die Zusammenhänge der CMD und deren Behandlung anzuraten.

Wenn Sie schon Sätze gehört haben wie: „Das ist was Psychisches" oder „Damit müssen Sie leben" oder „Das kommt vom Alter", dann sollten Sie sich noch nicht zufriedengeben. Vielmehr sollten Sie über eine Dysfunktion im Kieferbereich nachdenken und dies von einem Zahnarzt abklären lassen.

Schmerzen und chronische Erkrankungen können und sollen behandelt werden. Es gibt oft eine Chance dies zu erreichen, wenn gleichzeitig verschiedene passende Therapien durchgeführt werden und der funktionellen Störung Respekt gezollt wird.

GMEINER: Wie entsteht CMD?

DR. MORLOK: Die Entstehung einer CMD ist immer multifaktoriell. Das heißt, eine CMD wird erst symptomatisch, wenn verschiedene Faktoren einwirken. In Einzelfällen gibt es auch die Entstehung von CMD durch nur einen Faktor, der besonders schwer ausfällt. In der Regel hat ein Patient mit CMD aber verschiedene Gründe, warum er Probleme entwickelt.

Aus diesem Grund ist es wichtig, in der Behandlung der CMD nicht nur die strukturelle Problematik im Biss zu beseitigen, sondern detektivisch die anderen Auslöser zu finden und entweder zu behandeln oder aber andere Behandler, die fachübergreifend mehr für diese Probleme ausgebildet sind, mit einzuschalten.

Dies nennt sich interdisziplinäres Arbeiten in einem medizinischen Netzwerk. Das heißt, wenn der Patient beispielsweise außer dem Zahn- und Kieferproblem auch ein Haltungsproblem hat, so macht es Sinn einen Orthopäden und einen Physiotherapeuten mit in die Behandlung zu integrieren. Findet man eine psychische Problematik, so ist ein Psychotherapeut zurate zu ziehen, der den Patienten in diesem Bereich behandelt.

GMEINER: Wie kann man CMD genau diagnostizieren?

DR. MORLOK: Um das Ausmaß einer CMD genau beurteilen zu können, ist eine funktionsanalytische Analyse notwendig. Hierzu kann man folgende Maßnahmen ergreifen:

1. Kieferorthopädische Modelle zur Analyse der Zahnstellung, der Stellung der Zahnbögen und der Stellung der Kompensationskurven im Biss,

2. Einartikulierte Modelle zur instrumentellen Funktionsanalyse zur Analyse der Bewegungen der Kiefer zueinander,

3. Fotos der Mundsituation, der Gesichts- und Profilsituation und der Haltung zur Auswertung der funktionellen Störungen,

4. Röntgenaufnahmen: Panoramaaufnahmen (OPG), manchmal Fernröntgenaufnahmen (seitlich und von vorne),

5. Magnetresonanztomographie der Kiefergelenke und der Kopfgelenke,

6. Kinematographie der Kiefergelenke (Elektronische Vermessung der Kieferbewegungen),

7. Geräuschanalyse der Kiefergelenke,

8. Elektromyographie (Muskelmessung) der Kaumuskeln,

9. manuelle Funktionsanalyse,

10. T-Scan – elektronische Okklusionskontrolle (Bisskontrolle),

11. Erfassung der CMD-Anamnese und Schmerzanamnese.

Für diese Untersuchungen benötigt man individuell unterschiedlich 2 bis 4 Termine.

GMEINER: Warum sind die Zähne bei CMD so wichtig?

DR. MORLOK: Bei Bestehen einer CMD gibt es immer ein strukturelles Problem. Strukturelle Probleme sind: Fehlbissstellungen oder Kiefergelenksfehlstellungen.

Fehlbissstellungen bedeuten, dass die Zähne des Oberkiefers nicht mit den Zähnen des Unterkiefers korrekt zusammenbeißen (okkludieren). Man kann die Okklusion mit einem Tisch vergleichen. Dieser muss auf vier Beinen stehen, damit er nicht wackelt. Genauso müssen die Zähne fest ineinander passen, damit sie die Muskulatur und die Gelenke in die richtige Position bringen, damit beispielsweise Kauen und Schlucken funktionieren.

Kiefergelenksfehlstellungen bedeuten, dass die Kiefergelenke in einer falschen Position liegen, es zu einem kompletten Fehler in den Bewegungen der Kiefer kommt, der Schädel in eine falsche Position gerät und es somit zu nachhaltigen Beschwerden kommen kann. Die Zähne bestimmen die Position der Kiefergelenke.

Bei einer Fehlbissstellung kommt es zu einer Fehlstellung der Muskulatur, die somit in Spannung gerät.

Im Gehirn gibt es für jedes Areal des Körpers ein verantwortliches steuerndes Gebiet. Das Gebiet im Gehirn, das für das craniomandibuläre System verantwortlich ist, ist das verhältnismäßig größte von allen. Das erklärt die weitreichende negative Wirkung eines Fehlbisses auch auf neurologische Erkrankungen.

Bereits der Verlust eines Zahnes kann das gesamte neuromuskuläre System aus der Balance bringen. Durch die Zahnlücke werden nicht mehr die gleichen Stimuli auf die Nerven und Muskeln und somit auf das Gehirn gesetzt. Wenn dann noch die anderen Zähne mit der Zeit in die Lücke wandern, kann es noch zu einer weiteren Verschlechterung der Situation kommen.

Ein fehlerhafter Zahnersatz oder eine fehlerhafte Kieferorthopädie kann Ursache für eine verursachte (iatrogene) Zahnfehlstellung sein. Es kann entweder nur durch Fehlkontakte auf den Zähnen begründet sein, aber auch durch falsche Gestaltung von Prothesen kann es zu Zungenfehlfunktionen kommen, die verheerende Auswirkungen haben können.

Man schluckt circa zweitausend Mal am Tag, was bedeutet, dass man auch etwa zweitausend Mal am Tag den Unterkiefer auf den Oberkiefer presst. Wenn der Biss also nicht stimmt, so hat das auf die Muskulatur, auf die Kopfhaltung und die gesamte Körperstruktur mit allen Nerven einen starken Einfluss. Dies nennt sich funktionelle Beeinträchtigung. Man kann das mit einem Überbein vergleichen. Trägt man jahrelang Schuhe, die nicht passen, so kommt es zu Veränderungen in der Anatomie der Knochen und Muskeln des Fußes.

Der Kopf ist extrem schwer. Er wiegt zwischen 7 und 13 Kilogramm und wird auf der hierfür grazilen Halswirbelsäule richtiggehend balanciert. Um hier eine ausgewogene Haltefunktion und die Möglichkeit, sehr schwierige Bewegungen des Kopfes auszuführen zu gewährleisten, bedarf es der Kiefermuskeln und der vorderen und hinteren Halsmuskeln, die auch akzessorische Kaumuskulatur genannt werden. Das heißt, der sogenannte Kauapparat ist gleichzeitig auch der Kopfhalteapparat, der sämtliche Kopfbewegungen steuert.

Führt man sich dann die durch einen Fehlbiss verkürzten bzw. gestreckten Muskeln vor Augen, kann man sich gut vorstellen, dass es hierdurch zu Haltungsstörungen und damit verbundenen Erkrankungen, wie Bandscheibenvorfälle, Nervenerkrankungen, Schwindel etc. kommen kann.

GMEINER: Das war ja geballte Information. Können Sie kurz die wesentlichsten Faktoren nennen?

DR. MORLOK: Man kann sagen, dass eine Fehlbissstellung zu zwei Folgen führt:
1. Sie verändert die Stellung der Kiefergelenke und verursacht somit starken Druck auf die extrem sensible Umgebung.
2. Sie verdreht oder verbiegt den Kiefer in eine unter Spannung stehende Position. Das kann die Muskeln von Gesicht, Kopf, Hals, Rücken und Schultern beeinträchtigen. Hierdurch können leicht Schmerzen entstehen. Durch diese Spannung kann es auch sukzessive zu einer weiteren Verschlechterung des Bisses kommen.
Aus diesem Grund muss immer danach getrachtet werden, den Biss in Ordnung zu bringen.

GMEINER: Wie behandeln Sie CMD?

DR. MORLOK: Wir analysieren die Störung des Bisses und die Auswirkung des Bisses auf den Körper. Wir behandeln den falschen Biss mit Aufbissschienen, Prothetischen Maßnahmen und Zahnersatz. Die Symptome werden mit der CMD-Schmerztherapie behandelt. Die Bisskorrektur geht mit einer Haltungskorrektur (Haltung) einher. Besonders wichtig ist die Therapie von craniomandibulären Störungen bei Patienten mit Unfallverletzungen, wie z. B. der Kopfgelenke oder der Halswirbelsäule bei Schleudertraumata. Durch die Entlastung des Beißdrucks auf die Kiefergelenke kann auch nicht so viel Kraft auf die Kopfgelenke und Halswirbelgelenke abgeleitet werden, was wiederum zur Entlastung dieser Strukturen führt.
Gesundheit geht nur mit ausgeglichenem Biss und Kiefergelenk. Dies zeigen immer mehr neue Studien und Fallbeispiele. So zum Beispiel der Manager, der mit einem Burn-out-Syndrom, nachdem alle anderen Therapien nicht griffen, durch eine Aufbissschienentherapie

wieder langsam zu Kräften kam, oder die berufstätige junge Mutter, die durch eine Bissverbesserung plötzlich wieder ihren täglichen Pflichten nachkommen konnte.

GMEINER: Sie sagten, Sie behandeln den falschen Biss mit Aufbissschienen, Prothetischen Maßnahmen und Zahnersatz. Wie darf ich mir das konkret vorstellen?

DR. MORLOK: In der Regel muss anfangs eine Schiene zur Entspannung und Deprogrammierung der falschen Bisssituation erstellt werden, es müssen sogenannte Aufbissbehelfe im Mund getragen werden. Hier stehen Aufbissschienen für den Unterkiefer in der Nacht, Schnarcherschienen und Bionatoren zur Verfügung. Hierdurch kommt es zu einer Entspannung in Muskulatur und Kiefergelenk. Aufbissschienen werden individuell angepasst und helfen, Knirschen und Pressen zu verhindern.

Nach der Aufbissschienentherapie in der Nacht oder auch schon parallel dazu ist an eine Bissverbesserung, Bissänderung, Bisshebung bzw. Bissreduzierung zu denken. Hierzu kann man Tagesschienen verwenden oder man klebt Kunststoff auf die Kauflächen zur Erprobung einer neuen Bisslage. Die Tagesschienen können in einem zahnfarbenen Material hergestellt werden. So sind sie für die Zunge kaum spürbar, man kann mit ihnen reden, leben und essen.

An beiden Schienen, der Nachtschiene und der Tagesschiene sollte in regelmäßigen Abständen weiter gearbeitet werden. Sie müssen kontrolliert werden, der Biss muss neu eingeschliffen werden, manchmal müssen sie auch angehoben werden.

Kieferorthopäden oder kieferorthopädisch arbeitende Zahnärzte können den Kauapparat mit kieferorthopädischen Methoden so beeinflussen, dass die Zähne, die Knochen, die Muskeln und die Gelenke in eine harmonischere Position gebracht werden.

Zahnärzte können den Biss auch dadurch verbessern, indem sie entweder die Kauflächen aufbauen oder abtragen. Schlecht sitzender

Zahnersatz kann verbessert angefertigt werden. Mit sogenannten okklusalen Veneers (Aufbissplättchen aus Keramik oder Kunststoff) kann der Biss angehoben werden. Zahnherde können behandelt werden. Unverträgliche Zahnmaterialien kann man austauschen. Entzündungen am Zahnfleisch können versorgt werden. Zähne, die entzündet sind, können behandelt oder entfernt werden.

GMEINER: Was ist eine Schnarcherschiene?

DR. MORLOK: CMD-Patienten leiden häufig an schlafbezogenen Atemstörungen. Da hier eine entspannende Aufbissschiene nur eine Verschlechterung der Atemstörungen auslösen kann, sollten diese Patienten mit so genannten Schnarcherschienen (Unterkieferprotrusionsschienen) versorgt werden. Hier benötigt man sowohl im Oberkiefer wie im Unterkiefer jeweils eine Schiene. Beide Schienen sind dann so miteinander verbunden, dass der Unterkiefer nicht nach hinten rutschen kann und somit der Atemweg offen bleibt, wodurch Schlafapnoe verhindert werden kann.

GMEINER: Welcher Zusammenhang besteht zwischen Bisskorrektur und Haltungskorrektur?

DR. MORLOK: Eine muskuläre Fehlfunktion kann ein beachtlicher Faktor zur Entwicklung von CMD sein.
Die direkte und die akzessorische Kaumuskulatur (Muskulatur des Halses) verfügt über die größte Verschaltung mit dem Gehirn von allen Muskeln überhaupt. Sie muss dafür sorgen, dass der Kopf aufrecht gehalten wird. Besonders beim Kind, bei dem das Verhältnis Kopf-Körper größer ist, ist dies ein wichtiger Faktor zur Entstehung von Problemen und Fehlfunktionen.
Die Zahnstellung und die Kiefergelenksstellung hängen eng mit der Kopfhaltung zusammen. Die Stellung der Zähne und die der Kiefer-

gelenke sind mit verantwortlich, wie die Kopfgelenke und die Wirbelkörper der Hals-Wirbel-Säule zueinanderstehen.

Die Kiefergelenke sind etwas oberhalb des obersten Punktes der Hals-Wirbel-Säule gelegen. Kommt es beispielsweise durch einen zu tiefen Biss oder einen offenen Biss zu einer Kopfvorhaltung, so gibt es einen Zug auf die Muskulatur und natürlich gibt es auch eine Veränderung in den Kopfgelenken.

Der Schädel hat zwei Gelenkauflagen zum ersten Halswirbel – C1 – dem Atlas. Der Atlas wiederum ist mit zwei Gelenkauflagen mit dem zweiten Halswirbel – C2 – dem Axis verbunden. Und so geht es nach unten weiter.

Durch zu stark nach hinten verlagerten Druck im Kiefergelenk kommt es zu einer kompletten Verkürzung und Schwächung der vorderen Kopfhaltemuskulatur und Kaumuskulatur. Das heißt, der schwere Kopf wird nicht mehr optimal von den Muskeln auf der grazilen Halswirbelsäule balanciert, sondern die vorderen Muskeln sind enorm geschwächt. Dies bewirkt, dass die Nacken- und Schultermuskeln dieses Defizit kompensieren müssen. Aus Balancegründen wird der Schwerpunkt des Kopfes nach vorne verlagert und es kommt zu der für den tiefen Biss typischen „Schildkrötenhaltung" des Kopfes nach vorne. Dadurch wird der Nacken- und Schulterbereich überlastet und übertrainiert, was zu einer Verdickung und Schmerzhaftigkeit der Muskulatur führen kann.

GMEINER: Sie sprachen von CMD-Schmerztherapie. Wie sieht diese aus?

DR. MORLOK: Die CMD ist oft Auslöser von chronischen Schmerzzuständen, die zuweilen den ganzen Körper betreffen können.

Die Therapie mit Aufbissschienen und interdisziplinären Begleittherapien, wie zum Beispiel Osteopathie, muss regelmäßig neu überprüft werden. Hier werden die ursprünglichen Beschwerden mit Fragebögen genauestens überprüft und aufgrund der aktuellen Situation wird der Patient in Bezug auf seine neue Situation individuell angeleitet. Die Anleitung betrifft weitere begleitende Therapie und andere Maßnahmen, wie Ernährung oder Übungen.

GMEINER: Kann man selbst etwas tun bei CMD? Gibt es Hilfe zur Selbsthilfe?

DR. MORLOK: Eine Änderung des täglichen Verhaltens kann helfen, CMD zu heilen. Zum täglichen Verhalten gehören die vielen kleinen Gewohnheiten, die uns zu eigen sind. Nachfolgend finden Sie einige Tipps, die Sie beachten können.

Das können Sie selbst bei CMD tun:

- Schlafen Sie nicht nur auf der Seite, sondern wechseln Sie auch auf den Rücken oder auf den Bauch. Bei Seitenschlafen verkürzen sich die Muskelgruppen des vorderen Körpers, was zu Kopfhaltungsstörungen und Schmerzen im Kauapparat führen kann.
- Gehen Sie regelmäßig zu einem Physiotherapeuten oder Osteopathen (mindestens 2 Mal im Monat).
- Treiben Sie Sport oder bewegen Sie sich regelmäßig.
- Wenn Sie im Büro arbeiten und PC-Arbeit durchführen müssen, stehen Sie jede Stunde einmal auf und machen entlastende Übungen.
- Achten Sie auf Ihren Arbeitsplatz und Ihre Arbeitshaltung.
- Telefonieren Sie nie mit dem Hörer zwischen Schulter und Ohr, dies verursacht unnötige Spannung.
- Entlasten Sie Ihren Kauapparat, indem Sie nicht ständig zubeißen oder pressen.
- Setzen Sie sich Anker (z. B. Aufkleber), die Sie daran erinnern, nicht zu pressen.
- Entspannen Sie sich aktiv.
- Versuchen Sie, auf beiden Seiten zu kauen.
- Essen Sie nur, was Sie schmerzfrei essen können.

- Machen Sie Übungen für den Kauapparat.
- Denken Sie immer an Ihre Körperhaltung, im Stehen, im Sitzen, beim Arbeiten, im Auto, mit Freunden. Achten Sie auf ein gutes Bett, sparen Sie nicht an Lattenrost, Matratze und guten Kissen. Stützen Sie sich nie asymmetrisch mit der Hand auf, schlagen Sie nie die Knie übereinander.

GMEINER: Haben Sie noch einen „Geheimtipp" für CMD-Betroffene?

DR. MORLOK: Ja. Führen Sie ein Schmerztagebuch!

Führen Sie für 2 Wochen gewissenhaft ein Schmerztagebuch und notieren Sie, wann, wo, wie lange und in welcher Intensität Schmerzen auftreten. Hierdurch werden Ihnen Ihre Gewohnheiten und die Schmerzzusammenhänge bewusst gemacht und Ihr Arzt kann besser beurteilen, wie es zum Schmerz kommt.

Falls Sie eine Schmerztagebuch-Vorlage haben möchten, empfehle ich Ihnen mein Buch „Krankheitsursache Kiefer- & Zahnfehlstellung: Die besten Behandlungen bei Craniomandibulären Dysfunktionen CMD".

Tagebuchschreiben ist ein Mittel, unterbewusste Vorgänge ins Bewusstsein zu rücken. Das Sprichwort „Wer schreibt, der bleibt!" ist in diesem Fall zutreffend, da durch die Dokumentation der Befindlichkeiten, der Schmerzen und der damit zusammen-hängenden Umstände oft Licht ins Dunkel führt und neue Heilungsperspektiven aufwirft. So kann sich zum Beispiel heraus-stellen, dass Schmerzen immer nur auftreten, wenn spezielle Nahrungsmittel eingenommen werden, oder wenn psychische Belastungen auftreten. Sie werden nach 2 Wochen erstaunt sein, was Sie alles in Ihrem Schmerztagebuch entdecken werden.

Und zu guter Letzt: Lassen Sie sich nicht unterkriegen!

GMEINER: Frau Dr. Morlok, vielen Dank für Ihre Expertise!

Dr. Stefanie Morlok

Zahnärztin

www.drmorlok.de

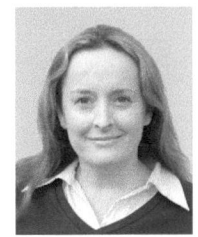

Die Praxis Dr. Morlok ist eine der wenigen Praxen europaweit, die die CMD als Schwerpunkt behandelt. Wir haben den Anspruch, die Behandlung der craniomandibulären Dysfunktionen und zahnmedizinische Betreuung mit allerhöchster Qualität und Sorgfalt durchzuführen.

Therapieschwerpunkte: Ganzheitliche Zahnmedizin, CMD – Craniomandibuläre Dysfunktionen, Aufbissschienentherapie bei CMD, Bisshebungen und -veränderungen bei CMD, Biomechanik und Biodynamik bei CMD, Ernährungs- und Stoffwechselberatung in Bezug auf die CMD, Zahnärztliche Schlafmedizin / Schnarcherschienen, Zahnärztliche Schleudertraumatherapie (Kiefergelenk), Zahnärztliche Schmerztherapie, Schmerztherapeutische Koordination, Schulmedizinische Zahnheilkunde mit ganzheitlicher Erweiterung (qual. Mitglied GZM)

Praxis in München und Utting Ammersee   www.drmorlok.de

125

Mythos 26

WENN MIR NICHTS WEH TUT, IST ALLES OKAY

GMEINER: Wenn ich keine Schmerzen habe, bedeutet das: Alles okay? Oder soll ich trotzdem zweimal pro Jahr zum Zahnarzt und nachschauen lassen?

DR. ÖSTERREICHER: Man soll auf jeden Fall zweimal pro Jahr zum Zahnarzt gehen, um nachschauen zu lassen, ob alles okay ist. Egal, ob etwas weh tut oder nicht.

WIR HALTEN FEST ...

„Bitte gehen Sie zweimal pro Jahr zum Zahnarzt,
auch wenn Sie keine Zahnschmerzen haben!"

DR. ÖSTERREICHER: Patienten fragen sehr oft: Wieso müssen wir da was machen, mir tut doch gar nichts weh?
Das erste Problem ist, dass das Schmerzempfinden der Menschen individuell extrem unterschiedlich ist. Bei dem einen hat die Karies schon den gesamten Zahn zerfressen, der Nerv ist bereits abgestorben, es gibt nur noch einen Wurzelrest im Kiefer, und er hatte trotzdem nie Beschwerden. Das ging quasi schleichend und ohne Schmerzen zu haben. Der andere hat ein ganz kleines Loch und wenn dort auch nur ganz wenig Zucker darauf kommt, fährt er vor Schmerz schon an die Decke.
Das subjektive Schmerzempfinden ist wirklich enorm unterschiedlich. Wenn der nicht so schmerzempfindliche Patient nicht regel-

mäßig zur Kontrolle kommt und wir das beginnende Problem nicht entdecken, dann wird das Problem immer größer und wir landen eventuell bei Wurzelbehandlung oder Zahnverlust. Daher ist diese laufende Kontrolle wichtig.

DR. GUSERL: Laufende Kontrolle deswegen, damit wir die Eingriffe klein halten können. Die moderne Zahnheilkunde schreibt sich auf die Fahnen, dass wir möglichst in der Früherkennung sind, dementsprechend auf kleine Probleme reagieren können und den Eingriff sowie die Therapie so klein wie möglich halten, mit dem maximalen Effekt, dass ein stabiler gesunder Zustand vorherrscht und bleibt.

WIR HALTEN FEST ...

„Laufende Kontrollen beim Zahnarzt bewirken, dass man Zahnprobleme klein halten kann."

DR. ÖSTERREICHER: Der zweite große Punkt ist: Wenn ein Zahn abgestorben ist, kann nichts weh tun, weil der Zahnnerv ja tot ist. Ein Zahn kann aber auch schleichend absterben, ohne dass es dabei zu einem Nervenschmerz kommt und dann ist im Zahn totes Gewebe. Hier entsteht eine Entzündung, deren Verlauf bei jedem unterschiedlich ist. Der eine hat relativ schnell ein Abszess, sprich eine große Entzündung und massive Schmerzen – es ist also kein Nervenschmerz, sondern ein Entzündungsschmerz. Beim anderen entsteht eine sogenannte chronische apikale Parodontitis, also eine Entzündung an der Wurzelspitze, die einen ganz ruhigen Verlauf haben kann, bei manchen sogar über Jahre ohne großartige Veränderung, bei anderen aber entsteht daraus eine Zyste. Das kann dann im Oberkiefer oder im Unterkiefer zu massiven Problemen führen. Wenn diese Entzündung in die Kieferhöhle übergeht, dann hat dieser Patient ein chronisches Kieferhöhlenproblem. Schmerzen bekommt er erst dann, wenn so eine Entzündung auf den Gesichtsnerv oder den Unterkiefernerv ausstrahlt.

GMEINER: Und Sie sehen das bei der Kontrolle?

DR. ÖSTERREICHER: Im Röntgen sieht man, ob eine Entzündung herrscht. Deswegen sind Röntgenkontrollen wichtig. Falls eine Entzündung da ist, müssen wir den Patienten informieren und ihn beraten, wie man vorgeht. Das Problem soll ja nicht immer größer werden, sondern wir wollen es so klein wie möglich halten.

WIR HALTEN FEST ...

„Röntgenkontrollen sind wichtig,
weil man auf dem Röntgenbild kleinste Veränderungen sehen kann,
die später Beschwerden machen können.“

GMEINER: Was machen Sie bei einer einfachen Kontrolle, wenn der Patient keine Beschwerden hat? Was checken Sie üblicherweise?

DR. ÖSTERREICHER: Erstens ziehen wir das aktuelle Röntgenbild heran und schauen es wieder an. Denn es ist wichtig, dass ich dasselbe Bild nach einer bestimmen Zeit erneut anschaue, damit ich wirklich nichts übersehe. Auch mir kann es passieren, dass mir nicht alles auf den ersten Blick auffällt. Daher ist das für mich als Zahnarzt eine Selbstkontrolle. Zweitens machen wir die klassische orale Inspektion, wo man die Zähne mit dem Mundspiegel, mit Licht genau anschaut. Man überprüft, ob einem etwas auffällt, man beurteilt das Zahnfleisch. Man schaut mit der Zahnsonde, ob es Zahnfleischentzündungen gibt. Man schaut, ob es etwas zu verbessern gibt und wird den Patienten eventuell aufmerksam machen, dass er seine Mundhygiene verbessern kann. Die orale Inspektion ist ganz wichtig.

DR. GUSERL: Zum Thema Zahnsonde möchte ich sagen, dass sich Angst-patienten vor dem Häkchen bei der klassischen zahnärztlichen Sonde am meisten fürchten. Sie haben Angst, dass der Zahnarzt mit dieser Zahnarztsonde herumstochert und die Zahnoberfläche an-kratzt, um zu erkennen, ob diese erweicht ist oder nicht. Früher war das eine übliche Vorgehensweise. Heute ist das meiner Meinung nach nicht mehr notwendig.

DR. ÖSTERREICHER: Richtig.

DR. GUSERL: Bei meinen Erstpatienten liegt diese Zahnsonde nicht ein-mal dort. Nur wenn ich sie brauche, hole ich sie. Ich möchte den Patienten gleich am Anfang von diesem Bild erlösen, dass dieser Haken dort liegt, vor dem er sich so fürchtet. Mittlerweile kann ich das meiste optisch so gut erkennen – mit der Röntgendiagnostik, aber auch einfach durch Erfahrungswerte – dass es nicht notwendig ist, dass ich da reinstochere oder reinkratze. Wenn es notwendig sein sollte, kann ich das mechanische Prüfen auch vorsichtig ausführen. Dadurch kann ich einem Patienten bereits viel an Angst nehmen.

GMEINER: Womit fahren Sie in den Mund, wenn nicht mit der Sonde?

DR. GUSERL: Nur mit dem Mundspiegel. Wenn ich sage, ich schaue mal durch, dann halte ich mich daran. Das ist eine ganz wichtige Sache beim Vertrauensaufbau: dass ich das mache, was ich gesagt habe. Wenn ich sage: „Ich schaue nur", und dann den Enterhaken nehme und Sie aufspieße, dann ist sofort ein Vertrauensbruch da. Das kann nicht sein. Wenn ich die Zahnsonde brauche, dann kündige ich das an. Aber ich muss nicht bei jedem Zahn damit durchkratzen um zu sehen, ob da Karies ist oder nicht.

Mythos 27

ES TUT DOCH IMMER WEH - ODER?

GMEINER: Der Zahnarztbesuch wird üblicherweise mit Schmerzen assoziiert. Tut es wirklich immer weh?

DR. GUSERL: Nein, natürlich nicht. Die moderne Zahnmedizin kann in den meisten Fällen Schmerzfreiheit garantieren. Selbst wenn ein Eingriff stattfinden muss, kann man Betäubung heutzutage so gut dosieren, dass der Eingriff schmerzfrei über die Bühne gehen kann. Schwieriger ist es, wenn ein akut entzündliches Stadium vorliegt, aber auch hier gibt es gewisse Möglichkeiten.

Dass es etwas Angenehmeres gibt als einen Zahnarztbesuch, ist unbestritten. Das beginnt bei den Vibrationen, der Sitz- bzw. Liege-position, die Unwohlsein auslösen können. Aber mit dem richtigen Vertrauensverhältnis und den richtigen Maßnahmen kann man da sehr gut vorgehen und eine Behandlungsatmosphäre schaffen, in der man sich nahezu wohlfühlt.

Es ist kaum zu glauben, aber die wenigsten Patienten kennen überhaupt die unterschiedlichsten Möglichkeiten einer schmerz-freien und damit viel entspannteren Behandlung. Dazu mehr im Punkt „Keine Schmerzen – wie geht das?".

WIR HALTEN FEST ...

„Die moderne Zahnmedizin kann in den meisten Fällen Schmerzfreiheit garantieren."

GMEINER: Aber der Patient kommt doch meistens zur Behandlung, weil er Schmerzen hat?

DR. GUSERL: Nicht unbedingt. Natürlich kommen auch Patienten mit Zahnschmerzen. Aber ebenso häufig kommen Patienten schmerzfrei zu einem Kontrollbesuch, zu einer professionellen Mundhygiene oder weil sie sich über Versorgungen beraten lassen. Selbst wenn der Patient mit Schmerzen kommt, gibt es viele Möglichkeiten für eine möglichst schmerzfreie Behandlung.

Um mit einem Gerücht gleich mal aufzuräumen: Ihr Zahnarzt will das Beste für die Zahngesundheit des Patienten. Er ist kein Sadist, der Spaß an Ihren Schmerzen hat. Im Gegenteil: Er weiß, dass Ihre Schmerzen seine Arbeit stark verkomplizieren können.

Falls Sie sich fragen, warum Sie dann nicht immer von einem Sonnenschein empfangen werden: Weil Ihr Zahnarzt auch nur ein Mensch ist. Sehr viele Leute wollen etwas von ihm, am besten gleichzeitig. Patienten ohne Voranmeldung erschweren ein perfektes Zeitmanagement und das Unbehagen mancher Kunden kann sich auch auf den Arzt übertragen. Trotzdem: Sie können eine gewisse Grundfreundlichkeit und die notwendige Zeit zum Gespräch erwarten.

Hier muss ich die Kassenärzte etwas in Schutz nehmen, die durch die Masse an Patienten nur schwer die Zeit und die Energie für ein unhektisches und verständnisvolles Miteinander aufbringen können.

PRIVAT ODER KASSE – WELCHER ZAHNARZT IST BESSER?

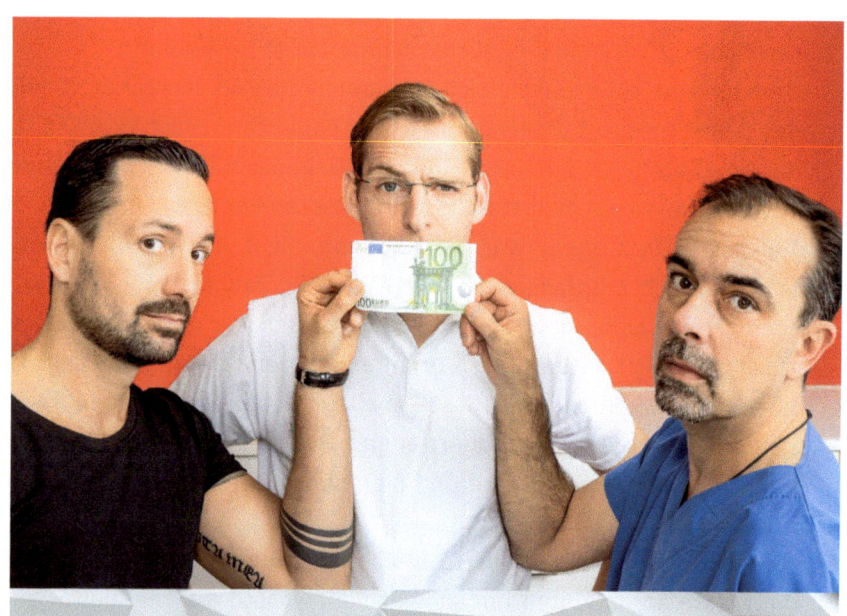

*„Jedes System ist ein System
der Freiheit und der Notwendigkeit zugleich."*

Georg Wilhelm Friedrich Hegel

ZWEI SYSTEME - ZWEI PROBLEME

GMEINER: In Österreich gibt es ein System der gesetzlichen Pflicht-versicherung für alle Erwerbstätigen.

Das österreichische Krankenkassensystem

In Österreich ist die Krankenversicherung eine Pflichtversicherung für Personen mit Einkommen und deren Familie. Kinder sind beitragfrei mitversichert. Man kann sich die Krankenkasse nicht aussuchen, sondern das ist vom jeweiligen Dienstgeber und dessen Standort abhängig. Es gibt:

- 9 Gebietskrankenkassen (GKK), jeweils eine pro Bundesland, die für Arbeit-nehmer in der Privatwirtschaft zuständig ist

- Sozialversicherungsanstalt der gewerblichen Wirtschaft (SVA) für Unternehmer und Selbständige

- 6 Betriebskrankenkassen (BKK), historisch begründet

- Versicherungsanstalt für Eisenbahnen und Bergbau (VAEB)

- Sozialversicherungsanstalt der Bauern (SVB)

- Versicherungsanstalt öffentlich Bediensteter (BVA)

Ein **Kassenarzt** hat einen Vertrag mit einer oder mehreren Krankenkassen. Die erbrachten Leistungen verrechnet er direkt mit der Krankenkasse, der Patient muss dafür nicht bezahlen. Selbstbehalte sind aber möglich.

Wahlärzte sind Ärzte ohne Kassenvertrag. Der Patient bezahlt die erbrachten Leistungen zunächst aus eigener Tasche, er hat jedoch das Recht, sich einen bestimmten Teil der Kosten von seiner Krankenkasse rückerstatten zu lassen.

Privatärzte haben ebenfalls keinen Vertrag mit einer Krankenkasse. Im Gegensatz zu Behandlungen beim Wahlarzt hat der Patient kein Recht, sich die Kosten von seiner Krankenkasse rückerstatten zu lassen.

GMEINER: Aus Patientensicht kann man salopp gesprochen zwei Systeme in Österreich unterscheiden: erstens das Kassensystem, wenn die Krankenkasse meine Zahnbehandlung bezahlt, und zweitens die Privatleistungen, die ich beim Zahnarzt aus eigener Tasche bezahlen muss.

Könnten Sie bitte kurz erklären, was Kassenärzte, Wahlärzte und Privatärzte unterscheidet?

DDR. JAHL: Privatärzte gibt es nicht viele in Österreich. Ein Privatarzt hat mit der Kommunikation mit Krankenkassen überhaupt nichts zu tun.

Ein Kassenarzt hat bestimmte Positionen, die im Leistungskatalog der Krankenkassen stehen, und wenn er eine Leistung für diese Positionen erbringt, kann er diese direkt mit der Krankenkasse abrechnen.

Ein Wahlarzt ermöglicht dem Patienten, einen Kostenanteil von der Krankenkasse zu bekommen, wenn der Wahlarzt eine Leistung für bestimmte Positionen im Leistungskatalog der Kasse erbringt. Der Wahlarzt erhält sein Honorar direkt vom Patienten und der Patient ist berechtigt, bis zu 80 Prozent des Kassentarifs für diese Leistung von der Kasse zurück zu bekommen.

„Privatarzt, Wahlarzt und Kassenarzt"
Darüber sprechen die Zahnärzte im Video:
https://youtu.be/bvvjrjdvddg

GMEINER: Wie kann ich als Patient wissen, ob der Zahnarzt ein Kassenarzt, ein Wahlarzt oder Privatarzt ist?

DDR. JAHL: Für Ärzte gibt es eine Schilderordnung, quasi eine Richtlinie, was auf dem Ordinationsschild stehen muss, aber auch was nicht darauf geschrieben werden darf. Das ist ein Recht des Patienten, bereits auf dem Schild zu erkennen, welche Abrechnungsart dieser Arzt hat.

Bei einem Kassenarzt muss auf dem Schild stehen, mit welchen Krankenkassen er Verträge hat. Als Wahlarzt ist er Wahlarzt aller Kassen – hier gibt es nur Wahlarzt ja oder nein – das bedeutet, jeder kann zu einem Wahlarzt gehen, egal, welche Versicherung er hat, und bis zu 80 Prozent des Kassentarifes zurückbekommen. Ich war 10 Jahre lang als Kassenarzt tätig, kenne also das System und die Praxis sehr gut.

WIR HALTEN FEST ...

„Der Zahnarzt muss auf sein Praxisschild schreiben, ob und mit welchen Krankenkassen er Verträge hat, damit der Patient das auf den ersten Blick erkennen kann."

GMEINER: Sie sind Wahlärzte, richtig?

DR. ÖSTERREICHER: Ja, alle drei, die wir hier sitzen, sind Wahlärzte.

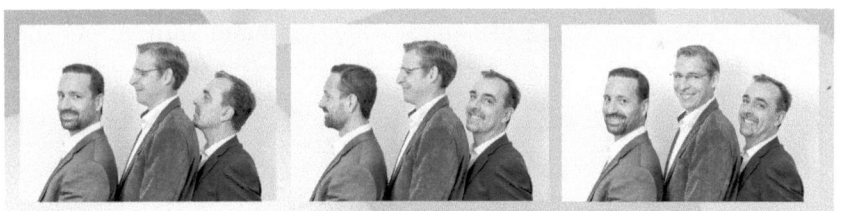

GMEINER: Was ist besser: Privat oder Kasse?

DR. ÖSTERREICHER: Wir müssen uns grundsätzlich dagegen verwehren, dass diese Systeme gegeneinander ausgespielt werden.
Die österreichischen Patienten sind in der glücklichen Situation, dass es in Österreich flächendeckend eine zahnärztliche Versorgung gibt. Die Kassenärzte geben die Möglichkeit, zu einem gewissen Tarif, un-

abhängig von der Höhe des Einkommens oder sonst etwas, die Patienten zu versorgen. Punkt.

Der Kassenarzt kann grundsätzlich das Gleiche anbieten wie der Wahlarzt, und das tut er auch. Ein Kassenarzt kann zusätzlich zur allgemeinen Zahnmedizin spezialisiert sein und eine Zusatzleistung anbieten, ein Wahlarzt kann allgemein arbeiten oder sehr spezialisiert sein.

WIR HALTEN FEST ...

„Der Kassenarzt kann grundsätzlich das Gleiche anbieten wie der Wahlarzt: sowohl allgemeine Zahnmedizin als auch eine Spezialisierung."

DR. ÖSTERREICHER: Allgemeine Zahnmedizin oder Spezialisierung sind Punkte, die der Patient für sich selber herausarbeitet, um dann zu entscheiden: Wann gehe ich zum Wahlarzt und wann zum Kassenarzt?

Das ist das Schöne an diesem System: Niemand wird verpflichtet, sondern kann selber aussuchen: Ist es mir das wert? Welchen Vorteil hat diese oder jene Behandlung oder bei wem?

WIR HALTEN FEST ...

„Niemand wird verpflichtet, jeder kann selber aussuchen: Gehe ich zum Kassenarzt oder zum Wahlarzt?"

DER STAAT IST KEIN GUTER ZAHNARZT

GMEINER: Wo sehen Sie Probleme im staatlich verankerten Krankenkassensystem?

136

DR. GUSERL: Ein Klassiker des derzeit hinkenden Systems ist die Wurzelbehandlung.

Eine Wurzelbehandlung gilt nach dem Kassensystem als erfüllt, wenn zwei Drittel vom Kanal abgefüllt sind. Das ist für uns aus fachlicher Sicht ein Behandlungsfehler. Es ist eine nicht vollständig durchgeführte Behandlung, wenn man nur zwei Drittel abfüllt. Für das Kassensystem ist das allerdings ausreichend, damit der Arzt den dafür vorgesehenen Betrag erstattet bekommt. Da merkt man schon, dass das Kassensystem hinter dem medizinischen Stand der Dinge hinterherhinkt. Das Kassensystem ist aus dem Jahre ...

DR. ÖSTERREICHER: ... 1956.

DR. GUSERL: Dort sind sie wissenschaftlich stehengeblieben und so wird immer noch abgerechnet. Da hat's was, oder?

WAS ZU DENKEN GIBT ...

„Der Leistungskatalog des Kassensystems ist veraltet.
Aus zahnmedizinischer Sicht entsprechen sie nicht dem heutigen
Stand der Wissenschaft. "

GMEINER: Der Staat ist also kein guter Zahnarzt?

DR. ÖSTERREICHER: Wir wissen, dass der Sozialstaat verdammt viel Geld kostet und dass wir im Gesamten gesehen auf relativ hohem Niveau jammern. Aber wenn sich tatsächlich einmal Leute damit auseinandersetzen, die wirklich Interesse daran haben etwas zu optimieren, dann könnten wir in diesem System insofern viel verändern, indem wir den Behandlern ermöglichen, dass sie sich die Zeit nehmen können, gewisse Behandlungen besser oder perfekter zu machen. Allein diese Veränderung würde dem System langfristig extrem viel Geld ersparen. Weil die Nachbehandlungen, die dann folgen, erspart bleiben.

WAS ZU DENKEN GIBT ...

„Das System könnte sich viel Geld ersparen, würde man dem Behandler die Zeit geben, die erste Behandlung optimal zu machen. Weil dann Folgekosten wegfallen."

DR. ÖSTERREICHER: Wir waren gerade beim Thema Wurzelbehandlungen. Was passiert, wenn der Zahn schlecht wurzelbehandelt wird? Irgendwann entwickelt er einen Herd, also eine chronische Entzündung an der Wurzelspitze. Eventuell bekommt er dann eine akute Entzündung. Der Patient kommt zu dem Zeitpunkt, an dem er schließlich Beschwerden hat, er wird operiert, er bekommt ein Antibiotikum. Dann wird er hier nachbehandelt und dort nachbehandelt.

Es gibt also lauter Nachbehandlungen. Im allerletzten Fall, wenn es gar nicht anders geht, bekommt er eine Wurzelspitzenresektion, das ist der wirklich letzte Rettungsversuch. Irgendwann landet man bei der Extraktion, dann entfernen wir den Zahn.

Wenn man allein diese eben genannten Punkte durchrechnet, sind das mehrere Zahnarztbesuche plus Behandlungen, die vom Kassensystem gezahlt werden, und die sind in Summe gesehen viel teurer als eine einzige gut gemachte Behandlung am Anfang. Wenn man im Vorfeld dafür gesorgt hätte, dass die Wurzelbehandlung, die am Anfang gemacht wird, echt perfekt gemacht wird, müsste die Krankenkasse in Summe viel weniger bezahlen.

DR. GUSERL: Vielleicht kann man noch einen Schritt vorher ansetzen, indem man in die Prophylaxe investiert.

Wenn man in die Prophylaxe investieren würde, natürlich nicht kurzfristig sondern langfristig, könnte sich der Staat sehr viel Geld ersparen – und natürlich auch der Patient.

WAS ZU DENKEN GIBT ...

„Das System könnte sich langfristig viel Geld ersparen, würde man in die Prophylaxe investieren."

DR. ÖSTERREICHER: Das macht man bereits in den nordischen Staaten.

GMEINER: Was machen die nordischen Staaten?

DR. ÖSTERREICHER: Die zahlen im Grundprinzip nicht die Behandlung, die beim Zahnarzt stattfindet, das können die Patienten mehr oder weniger selber zahlen. Deren System ist so aufgebaut, dass die Menschen vom Kindesalter an regelmäßig zum Zahnarzt gehen, zur Mundhygiene. Es wird automatisch sichergestellt, dass es die regelmäßigen Kontrollen gibt. Das zahlt der Staat, deswegen nennt sich das auch Prophylaxe.

Das Prinzip ist: Nachschauen, bevor sich ein Problem an den Zähnen entwickelt und versuchen, den Patienten durch die regelmäßigen Behandlungseinheiten zu motivieren. Sprich, sie agieren. Im Gegensatz dazu ist unser System ein reines Reagieren. Das ist ein Riesenunterschied.

Es gibt kleine Fortschritte in Österreich, das sei an dieser Stelle auch gesagt. Seit 1. Juli 2018 wird professionelle Mundhygiene für Kinder von der Krankenkasse bezahlt.

Ab 1. Juli 2018 erhalten Kinder und Jugendliche zwischen dem 10. bis 18. Lebensjahr Mundhygiene auf Kosten der sozialen Krankenversicherung

Die Sozialversicherung ist bestrebt, künftig verstärkt das Augenmerk auf den Zahnerhalt zu lenken. Mit geeigneten Präventionsmaßnahmen – insbesondere bei Kindern und Jugendlichen – soll sichergestellt werden, dass die eigenen Zähne so lange wie möglich erhalten bleiben. Diesem Ziel kommt die Sozialversicherung nun mit einer vertraglichen Vereinbarung mit der Österreichischen Zahnärztekammer näher: Demnach erhalten Kinder und Jugendliche vom vollendeten 10. bis zum vollendeten 18. Lebensjahr ab dem 1. Juli 2018 einmal im Jahr eine professionelle Mundhygiene auf Kosten der sozialen Krankenversicherung. Während der Phase einer kieferorthopädischen Behandlung mit festsitzenden Geräten kann die Leistung zweimal jährlich auf Kassenkosten erbracht werden. Da die Leistung bundesweit einheitlich geregelt ist, wird sichergestellt, dass diese Leistung von allen Krankenkassen – auch von den bundesweit tätigen Sonderversicherungsträgern – für Kinder und Jugendliche in gleicher Weise erbracht werden. Die bisher von einigen Krankenkassen in unterschiedlicher Höhe gewährten Zuschüsse zur Mundhygiene für Kinder und Jugendliche sind somit obsolet.

Aus Sicht der Zahnärzteschaft war der Ausbau der sozialen Kinderzahnmedizin bereits in der Vergangenheit vordringlich. [...]

Mit den laufenden Zahnputzprogrammen der Krankenkassen, die gemeinsam mit den Ländern und mehreren Landeszahnärztekammern gestaltet und vor allem in Kindergärten und Volksschulen durchgeführt werden, wurde bis jetzt schon ein wesentlicher Beitrag zur Verbesserung der Zahngesundheit von Kindern erbracht. Durch eine zusätzliche, darauf aufbauende professionelle Mundhygiene bei Vertragszahnärzten und -ärztinnen durch eigens geschulte Prophylaxeassistentinnen und -assistenten wird noch wesentlich stärker zu einer Verbesserung der Zahngesundheit bei Kindern und Jugendlichen im Allgemeinen und zu kariesfreien Zähnen im Besonderen beigetragen.

Quelle: ZIV-Newsletter 5730-36 vom 24.08.2018 (elektronische Publikation des Zahnärztlichen Interessenverbandes www.ziv.at)

DDR. JAHL: Das österreichische Kassensystem in der Zahnmedizin ist ein großes Thema.

Wann verdient ein Kassenarzt gut? Er hat zwei Möglichkeiten. Entweder er hat wahnsinnig viele Patienten und arbeitet extrem viel oder er hat extrem viele Leistungen, die er über die Kasse abrechnen kann. Wie kann er viele Leistungen abrechnen? Indem er pro einzelnem Patienten in möglichst kurzer Zeit das Maximum an Leistungen abrechnet. Wobei es da ja auch keine Überwachung etc. gibt. Das könnte, übertrieben und überspitzt formuliert, dann theoretisch so aussehen: Je schlechter die erste Füllung und je früher dann die erste Wurzelbehandlung notwendig ist und je schlampiger man diese Wurzelbehandlungen macht, wird es in späterer Folge noch zu Wurzelspitzenresektion, in späterer Folge zu Extraktion, in späterer Folge zu Teilprothese oder zu einer Privatleistung wie einer Brücke oder Implantat führen.

Das heißt, dieses System, das wir in Österreich haben, ist leider so, dass der Kassenumsatz nur über viel Leistung funktioniert und es eigentlich keine Gegenkontrolle gibt, sondern dass sogar absurderweise eine schlechte Wurzelbehandlung zu einem vermehrten Umsatz führt. Selbstverständlich wird das in Österreich seitens der vielen hervorragenden Zahnärzte natürlich nicht so praktiziert, aber theoretisch würde dem Missbrauch nichts im Wege stehen, außer die Ethik und Moral des einzelnen Arztes.

DR. ÖSTERREICHER: Das ist sehr, sehr überspitzt formuliert. Wir unterstellen keinem Arzt, dass er das so macht, aber dennoch ist zu sagen: Das System öffnet Tür und Tor für solche Dynamiken.

Wir können da gar nicht von Missbrauch sprechen, sondern das ist ein Systemfehler: Das Krankenkassensystem selbst öffnet diese Tür.

DR. GUSERL: Es provoziert nahezu.

DR. ÖSTERREICHER: Würde sich unser Gesundheitsministerium nur drei Stunden mit uns zusammensetzen, würden wir dem Staat Österreich Millionen pro Jahr ersparen.

DDR. JAHL: Millionen.

GUTE BERATUNG UND BEHANDLUNG KOSTEN – ZEIT

GMEINER: Wo sehen Sie die wichtigsten Vorteile eines Wahlarztes gegenüber dem Kassenarzt?

DR. GUSERL: Ich könnte einen Hauptvorteil nennen, aus dem sich wiederum mehrere Vorteile ergeben. Wie schon angesprochen: der Faktor Zeit.

WIR HALTEN FEST ...

„Der wichtigste Vorteil beim Wahlarzt ist der Faktor Zeit."

DR. GUSERL: Warum ist der Faktor Zeit so ein wichtiger Vorteil?
Faktor Zeit beginnt ganz einfach schon bei der Wartezeit. Ich persönlich aus Patientensicht hätte keine Lust, dass ich eine Stunde oder länger bei meinem Termin warten muss.

GMEINER: Oder eine Woche auf einen Termin.

DR. ÖSTERREICHER: Das dauert ohnehin zwei Monate bei uns. So hart das klingt.

DR. GUSERL: Wartezeit auf einen Termin bei Kassenärzten oder Wahlärzten – das hängt davon ab, welchen Zulauf der Kollege hat. Ich sage mal, ein großer Zulauf an Patienten ist nicht unbedingt ein schlechtes Zeichen.

DR. ÖSTERREICHER: Na, mehr als arbeiten kann der Zahnarzt nicht. Wartezeit ist ein wichtiger Punkt. Was bedeutet Wartezeit?

DR. GUSERL: Ich spreche von der Wartezeit in der Ordination, im Wartezimmer, die möchte man nicht zu lange haben. Aber dann geht es beim Faktor Zeit weiter: die Zeit bei der Beratung. Denn die Behandlung an sich ist für den Patienten immer sehr schwer bis gar nicht zu beurteilen. Aber er kann sich sehr wohl in der Beratungsphase, wenn genug Zeit da ist, genau informieren. Nur, wer kann ihn informieren? Der Zahnarzt selbst muss sich Zeit nehmen, um zu informieren: Was will der Patient?
Es ist dem Patienten oft noch nicht klar, was er will, das muss der Zahnarzt herausfinden. Denn der Patient weiß gar nicht um die Möglichkeiten. Das heißt, der Zahnarzt muss sich Zeit nehmen und herausfinden, was der Patient will, ihm sagen, was man machen kann, welche medizinischen Alternativen es gibt, die Alternativen im Hinblick auf Preise, Langlebigkeit, Funktion. Das alles gehört zuerst analysiert. Die nächste Frage lautet: Welche medizinischen Voraussetzungen gibt es konkret bei diesem Patienten? Sprich geht diese oder jene Alternative überhaupt? Dann ist abzuklären: Stimmt das mit den Wünschen des Patienten überein? All das braucht ein bisschen Zeit.
Und dann folgt noch die Behandlung an sich, wo man sich wiederum Zeit nimmt. Das beginnt bereits, wenn man die Anästhesie gibt: Man muss sie lang genug wirken lassen bis man anfangen kann, damit wirklich Schmerzfreiheit garantiert ist. Da sind wir bei meinem Spezialthema Angstpatienten. Was kann ich von meiner Ausstrahlung, von meiner Ruhe her tun, um meine Patienten zu beruhigen? Ein Zahnarzt, der zwischen drei Stühlen hin und her hüpft, wird eher

hektischer und nervöser wirken als einer, der sich hinsetzt und auf den Patienten eingehen kann.

Man sieht also, der Faktor Zeit hat sehr viele Vorteile auf verschiedenen Ebenen. Die Qualität würde ich hier gar nicht in Frage stellen. Da gibt es zahlreiche andere Vorteile, wenn man sich Zeit nimmt.

WARUM HAT MEIN ZAHNARZT KEINE ZEIT FÜR MICH?

GMEINER: Warum hat der Zahnarzt keine Zeit für mich? Hat das nur den Grund, dass ein Kassenarzt viele Patienten durchschleusen muss, weil er pro behandeltem Fall kaum etwas verdient?

DR. ÖSTERREICHER: Ein Krankenkassenvertragszahnarzt hat die Pflicht, für Kassenleistungen jeweils einen genau festgelegten Tarif abzurechnen. Der Tarif ist dem Zahnarzt von der Krankenkasse vorgegeben.

Nehmen wir als Beispiel die Position Beratung. Beratung kann sehr weit ausholen, in welcher Form auch immer beraten wird. Da bekommt der Zahnarzt einen Fixsatz in der Größenordnung von 13,20 Euro (Stand Januar 2019). Das muss man sich mal auf der Zunge zergehen lassen.

Angenommen, der Zahnarzt hat einen ausgedehnten Fall, er muss wirklich viel mit dem Patienten besprechen, im Wartezimmer sitzen noch zehn andere Patienten, drei kommen noch als Schmerzpatienten dazu, und du sollst um 13,20 Euro bei laufendem Betrieb dem einen Patienten eine halbe Stunde lang erklären, welche Probleme er hat und welche Alternativen der Behandlung es gibt. Das kann nicht funktionieren, das wäre eine wirtschaftliche Bankrotterklärung.

DDR. JAHL: Wobei noch dazu kommt, dass er den Betrag nicht für jede Beratung abrechnen kann, sondern nur einmal im Quartal.

Jetzt besteht aber umgekehrt eine gesetzliche Notwendigkeit, nämlich ein Recht des Patienten auf eine umfassende Aufklärung, auf eine Schilderung der Situation, auf die Hinweise auf die verschiedenen Möglichkeiten einer Behandlung und das immer wieder Eingehen auf Vorteile und Nachteile. Das ist auch juristisch notwendig. Man kann sich gut vorstellen, dass das um 13,20 Euro einfach nicht machbar ist. Der Patient hat ein Recht auf Information und umfassende Beratung, was aber derzeit im Kassensystem aufgrund von Zeitmangel nicht durchführbar ist.

DR. ÖSTERREICHER: Es ist ganz wichtig, dass man das nicht als Vorwurf an die Kassenzahnärzte versteht, sondern dass das System hinkt.

WAS ZU DENKEN GIBT ...

„Das System hinkt. Kassenleistungen und Tarife sind dem Kassenzahnarzt vorgegeben. Er muss viel und schnell arbeiten und hat daher kaum Zeit für Beratung."

GMEINER: Welche Kassenleistung bekommt der Zahnarzt, wenn er eine Extraktion macht?

DDR. JAHL: Was erwartet sich der Patient, wenn er erfährt, dass er einen Zahn gezogen bekommen muss? Patienten sagen auch gern, der Zahn muss gerissen werden. Zahnärzte sagen in der Fachsprache, dass ein Zahn extrahiert werden muss.

Zuerst muss der Zahnarzt dem Patienten schonend vermitteln, dass ein Zahn gezogen werden muss. Man kann nicht einfach sagen: „So, wir müssen einen Zahn rausnehmen." Nein. Das muss man dem Patienten schonend erklären.

Anschließend muss man eine Spritze nehmen, um eine lokale Betäubung zu machen. Es kann sein, dass man das noch einmal betäuben muss. Man muss sich Zeit nehmen, man muss in so einer Situation natürlich freundlich und nett sein.

Hier gibt es auch eine Kassenposition, die beläuft sich auf stolze 19,10 Euro (Stand Januar 2019), und zwar inklusive der lokalen Betäubung. Die Entfernung eines Körperteils wird also mit nicht einmal 20 Euro honoriert – da stimmt ja was nicht. Das ist ein menschenverachtender Tarif! Es ist dem Behandler gegenüber ein Zeichen fehlender Wertschätzung und dem Patienten gegenüber ein Zeichen, dass dem System die Menschen, die Versicherungsnehmer, in diesem Fall wohl egal sein müssen.

SCHÖNE ZÄHNE – EINE KLASSEN- UND KASSENFRAGE?

GMEINER: Sind schöne Zähne eine Klassenfrage?

DDR. JAHL: Schöne Zähne sind in der neuen Generation in unserer Gesellschaft mittlerweile keine Klassenfrage mehr. Weil die Kinder einfach quer durch die Bank sehr gesund sind. Das heißt, die Karies ist stark zurückgegangen.

Das hat mit Ernährung zu tun, mit der Sorge der Eltern, mit einer deutlich verbesserten Mundhygiene in den letzten 30 Jahren. Der Zustand der Zähne hat sich bei den Kindern im Kindergarten- und Volksschulalter massiv verbessert.

Auch das Bewusstsein ist bis zu den Kindern vorgedrungen. Das heißt, das Zähneputzen ist nicht mehr das große fürchterliche Abenteuer, sondern das machen die Kinder oft freiwillig.

„Schöne Zähne sind heute keine Klassenfrage mehr. Das
Gesundheitsbewusstsein ist gestiegen, man achtet auf Ernährung,
Mundhygiene und das tägliche Zähneputzen. "

DDR. JAHL: Viele Kinder haben sehr schöne Zähne. Wir haben mittlerweile die glückliche Situation, dass bei Fehlstellungen und Schief-
stellungen der Zähne und des Kiefers ab einer Fehlstellung Klasse 4
und 5 auch der Staat helfend eingreift und mit der Gratis Zahnspange auch sozial schwachen Schichten schöne Zähne ermöglicht.

GMEINER: Was mir bei Fernsehsendungen oder Internetvideos aus
England auffällt ist, dass Engländer scheinbar schlechtere Zähne
haben. Warum ist das so?

DDR. JAHL: In England sind die medizinischen Leistungen schlechter
und die Dichte an ärztlicher und zahnärztlicher Versorgung ist in
England ein riesengroßes Problem.
Großbritannien hat Probleme im Bereich der niedergelassenen Ärzte
und Zahnärzte. Pro Kopf auf den EU-Standard hochgerechnet gibt es
auch zu wenige Spitäler für die Anzahl der Bevölkerung und die
Spitäler können ihrem Versorgungsauftrag einfach nicht mehr ge-
recht werden, weil sie zu wenig Personal haben.

DR. GUSERL: Dazu ist anzumerken, dass die Engländer von der Genetik
her eine ganz eigene Zahnstellung haben. Die Fehlstellungen sind
stärker als bei uns.

DDR. JAHL: Ja, skelettale Klassenprobleme, sprich Diskrepanz zwischen
der Stellung des Ober- und des Unterkiefers liegen in England
sicherlich deutlich höher als in Mitteleuropa.

DIE KRUX MIT DEN HEILKOSTENPLÄNEN

GMEINER: Was ist ein Heilkostenplan?

DR. ÖSTERREICHER: Ein Heilkostenplan ist ein Kostenvoranschlag für die zahnärztliche Behandlung. Beim Installateur und anderen Handwerkern heißt es Kostenvoranschlag, beim Zahnarzt wird das Heilkostenplan genannt.

WIR HALTEN FEST ...

„Ein Heilkostenplan ist ein
Kostenvoranschlag für die zahnärztliche Behandlung."

GMEINER: Warum kosten die gleichen Leistungen bei den unterschiedlichen Zahnärzten unterschiedlich viel?

DR. GUSERL: Immer wieder kommen Patienten mit einem Heilkostenplan von einem anderen Zahnarzt, weil sie zum Beispiel verschiedene Heilkostenpläne vergleichen wollen. Das mit den fremden Heilkostenplänen ist wirklich eine Krux. Da nehme ich mich selbst auch nicht aus.

Heilkostenpläne von Kollegen sind selbst für Fachärzte oft schwer zu lesen. Darin stehen irgendwelche Bezeichnungen und dabei steht dann eine Zahl in Euro. Aus einer Bezeichnung ist oft nicht klar ersichtlich, welche Materialien und Leistungen diese Bezeichnung tatsächlich beinhaltet. Es ist häufig nicht im Detail beschrieben, welche Materialien verwendet werden. Jeder Facharzt kalkuliert seine Leistung anders und entsprechend unterschiedlich wird sie honoriert. Deswegen ist es meist schwer, Heilkostenpläne zu beurteilen und zu vergleichen.

„Jeder Facharzt kalkuliert anders.
Daher ist es schwer, Heilkostenpläne zu vergleichen."

DR. GUSERL: Der Patient sieht meist nur die Gesamtsumme und nicht die Leistungen, die darin enthalten sind. Die einzelnen Leistungen, die darin genannt sind, kann der Patient kaum einschätzen und auch für uns Fachärzte ist es schwer zu beurteilen, was da im Detail in diesem Heilkostenplan enthalten ist.

Gleiche Leistungen kosten oft unterschiedlich viel, weil es tatsächlich unterschiedliche Leistungen sind. Sie tragen zwar dieselbe Bezeichnung auf dem Heilkostenplan, beinhalten aber im Detail unterschiedliche Dinge.

„Gleiche Leistungen kosten oft unterschiedlich viel, weil es tatsächlich
unterschiedliche Leistungen sind – auch wenn sie dieselbe
Bezeichnung in den verschiedenen Heilkostenplänen tragen."

DR. ÖSTERREICHER: Die Preisgestaltung haben wir bereits im Zusammenhang mit den autonomen Honorarrichtlinien angesprochen. So wie in der freien Wirtschaft generell steht es jedem Zahnarzt frei, seine eigene Preisgestaltung zu machen. Wenn er von sich glaubt, dass er eine Leistung besonders gut macht, dann darf er seine Preisgestaltung dementsprechend machen. Ob er damit Erfolg hat oder nicht, das zeigt ihm dann seine wirtschaftliche Bilanz.

Grundsätzlich gibt es noch einen Punkt, warum gleiche Leistungen – also wirklich sehr ähnliche – unterschiedlich viel kosten. Hier darf man die Regionalität in Österreich nicht vergessen. Es ist ein riesengroßer Unterschied, ob jemand in Wien eine Ordination führt, wo er entsprechend andere Mieten hat und das Einkommensniveau ganz anders ist als in der Peripherie, beispielsweise im Waldviertel. Das heißt, der Wiener Zahnarzt wird in seiner Preisgestaltung von Haus aus deutlich höher sein als ein Zahnarzt in der Peripherie, weil er in seiner Einnahmen-Ausgaben-Rechnung einfach ganz anders arbeiten muss. Daraus ergibt sich oft der Unterschied in den Preisen, obwohl es an sich die gleiche Leistung ist.

WAS ZU DENKEN GIBT ...

„Bei der Preisgestaltung kommt es auch darauf an, in welcher Region der Zahnarzt tätig ist. Er muss wirtschaftlich arbeiten und auch seine Fixkosten abdecken."

MEINE ZÄHNE – MEINE ENTSCHEIDUNG

GMEINER: Ist es aus Ihrer Sicht legitim, dass sich der Patient umhört? Oder ist es für Sie ein rotes Tuch, wenn einer kommt und sagt, er war schon bei einem anderen Zahnarzt?

DR. ÖSTERREICHER: Das sagen Patienten ja in der Regel nicht.
Wenn jemand preisorientiert ist, dann ist das die Entscheidung des Patienten. Darüber haben wir nicht böse zu sein. Jedem Menschen steht frei, warum er zu wem kommt und eine Leistung in Anspruch nimmt. So wie jedem frei steht, eine Wurstsemmel im Supermarkt zu kaufen oder beim Bio-Fleischer.

WIR HALTEN FEST ...

„Jedem Menschen steht es frei zu entscheiden, zu welchem Zahnarzt er geht und welche Leistung er in Anspruch nimmt."

DR. ÖSTERREICHER: Die meisten Patienten kommen aufgrund einer Empfehlung. Und sie kommen, weil sie sagen, sie haben Vertrauen. Dem Zahnarzt muss es wirtschaftlich gelingen, die Patienten für sich zu gewinnen. Es ist etwas, das du dir als Zahnarzt erarbeitet hast, sprich Patienten, die dich für deine Qualität wertschätzen und nicht nur nach dem Preis gehen. Wir können niemandem böse sein, wenn er sich Geld ersparen will. Wenn er glaubt, dass er gleich gut behandelt wird, ist er ja schlau, wenn er es woanders günstiger machen lässt.

WIR HALTEN FEST ...

„Die meisten Menschen kommen,
weil sie Vertrauen zu mir als Zahnarzt haben."

GMEINER: Angenommen ich brauche eine Zahnversorgung und ich kann mir das im Augenblick finanziell nicht leisten, ich habe nicht so viel Geld, weil ich einen Kredit abzahlen muss oder was auch immer. Gäbe es von Seiten des Zahnarztes die Möglichkeit, eine kostengünstigere Variante zu machen? Mit anderen Materialien oder so?

DR. ÖSTERREICHER: Grundsätzlich ist unsere Intention, den Patienten von vornherein alle Möglichkeiten aufzuzählen, vom Günstigsten bis zum Teuersten, vom Einfachsten bis zum Hochwertigsten. Dann kann der Patient selber entscheiden.

WIR HALTEN FEST ...

„Wir zählen am Anfang alle Möglichkeiten auf, vom Günstigsten bis
zum Teuersten, vom Einfachsten bis zum Hochwertigsten. Dann
entscheidet der Patient selber."

DR. GUSERL: Wenn ein Patient sagt: „Eine Krone kostet soundso viel, ich möchte das bitte billiger" – das geht nicht. Die Preise sind ja keine Fantasiepreise, sondern basieren auf dem Aufwand für diese zahnärztliche Versorgung. Und wir müssen uns an den autonomen Honorarrichtlinien orientieren, wir können nicht an Leistung sparen. Unterschiede bei den Heilkostenplänen kommen manchmal zustande, weil bei der Leistung versucht wird, am Faktor Zeit zu sparen. Es ist in Heilkostenplänen nicht ersichtlich, wie viel Zeit darin kalkuliert ist, das kann man auch nicht standardmäßig festlegen. Gleiche Leistung einfach billiger, sprich etwas schlechter zu machen, auf etwas zu verzichten – das ist unseriös. Das geht einfach nicht.

DR. ÖSTERREICHER: Richtig. Zusätzlich gilt es zu bedenken, dass wir unsere Patienten nicht gegeneinander ausspielen können, indem der eine etwas mehr und der andere etwas weniger zahlt. Wenn du eine Fixpreisgestaltung hast, die wirtschaftlich kalkuliert ist, damit du leben kannst, dann ist es nur fair, dass der Patient das auf Papier bekommt und klar ist, was es kostet.

GMEINER: Ich weiß aus meinem Bekanntenkreis, dass es auch in einer Stadt – da greift das Argument der regionalen Unterschiede nicht – eklatante Preisunterschiede für die mehr oder weniger gleiche Leistung von Zahnärzten gibt. Davor fürchten sich die Leute und es verunsichert sie. Da ist es logisch, dass man bei zwei oder mehr Zahnärzten nach den Preisen fragt.

DR. ÖSTERREICHER: Um es ganz krass zu formulieren: Das sind die Patienten, die schlussendlich ohnehin im Ausland landen. Denn wenn es ums Geld geht, braucht man nicht mehr zu überlegen, ob die Krone bei dem einen Zahnarzt um 100 Euro weniger kostet als beim anderen, sondern da geht es darum, ob es auch um 200 oder

400 Euro weniger geht. Das steht jedem Patienten zu, sich für eine Behandlung im Ausland zu entscheiden.

DR. GUSERL: Wir haben sehr oft Patienten, die zu uns kommen und eine Zweitmeinung anfordern. Da ist eigentlich nie das Geld das Thema. Da wird nie gefeilscht, es geht nicht darum, dass er es gern billiger hätte, sondern da hat es irgendeinen Vertrauensbruch gegeben, irgendetwas, was dem Patienten nicht gepasst hat.

WIR HALTEN FEST ...

„Wir haben oft Patienten, die bei uns eine Zweitmeinung anfordern. Der Grund ist aber nie das Geld, sondern ein Vertrauensbruch beim vorigen Zahnarzt."

DR. GUSERL: Das beginnt nicht erst bei der Behandlung, sondern das fängt schon bei der Kontaktaufnahme an – wenn man anruft, wenn man an der Rezeption unfreundlich empfangen wird, mit den Angestellten hat ihm etwas nicht gefallen, der Arzt war kurz angebunden, das Ambiente hat ihm nicht zugesagt ... Irgendwo war etwas, was den Patienten stört, was kein Vertrauen aufkommen lässt, wo der Patient das Gefühl hat, dass da etwas nicht passt.
Es geht meist nicht um den Preis, sondern der Bruch findet oft auf der emotionalen Ebene statt. Dann kommt der Kunde zu uns und fragt nach, ob wir das auch so sehen oder ob wir etwas anderes vorschlagen können. Das heißt, er möchte mehr an Information.

GMEINER: Geht es häufig um eine zweite Meinung? Sprich, dass der vorige Zahnarzt gesagt hat, dass ein Zahn entfernt werden muss und der Patient wissen möchte, was Sie dazu sagen?

DR. GUSERL: Selbstverständlich. Er kommt ja und fragt nach meiner Meinung.

DR ÖSTERREICHER: Ich beurteile nicht die Meinung des Kollegen, sondern ich äußere meine. Ganz einfach.
Wenn ich es ebenso sehe und sage, der Zahn gehört raus, dann gehört er raus. Wenn ich eine Chance sehe, den Zahn zu erhalten, dann sage ich das auch.

WIR HALTEN FEST ...

„Natürlich holen Patienten eine Zweitmeinung ein. Ich beurteile nicht die Meinung des Kollegen, sondern ich äußere meine. Ganz einfach."

DR. GUSERL: Mein Aufruf an unsere Kollegenschaft wäre, dass man da vielleicht ein bisschen mehr zusammenarbeitet. Man könnte Rücksprache halten mit dem Kollegen.
Ich finde, es ist immer gut, wenn Ärzte auch im Team arbeiten, selbst wenn sie nicht in derselben Ordination sind. Es ist kein großer Aufwand anzurufen und zu fragen: „Wie siehst du das?" Es gibt immer wieder die Situation, dass es nicht DIE richtige Meinung zu diesem Fall gibt, sondern mehrere passende, auch aus medizinischer Sicht. Deswegen ist es ganz gut, wenn man mit den Kollegen Rücksprache hält.

VORBEREITUNG AUF DEN ZAHNARZTBESUCH

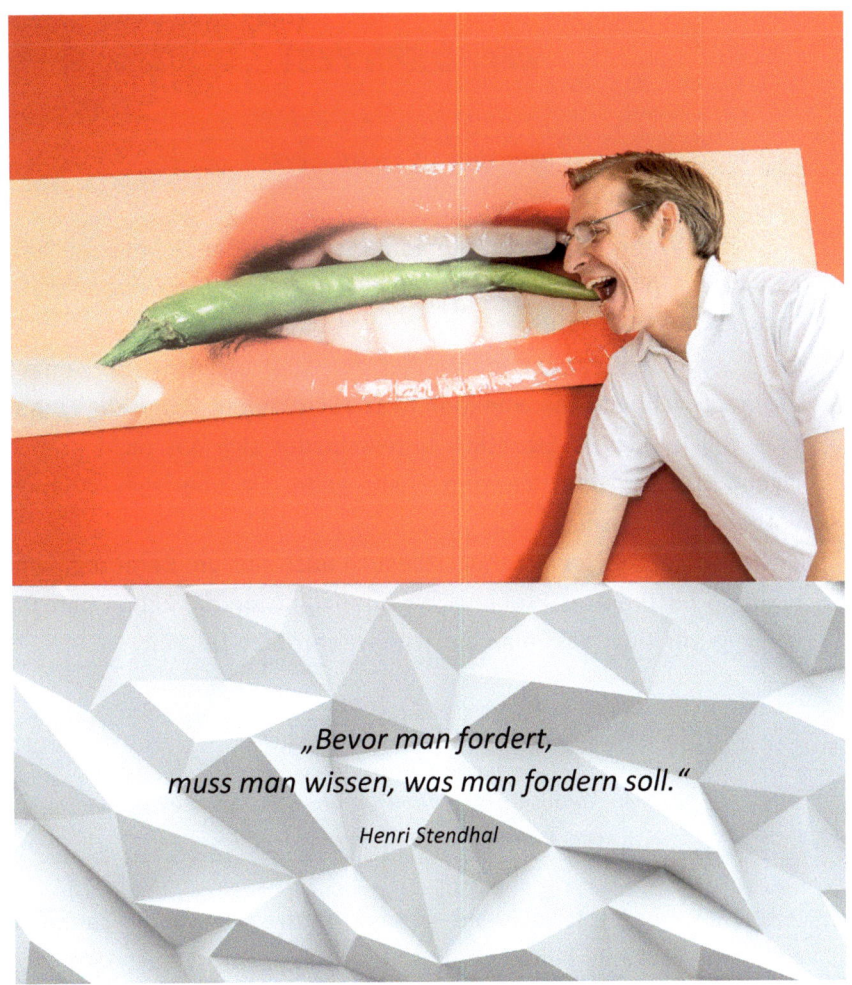

„Bevor man fordert,
muss man wissen, was man fordern soll."

Henri Stendhal

WAS WILL ICH VOM ZAHNARZT?

GMEINER: Wie kann ich mich als Patient auf den Zahnarztbesuch vorbereiten?

DR. GUSERL: Jeder tut gut daran, sich im Vorfeld zu überlegen: Was will ich überhaupt?

WIR HALTEN FEST ...

„Überlegen Sie sich vor dem Zahnarztbesuch:
Was will ich überhaupt?"

DR. GUSERL: Wenn ein klares Thema da ist, weil man Schmerzen hat, lautet die Antwort natürlich: „Ich will keine Schmerzen mehr haben."

Oft kommt der Patient jedoch nur zur Kontrolle bzw. mit einem Wunsch nach Ästhetik, Funktion, was auch immer. Daher die Frage: Was will ich denn? Eigentlich unterscheidet sich das nicht grundlegend davon, wenn ich zum Frisör gehe. Da überlege ich auch vorher, was ich will.

Vielleicht geht es beim Zahnarztbesuch auch nur um Beratung, weil man ein bestimmtes Problem mit oder rund um die Zähne hat. Da ist ein guter Tipp, dass man das vorher schriftlich festhält.

WIR HALTEN FEST ...

„Klären Sie im Vorfeld für sich ab, was Sie möchten,
und halten Sie das schriftlich fest."

DR. GUSERL: Denn oft ist eine gewisse Aufregung beim Zahnarzt gegeben. Es kann hilfreich sein, wenn man eine kleine Liste geschrieben hat, die man dann mit dem Zahnarzt abarbeiten kann, um diese Punkte gemeinsam zu besprechen. Das ist schon mal ein guter Tipp: Klären Sie im Vorfeld für sich ab, was Sie möchten, und halten Sie das schriftlich fest.

Auch wenn es um ganz grundlegende Dinge geht wie beispielsweise: Mir ist Zahngesundheit, Zahnerhaltung wichtig. Dann kann Ihnen der Zahnarzt einige Infos geben, wohin die Reise gehen soll. Genau das ist ein wichtiger Punkt: Es soll nicht nur ein punktuelles Abhaken von einem Termin sein, sondern ein gemeinsamer Weg, den man mit seinem Behandler in Bezug auf die eigene Zahngesundheit beschreitet. Wenn sich mal Vertrauen aufbaut, wenn man zufrieden ist, dann ist das ja eine lebenslange Begleitung, die man vom Zahnarzt seines Vertrauens hat. Wie mit seinem Frisör, den wechselt man ja auch nur ungern.

WIR HALTEN FEST ...

„Der Zahnarztbesuch sollte nicht bloß ein punktueller Pflichttermin sein, sondern ein Weg, den man mit dem Behandler in Bezug auf die eigene Zahngesundheit geht."

DR. GUSERL: Gerade wenn man angstbehaftet ist – und das kommt sehr verbreitet vor, wir wissen, dass zumindest 10 Prozent der Bevölkerung eine Dentalphobie haben, sprich an Zahnarztangst leiden –, dann beginnt dieser Stress, diese Angst ja nicht erst beim Zahnarzt, sondern im Vorfeld. Eigentlich sollte man einen Termin vereinbaren, man meidet das und findet tausend Gründe und Entschuldigungen dafür.

An dieser Stelle sind wir wieder bei den Mythen rund um den Zahnarztbesuch. Man denkt beispielsweise, dass eine Wurzelbehandlung wehtun muss, dass man bei einer Weisheitszahnentfernung eine geschwollene Backe haben muss ... Aber das muss nicht sein, wie wir wissen.

Diese Negativpresse und Negativmythen halten sich natürlich und sind am Wirtshaustisch spektakulärer zu erzählen als die übliche Realität, die da lautet: Es ist alles gut gegangen. Das ist schnell erzählt und relativ unspektakulär. Aber die Katastrophisierung, wie es im Fachjargon heißt, sprich die Vorstellung, dass es schlimm werden wird, die beginnt ja zu Hause. Das beginnt schon bei der Terminvereinbarung.

Das heißt, der Fokus von Angstpatienten geht in die Richtung: „Oje, das wird sicher wehtun, das wird sicher schief gehen, da wird das und das passieren." Katastrophisierung: Alles wird schlecht, alles wird schlimm.

Da wäre ein guter Hinweis, dass man sagt: Was will ich? Ich will zu einem gesunden Lächeln, zu einem schönen Lächeln, ich will, dass alles ästhetisch ausschaut. Das heißt, der Fokus zum Positiven ist im Vorfeld ein wesentlicher Punkt. Das gilt nicht nur für Angstpatienten, sondern für alle Patienten.

WIR HALTEN FEST ...

„Der Fokus zum Positiven ist ein wichtiger Punkt. Denken Sie nicht an Negatives, sondern an das, was Sie erreichen wollen: ‚Ich will ein gesundes, schönes Lächeln.'"

GMEINER: Der Gedanke sollte also nicht sein: „Ich will möglichst schnell beim Zahnarzt wieder raus." Das scheint für viele das Wichtigste zu sein beim Zahnarztbesuch.

DR. GUSERL: Positive Zielsetzungen beim Zahnarzt sind hilfreich, ebenso wie das schriftliche Festhalten der Fragen an den Zahnarzt.

DDR. JAHL: Ich habe keine besonders guten Erfahrungen, aber auch keine wirklich negativen Erfahrungen mit Patienten, die einen Zettel mit einer umfangreichen Frageliste auspacken. Das mag aber damit zusammenhängen, dass ich ausschließlich Zahnimplantate mache und das mit der Frageliste bei mir eher sehr selten vorkommt, also nicht repräsentativ ist.

DR. GUSERL: Wieso? Ist doch ganz normal. Mir ist lieber, ich weiß im Vorfeld, was der Patient will und wir arbeiten seine Frageliste ab, als im Nachhinein zwei Anrufe, drei E-Mails ...

WAS SOLL ICH MEINEN ZAHNARZT FRAGEN?

GMEINER: Was soll ich meinen Zahnarzt fragen?

DR. ÖSTERREICHER: Das ist eine schwierige Frage. Wir spielen das Spiel eigentlich umgekehrt.

GMEINER: Dann frage ich anders: Was ist das Wichtigste, das Sie vom Patienten wissen müssen?

DR. ÖSTERREICHER: Die erste Frage ist: „Was führt Sie zu mir?" Die zweite Frage ist: „Was stellen Sie sich vor, was wünschen Sie sich?" Der Patient muss eine Idee haben, er kommt ja nicht, weil ihm langweilig ist. Er muss einen Beweggrund für seinen Zahnarztbesuch haben. Das heißt, diese Fragen sind eine Maßnahme, um dem Patienten das Gefühl zu geben, er kann steuern. Er will von sich aus sagen, was sein Anliegen ist und so kommt man ihm langsam immer näher.
Dasselbe gilt, wenn es darum geht, welche Versorgung er nachher bekommen sollte. Da hat es keinen Sinn, ihm die halbe Zahnmedizin zu erklären, wie wir das jetzt im Interview für dieses Buch machen,

sondern man beantwortet die Fragen, die er konkret hat. Man kann sich sehr viel Zeit ersparen, wenn der Patient von Anfang an sagt: „Eigentlich ist mir das alles egal, ich will nur, dass Sie mir den Schmerz jetzt nehmen."

Das ist unser erstes Ziel: Wir wollen wissen, warum der Patient kommt und was er sich wünscht.

WIR HALTEN FEST ...

„Der Zahnarzt möchte vom Patienten wissen, warum er kommt und was er sich in Bezug auf seine Zähne wünscht."

DR. ÖSTERREICHER: Wenn der Wunsch des Patienten ist, sein Gebiss von A bis Z auf eine bestimmte Art und genau nach seinen Vorstellungen zu haben, dann werden wir ihn aufklären. Aber der Patient entscheidet. Deswegen lenken wir ihn in die Richtung, dass er sagen soll, was er sich vorstellt.

Dasselbe gilt im Zuge der Behandlung. Wir fragen den Patienten: „Wollen Sie wissen, was ich mache?" Der eine Patient sagt: „Um Gottes Willen, sagen Sie mir ja nichts, machen Sie einfach, ich vertraue Ihnen." Der andere sagt: „Ja, das beruhigt mich, sagen Sie mir, was Sie machen."

Jeder Mensch ist ein eigenes Individuum und jeder entscheidet für sich selber, was er gern hat oder nicht. Das gibt enorm viel Vertrauen, wenn man dem Patienten diese Entscheidungsfreiheit gibt anstatt sie ihm abzusprechen.

GMEINER: Es gibt also kein Patentrezept, das für alle gleich ist. Was der eine Patient mag, kann der andere Patient hassen. Ein guter Arzt braucht demnach auch ein gewisses Gespür für die Menschen.

DR. GUSERL: Ein ganz einfacher Tipp für meine Kollegen ist, den Patienten auch zu fragen, was er nicht will. Das getraut sich der Patient oft gar nicht zu sagen oder er kommt selber gar nicht auf die Idee zu kommunizieren, was er nicht will.

WIR HALTEN FEST ...

„Sie können Ihrem Zahnarzt auch sagen, was Sie nicht wollen und was Sie auf keinen Fall wollen."

DR. GUSERL: Das kann zum Beispiel sein, dass der Patient nicht nach hinten gelagert werden will, weil ihm dann schwindlig wird oder er sich so unterworfen fühlt, dass er das nicht aushält. Natürlich brauchen wir eine gewisse Ergonomie, damit wir im Mund dorthin gelangen, wo wir arbeiten müssen, aber manchmal geht es, dass der Patient aufrecht sitzen bleiben kann oder nur in eine 45-Grad-Neigung gebracht wird.

Ein anderes Beispiel: Manche fürchten sich mehr vor der Spritze als vor den Schmerzen. Dann gibt man eben keine Spritze.

Das heißt, man kann Wünsche auch so kommunizieren, indem man sagt, was man nicht will.

WIE OFT IST OFT GENUG - 1X ODER 4X PRO JAHR ZUM ZAHNARZT?

GMEINER: Wie oft soll man zum Zahnarzt? 1x oder 4x pro Jahr?

DR. ÖSTERREICHER: Der Klassiker – und das ist immer noch das Prinzip, das am besten währt – ist zwei Mal im Jahr. Ideal ist halbjährlich eine Routinekontrolle, am besten in Kombination mit einer Mundhygiene, einer Tiefenreinigung.

„2x pro Jahr zum Zahnarzt ist ideal – am besten die Routinekontrolle mit Mundhygiene kombinieren."

DR. ÖSTERREICHER: Während der Mundhygiene kommt es durchaus vor, dass der Assistentin etwas auffällt, was dem Zahnarzt nicht aufgefallen ist. Dann sollte der Zahnarzt dort noch einmal genauer hinschauen, selbst wenn es zum Beispiel am Röntgenbild noch gar nicht sichtbar ist. Solche Dinge kann man nur bemerken, wenn der Patient regelmäßig zum Zahnarzt kommt. Das heißt, die Fehlerquote, irgendetwas zu übersehen, wo schon etwas Kleines beginnt und dann auf lange Sicht größer wird, kann man auf diese Weise ausschalten. Natürlich haben wir auch Patienten, die dermaßen gut pflegen, dass wir sagen: Ja, für den Kontrollbesuch genügt ein Intervall von einem Jahr.

GMEINER: Kommen die Patienten auch wirklich?

DR. ÖSTERREICHER: Das ist das Interessante. Patienten, die der Mundhygiene eine hohe Wertstellung einräumen, kommen regelmäßig.

GMEINER: Wie viele Patienten kommen tatsächlich zwei Mal pro Jahr zur Kontrolle?

DR. ÖSTERREICHER: Das ist ganz schwierig zu sagen. Diejenigen, die Wert auf Zahngesundheit legen, die kommen sowieso. Es gibt aber auch Patienten, die froh sind, wenn sie nicht zum Zahnarzt gehen müssen. Solche Patienten kommen oft vier oder fünf Jahre nicht, sondern erst dann, wenn sie wirklich ein Problem haben. Erst dort findet man dann heraus, dass er nicht nur das Problem hat, weswegen er eigentlich gekommen ist, sondern noch weitere.

DR. GUSERL: Das passiert, wenn der Patient denkt, es gibt erst dann ein Problem, wenn er Schmerzen hat. Klar, wenn Schmerzen auftreten hat man definitiv ein Problem. Tatsächlich ist es aber so, dass der Patient in dem Fall meist schon mehrere Probleme hat.

Man hätte Kleinigkeiten zu einem früheren Zeitpunkt bereits vorbehandeln können, vielleicht mit Fluoridierungsmaßnahmen oder anderen Methoden, um das Problem klein zu halten, es zu beobachten und alle halben Jahre zu kontrollieren. Durch Vorbehandlung bleibt das kleine Problem vielleicht sogar klein oder man benötigt lediglich eine kleine Füllung oder einen kleinen Eingriff.

Durch das Hinauszögern des Zahnarztbesuches wird leider oft ein größerer Eingriff notwendig – das wiederum vermutet der Patient schon, er vermeidet dann erneut den Zahnarztbesuch, weil er weiß: „Oje, da kommt was auf mich zu." Er findet wieder Ausreden und so potenziert sich das und der Aufwand wird immer größer.

„Mir tut nix weh, also alles okay?"
Darüber sprechen die Zahnärzte im Video:
https://youtu.be/Ced2IIkSEIA

ICH HABE ANGST - WAS TUN?

GMEINER: Was machen Sie bei einem Angstpatienten als erstes?

DR. GUSERL: Prinzipiell unterscheide ich nicht zwischen Angstpatienten und anderen Patienten. Ich habe ein standardisiertes Vorgehen bei meinen Kunden, das auf Vertrauen aufbaut. Das ist bei jedem in der Anfangsphase gleich. Ich frage jeden, was er möchte, was er nicht möchte. Daraus ergeben sich dann die Information, die Beratung und die Behandlung.

Aber es startet immer gleich, ich unterscheide nicht. Wozu auch? Jeder Patient hat das Recht, dass er sich möglichst wohl fühlt. Da sind wir wieder beim Zeitfaktor. Ich muss mir für jeden gleich viel Zeit einplanen.

WIR HALTEN FEST ...

„Ich unterscheide nicht zwischen Angstpatienten und anderen Patienten. Ich plane für jeden gleich viel Zeit ein – und ich baue immer Vertrauen auf."

DR. ÖSTERREICHER: Zu dem Thema muss man ergänzen, dass gerade Angstpatienten eine enorme Scham haben und sich genieren, wenn sie zum Zahnarzt gehen. Da ist ihm schon geholfen, wenn man ihm sagt: „Passen Sie auf, Sie sind jetzt nicht da, damit ich über Sie urteile, sondern Sie sind da, damit wir gemeinsam eine Lösung finden. Das war ein mutiger und toller Schritt, dass Sie jetzt hierher in die Ordination gekommen sind. Und jetzt reden wir darüber." Das nimmt ihm die größte Last.

DR. GUSERL: Deswegen bleibe ich auch bei dem Wort „Kunden" und spreche nicht von „Patienten".

DR. ÖSTERREICHER: Wir fangen sozusagen auf einem ganz anderen Niveau an. Dieser Mensch kommt ja nicht in die Ordination, damit er abgeurteilt wird, sondern er ist da, weil er in einer schwierigen Situation eine Lösung finden will. Als Zahnarzt gehe ich mit ihm langsam die Lösungsschritte durch und bespreche, was man machen kann. In der ersten Sitzung geht es in erster Linie darum, Vertrauen aufzubauen. Wir reden einfach. Dann gehen wir es langsam an.

Ein Patient, der nicht mit Akutschmerzen kommt, sondern nach langer Zeit den Schritt zum Zahnarzt geschafft hat – was für ihn ein Riesenschritt war –, der wird durch das Gespräch aufgefangen, mit einer Befundung. Man macht ein Röntgenbild, das tut ihm nicht weh, das sagst du ihm auch. Dann erklärst du ihm, wie wir vorgehen können. Wir werden zuerst die Zähne, die kaputt sind, behandeln. Also das, was wirklich kaputt ist, werden wir zuerst lösen. Dann kommt der Patient ein zweites Mal, wo wir das Besprochene umsetzen. Dann hat er den nächsten Schritt geschafft. Und diese Patienten kommen wieder. Wenn er zum dritten Mal kommt, hat er keine Angst mehr.

„Angst beim Zahnarzt"
Darüber sprechen die Zahnärzte im Video:
https://youtu.be/ixoJLDSeCHg

GMEINER: Herr Dr. Guserl, Sie sind spezialisiert auf Angstpatienten. Wie viele Patienten sehen Sie, die 10, 15 oder 20 Jahre nicht mehr beim Zahnarzt waren und wo wirklich sehr viel zu tun ist?

DR. GUSERL: Das kommt sehr, sehr häufig vor. Wobei auch da – und das muss man schon fast unter einem positiven Aspekt sehen – eine Katastrophisierung stattfindet. Das heißt, es kommen Patienten, die schon viele Jahre nicht mehr beim Zahnarzt waren und meinen, die Zähne sind eine Riesenbaustelle, es stellt sich dann aber heraus, dass nur ein oder zwei Füllungen zu machen sind. Auch das gibt es. Aber es ist natürlich schon so, dass wir Kunden haben, bei denen es tatsächlich eine große Baustelle gibt.

GMEINER: Wie sieht es bei Ihnen aus, Herr Dr. Österreicher? Kommen zu Ihnen Patienten, bei denen 10 oder 15 Jahre nichts mehr gemacht wurde?

DR. ÖSTERREICHER: Nein.

GMEINER: Das heißt, Herr Dr. Guserl, Sie haben deswegen so viele Patienten, die jahrelang nicht beim Zahnarzt waren, weil Sie ausgewiesener Spezialist für Angstpatienten sind?

DR. GUSERL: Ja. Das Erschütternde ist, dass oft sehr junge Patienten zu mir kommen, sprich 20 bis 30 Jahre alt, mit einem wirklich schlechten Zustand der Zähne. Mich erschüttert, dass es in jungen Jahren stattfindet.

GMEINER: Wir sprechen hier aber nicht von speziellen Problemgruppen wie beispielsweise Suchtkranke, sondern von Menschen wie du und ich? Also einfach Leute, die jahrelang nicht beim Zahnarzt waren?

DR. GUSERL: Das sind einfach Leute, die Angst vor dem Zahnarzt, eine Dentalphobie haben.
Nicht nur, dass ein solcher Patient jahrelang nicht beim Zahnarzt war, sondern da kommen viele andere Themen dazu. Die Zahngesundheit ist eine ganz andere. Es ergeben sich Schmerzen, Entzündungszustände, dann meiden sie auch so etwas wie Zähneputzen. Man kann sich vorstellen, dass das nicht wirklich zur Zahngesundheit beiträgt.

GMEINER: Wieso gehen Menschen jahrelang nicht zum Zahnarzt?

DR. GUSERL: Es beginnt mit Kindheitstraumata, die gesetzt werden, das setzt sich dann fort über die Jugend. Gerade bei Kindern muss man die Verantwortung auch ein bisschen bei den Eltern suchen. Wenn man bei den Eltern nachfragt kommt man drauf, dass sie sich nicht wirklich viel darum gekümmert haben.

Leider höre ich immer wieder, dass Patienten als Kind festgehalten wurden oder vom Zahnarzt sogar eine Ohrfeige bekommen haben. Solche Geschichten kommen mir leider immer wieder zu Ohren. Die Eltern standen daneben und haben zugeschaut. Da verliert sich natürlich jegliches Vertrauen, nicht nur zum Zahnarzt sondern auch zu den Eltern.

WIR HALTEN FEST ...

„Angst vor dem Zahnarzt entsteht meist durch ein Kindheitstrauma, das sich dann fortsetzt."

DR. GUSERL: Wenn ich mir die Erzählungen anhöre, durch die diese Traumata gesetzt wurden – nach solchen Erlebnissen würde ich auch nicht mehr zum Zahnarzt gehen. Da gibt es wirklich schlimme Geschichten. Selbst wenn davon nur die Hälfte stimmt, dann reicht das schon. Das waren wirklich schlimme Situationen, in denen sich diese Patienten befanden. Es weiß auch jeder noch ganz genau, wie das stattgefunden hat. Das setzt sich dann leider fort und man bekommt dann eine Aversion gegen die Zähne und gegen die Zahngesundheit. Man blendet das aus. Aber auch das Pflegen der Zähne blendet man aus. Leider ist das ein falscher Umkehrschluss.

Tatsächlich ist es so: Je weniger gern ich zum Zahnarzt gehe, desto mehr müsste ich die Zähne pflegen und desto öfter müsste ich zum Zahnarzt gehen, um Probleme zu vermeiden. Leider ist die Reaktion nach einem Trauma genau anders herum: Man meidet das Thema komplett und handelt nach Vogel-Strauß-Taktik bei der Zahngesundheit: Kopf in den Sand stecken und passt schon.

WIESO REDET MEIN ZAHNARZT NICHT MIT MIR?

GMEINER: Viele Patienten meinen, dass der Zahnarzt zu wenig oder gar nicht mit ihnen redet. Warum ist das so?

DR. ÖSTERREICHER: Wir sollen in der Zeit nicht nur mit dem Patienten reden, sondern ihn auch behandeln. Wir können also nicht endlos Fragen beantworten.
Bei Kassenzahnärzten kommt der Faktor Zeit hinzu. Wie bereits besprochen gibt es ein denkbar ungünstiges Honorarsystem von Seiten der Krankenkassen. Der Zahnarzt bekommt für seine Leistungen wenig Honorar, sodass er gezwungen ist, in möglichst kurzer Zeit möglichst viele Patienten zu behandeln. Da kann man sich vorstellen, dass das Gespräch mit dem Patienten oft auf der Strecke bleibt.

WAS ZU DENKEN GIBT ...

„In der Zeit, wo der Patient da ist, sollen wir ihn auch behandeln. Daher können wir nicht endlos Fragen beantworten. Bei Kassenärzten kommt mangelnde Zeit hinzu."

DDR. JAHL: Dazu kommt, dass Zahnärzte an sich leider immer noch zu wenig informieren. Die alte Zahnarztgeneration informierte so gut wie gar nicht, es war alles immer ein Geheimnis, man durfte über Preise nicht sprechen, vielerorts wurde nicht einmal über die Behandlung gesprochen. Patienten wurden behandelt, wussten aber gar nicht, was eigentlich genau gemacht wurde und warum. Und man gab vielen Patienten gar keine Wahl zwischen verschiedenen Behandlungen.

DR. ÖSTERREICHER: Patienten beschweren sich oft, dass der Zahnarzt nicht mit ihnen redet. Dann muss man auch die Umkehrfrage stellen: Wieso haben Sie nicht gefragt?

GMEINER: Das stimmt schon. Aber das hat auch mit einem Status zu tun – und ich rede nicht vom Doktor-Status, sondern vom Status, dass ich als Patient Angst habe: „Verdammt, ich habe Schmerzen. Verdammt, keine Ahnung, was das kostet. Verdammt, ich habe Angst vor dem, was der Zahnarzt mit mir macht." Deshalb hat ein Patient auch Angst, mit dem Zahnarzt Klartext zu reden.
Außerdem hat es mit Gesundheit zu tun. Beim Thema Gesundheit ist man vorsichtig, da fragt es sich nicht so leicht wie zum Beispiel beim Autohändler.

DDR. JAHL: Es ist auch wichtig, zwischen Akutpatienten und geplanten Zahnarztbesuchen zu unterscheiden.
Die meisten Besucher beim Zahnarzt oder beim Kieferchirurgen sind ja keine schmerzgeplagten Menschen. Die meisten Zahnarztbesuche werden geplant um zu klären, wie man den Zahnersatz besser oder anders oder schöner machen kann. Es geht um optische Fragen oder Fragen zum Zahnerhalt oder zur Zahnfleischgesundheit. Das sind geplante Termine ohne akuten Leidensdruck. Da wollen wir die Leute etwas mehr in die Verantwortung nehmen, durchaus gemeinsam mit dem Behandler etwas zu erarbeiten und die Kommunikation zu suchen und die Zahnärzte vermehrt zu fragen. Leider tun das viele Patienten nicht.

WAS TUT ER DENN DA – MEIN ZAHNARZT?

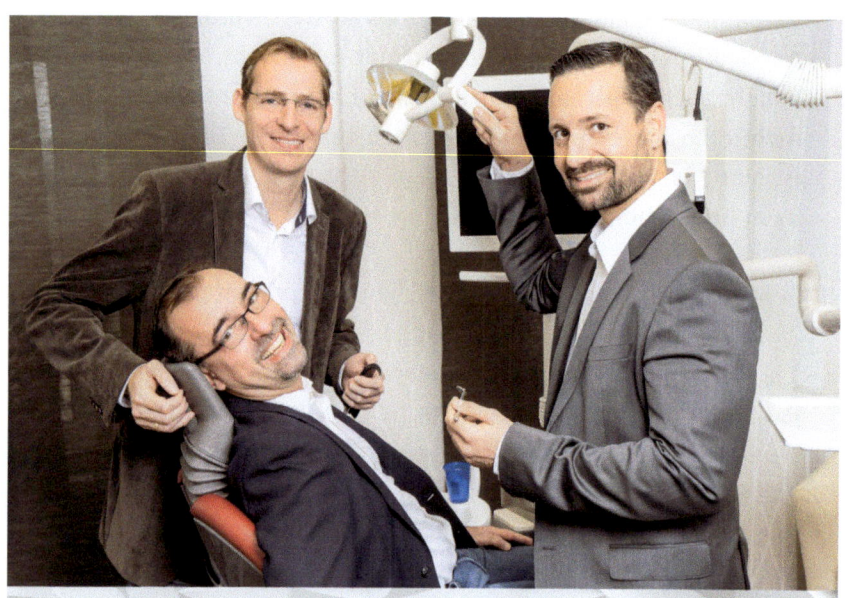

„Vom Arzt und vom Lehrer wird verlangt, dass er Wunder tue,
und tut er sie – wundert sich niemand."

Marie von Ebner-Eschenbach

DER BLICK IN DEN MUND

GMEINER: Wenn der Patient zu Ihnen in die Ordination gekommen ist und auf dem Zahnarztstuhl Platz nimmt: Was tun Sie dann?

DR. GUSERL: Vorerst das Thema: Beratung. Welche Möglichkeiten habe ich als Zahnarzt, meinen Patienten zu informieren?

Da geht es nicht nur um die Möglichkeiten, die ich ihm medizinisch und zahntechnisch anbieten kann, sondern auch darum, wie ich ihm das erklären kann. Da habe ich zum Beispiel das Röntgenbild, das ich ihm zeigen kann. Ich kann für ihn etwas aufzeichnen. Man kann dem Patienten seine eigenen Zähne mittels Intraoralkamera schon sehr gut zeigen, man kann auch Fotos machen. So kann man dem Patienten bildlich sichtbar machen und erklären, was das Problem ist und was man machen kann.

Es gibt eine Rangfolge an Möglichkeiten: zeigen – aufklären – tun. Wenn man sich als Leitfaden daran hält, wird sich einfach Vertrauen aufbauen.

Blindlings tun, einfach nur den Mund aufmachen – dann ist ein Patient in einer ausgelieferten Situation, das schafft kein Vertrauen. Man muss schon ungefähr sagen, worum es geht und was man machen kann. So kann auch der Patient mitentscheiden, im Rahmen der medizinischen Möglichkeiten.

WIR HALTEN FEST ...

„Beratung steht an erster Stelle.
Der Zahnarzt hat eine Rangfolge an Möglichkeiten:
zeigen – aufklären – tun. "

GMEINER: Als Patient kann ich heute meine eigenen Zähne sehen und muss dem Zahnarzt nicht blind vertrauen, wenn er mir sagt, dass hinten „ein Loch" ist, obwohl ich gar nichts spüre. Wenn mir der Zahnarzt das Zahnproblem mit digitalen Varianten zeigen kann, dann ist das ein Schritt in Richtung Vertrauen.

DR. GUSERL: Nur weil ich als Patient sehen will, was da an meinem Zahn ist, heißt das noch lange nicht, dass ich dem Zahnarzt nicht vertraue. Selbst wenn ich dem Zahnarzt sprichwörtlich blind vertraue, habe ich als Patient Interesse und möchte Information, mit der ich etwas anfangen kann. Die schlimmste Angst hat man vor dem, wo man nicht weiß, was passieren wird, vor der Erwartungshaltung, die Angst vor dem Ungewissen.

WAS TUN SIE BEI KARIES?

GMEINER: Karies – was macht der Zahnarzt?

DR. GUSERL: Karies wird einfach restlos entfernt. Karies ist erweichte Zahnsubstanz, sie ist voranschreitend, wird zunehmend mehr, daher gehört Karies restlos entfernt.

WIR HALTEN FEST ...

„Karies muss restlos entfernt werden!"

DR. GUSERL: Wie bereits im Punkt „Zucker – der Fluch für unsere Zähne" beschrieben entsteht Karies durch die vier Faktoren Zahn, Zeit, Zucker, Bakterien. Karies erweicht die Zahnsubstanz durch Bakterien.
Durch die Entfernung der Karies entsteht sozusagen eine Wunde, und diese gehört aufgefüllt, durch welches Material auch immer.

GMEINER: Kunststofffüllungen, Amalgamfüllungen und so weiter ...

DR. GUSERL: Wenn die Karies zu tief geht, sprich schon an den Nerv herangeht, geht es in Richtung Wurzelbehandlung. Ein infizierter Wurzelkanal gehört wurzelbehandelt. Das heißt, das Innere des Zahnes gehört gesäubert, gereinigt, abgefüllt.

> *„Wie lange kann man überhaupt gesunde*
> *Zähne haben?"*
> *Darüber sprechen die Zahnärzte im Video:*
> *https://youtu.be/c0upvdbLaAk*

GMEINER: Gehen wir davon aus, meine Karies ist behandelt. Was ist, wenn ich dann zu Hause im Spiegel noch kleine dunkle Flecken auf dem Zahn sehe? Was heißt das? Hat der Zahnarzt schlecht gearbeitet?

DR. ÖSTERREICHER: In den meisten Fällen sind dunkle Flecken nur harmlose Verfärbungen. Es obliegt dem Behandler festzustellen, ob es sich nur um eine Verfärbung handelt oder um Karies. Das kann er durch das Röntgenbild und durch die Inspektion im Mund feststellen. Wir verlassen uns nicht nur auf das Röntgenbild, sondern machen eine Inspektion im Mund beispielsweise durch Sonden. Bleibt die Spitze der Sonde stecken, sprich ist es weich und somit Karies?
Ich notiere mir in der Kartei auch, wenn ich einen bestimmten Zahn besonders beobachten muss. Wenn eine Füllung gemacht wird, prüft man bei jeder Nachkontrolle den Zahn daneben ebenfalls. Man schaut also regelmäßig nach, ob aus der Verfärbung eine Karies entsteht oder nicht.
Wir haben im Prinzip in jedem Zahn, vor allem im Backenzahnbereich, sogenannte Fissuren. Das sind Rillen in der Kaufläche. Diese Rillen sind teilweise so minimal, dass wir mit dem Durchmesser der

Zahnbürste bzw. der Borsten dort nicht hineinkommen. Mikroorganismen gehen eventuell in die Tiefe.

Als Zahnarzt bohrt man natürlich nicht wegen jeder Verfärbung den Zahn auf. Du willst ja nicht die gesunde Zahnsubstanz entfernen, sondern du markierst das und schaust regelmäßig nach. Wenn wir so viel wie möglich vom Zahn erhalten können, auch wenn er eine Verfärbung hat, lassen wir das stehen.

DR. GUSERL: Die moderne Zahnheilkunde schreibt sich das Minimalinvasive auf die Fahne. Das heißt, möglichst viel gesunde Zahnsubstanz belassen.

WIR HALTEN FEST ...

„Die moderne Zahnmedizin arbeitet minimalinvasiv und will möglichst viel gesunde Zahnsubstanz erhalten."

BOHREN KANN DURCH NICHTS ERSETZT WERDEN

GMEINER: Gibt es moderne Varianten, durch die das Bohren nicht mehr notwendig ist?

DR. GUSERL: Da ist vor allem die Lasertherapie zu nennen. Es gibt wenige Spezialisten auf dem Gebiet. Durch Lasertherapie ist es möglich, Karies durch spezielle Laser zu entfernen.

Das ersetzt den Bohrer aber insgesamt gesehen überhaupt nicht, denn wenn ich zum Beispiel eine alte Füllung entfernen muss, dann brauche ich einen Bohrer, das kann der Laser nicht.

DR. ÖSTERREICHER: Es gibt Spezialisten, die auf den Laser setzen, aber diese Methode ist noch immer sehr eingeschränkt.

„Das Bohren kann nicht ersetzt werden. Es gibt zwar auch
Lasertherapie, aber nur für bestimmte Indikationen."

DDR. JAHL: Es gab vor einigen Jahren einen Hype um ein Gel mit dem Namen Carisolv, das zur sogenannten chemomechanischen Herauslösung von Karies dienen sollte. Dazu gab es auch Studien, es hat sich in der Praxis aber überhaupt nicht durchgesetzt, und zwar international.

GMEINER: Weil wir gerade beim Thema neue Technologien sind: Gibt es etwas, was im Busch ist, was in Zukunft „kommen wird"?

DR. GUSERL: Es gibt zwei Dinge, die interessant sind.
Das ist erstens das Scannen des Kiefers als Alternative zum klassischen Abdruck. Da betreibt man Forschung, dass man nicht nur das Sichtbare abscannt, sondern zum Beispiel mit Hilfe von Ultraschall den Zahn durch das Zahnfleisch hindurch scannen kann. Ob sich das durchsetzen wird, werden wir wissen, wenn es die Technologie gibt. Die Forschung gibt es, auch Geräte gibt es, allerdings noch nicht am Markt.
Die zweite Sache sind 3D-Drucker. Kann ich dann Zahnersatz drucken lassen? In Verbindung mit dem Scan. Da wird sich wahrscheinlich in den nächsten 10 bis 20 Jahren etwas tun.

DDR. JAHL: Ein Faktor wird Stammzellenforschung und -züchtung sein. Da gibt es gute Ansätze und Ideen. Ziel ist in diesem Bereich, über Stammzellen Zahnersatz herzustellen, sprich eventuell eines Tages synthetisch genetisch hergestellte eigene Zähne zu produzieren.
Allerdings muss man sagen, dass das in der Plastischen Chirurgie schon seit längerer Zeit mit Haut versucht wird, bisher hat es aber

noch nicht wirklich optimal funktioniert. Wir werden sehen, ob es gelingen wird, Organe oder auch Zähne mit Stammzellen zu züchten. Ich bin skeptisch, weil Zähne aufgrund ihrer Komplexität nicht so einfach nachzubilden sind. In der Theorie könnte es vielleicht einmal körpereigene Zahnimplantate geben. Da denke ich, dass das ein Ansatz wäre, der leichter zu erreichen sein wird, als der komplette Zahn. Also eine körpereigene gezüchtete Zahnwurzel, die dem Patienten implantiert wird.

GMEINER: Außerdem ist heute bei Zahnersatz schon so vieles möglich. Die Frage ist, ob es eine solche Möglichkeit tatsächlich braucht.

DDR. JAHL: Ja, absolut. Die heutigen Zahnersatzlösungen sind sehr ausgereift und lange haltbar. Damit wären wir auch beim Thema Keramikimplantat. Dazu mehr im Punkt „Schöne Zähne auch im Alter – Implantate!"

DR. GUSERL: Es gibt auch Trends, die kurzfristig auf dem Markt sind und dann wieder verschwinden, wie das bereits genannte Beispiel Carisolv zeigt. Derzeit sind Snap-on-Veneers in den sozialen Netzwerken stark vertreten.
Veneers sind dünne Keramikschalen, die auf die Zahnoberfläche geklebt werden. Snap-on-Veneers bestehen aus kristallisiertem Acetalharz und sind viel dünner als Veneers aus Keramik.
Das funktioniert so, dass man einen Abdruck nimmt und die Snap-on-Veneers individuell anfertigen lässt. Man kann damit unschöne Zähne verdecken, indem man das Snap-on-Veneer einfach auf den bestehenden Zahn aufsteckt. Die Werbung empfiehlt, zwei Stück machen zu lassen, eines für die Handtasche, damit man Ersatz hat, wenn das eine kaputt geht oder heraus fällt.
Derzeit werden Snap-on-Veneers stark beworben. Es ist eher teuer und wir werden sehen, ob es sich halten wird.

Aus zahnmedizinischer Sicht ist es meiner Meinung nach ein Riesen-schwachsinn und hat absolut negative Konsequenzen für die Zahn-gesundheit. Einfach nur etwas Farbe über die rostige Karosse zu pinseln, hat langfristig die Verschrottung des Autos zur Folge.

ZÄHNE ZIEHEN - MUSS DAS SEIN?

GMEINER: Zähne ziehen – muss das sein in der heutigen Zeit? Oder kann ich jeden Zahn erhalten?

DR. ÖSTERREICHER: Nein, man kann nicht alles erhalten. Das Spektrum an kaputten Zähnen kann völlig unterschiedlich sein. Kariöse Zer-störung in den Wurzelbereich hinein oder massiver Knochenabbau – irreparabel, so ein Zahn muss entfernt werden.

WIR HALTEN FEST ...

„Leider kann man nicht jeden Zahn erhalten.
Deshalb muss manchmal ein Zahn entfernt werden. "

DR. ÖSTERREICHER: Einen Weisheitszahn, der chronisch und akut Beschwerden macht, kann man nicht erhalten.
Wenn die Indikation gegeben ist, weil ein Zahn permanent Pro-bleme macht, die man auch mit Antibiotika vorbehandeln muss und in regelmäßigen Abständen immer wiederkehren, dann ist es auch für den Gesamtorganismus ganz wichtig, dass man ihn von dieser Entzündungsquelle befreit. Dementsprechend muss der Zahn dann operativ entfernt werden.

DR. GUSERL: Es müssen manchmal Zähne entfernt werden. Man sollte sich in diesem Fall im Vorfeld überlegen, was man dann im An-schluss macht.

Ein fehlender Zahn – muss der ersetzt werden? Meistens ja. Warum? Weil die Zahnreihe keine fixe Zahnreihe darstellt. Die Zähne sind beweglich im Kieferknochen aufgehängt, das heißt, die Zähne können sich verstellen. Eine Zahnlücke bringt Folgeprobleme, nicht von heute auf morgen aber im Laufe der Zeit, über Monate oder vielleicht Jahre. Das heißt, man braucht schon einen Plan für das Vorgehen nach der Zahnextraktion: Wie geht es denn weiter?

DDR. JAHL: Da hat sich die Zahnmedizin geändert. Das macht man zusehends so, dass wir schon vor der Entfernung des Zahnes darüber reden, wie wir später rekonstruieren werden. Da erfahren wir bereits die erste Meinung des Patienten, wir wissen, was sich der Patient wünscht oder wie er denkt.

Wenn wir die erste Meinung des Patienten noch nicht haben und er gänzlich uninformiert ist, kann man ihm eine Erstinformation dazu geben. Man bespricht bereits im Vorfeld, was wir tun, wenn der Zahn weg ist, sobald wir wissen, dass wir den Zahn entfernen müssen. Das spielt schon eine gewisse Rolle, weil die Zahnentfernung dann auch unterschiedlich gestaltet wird. Wenn der Patient sagt, er hätte in späterer Folge gern ein Zahnimplantat, dann wird man den Zahn so schonend wie möglich entfernen, um die vorhandene Knochenstruktur nicht weiter zu zerstören. Auch die Zahnentfernung hat etwas damit zu tun, wie wir besprechen, wohin wir nachher wollen. Wir machen also zuerst einen Plan. Zuerst der Plan, dann erst raus der Zahn!

WIR HALTEN FEST ...

„Wir besprechen schon vor der Entfernung des Zahnes, wie wir später rekonstruieren werden, denn die Zahnentfernung wird entsprechend unterschiedlich gestaltet. Zuerst der Plan, dann raus der Zahn!"

WAS TUN SIE, WENN EIN ZAHN FEHLT?

GMEINER: Was macht man, wenn ein Zahn fehlt? Was ist der gängige oder ideale Weg?

DR. GUSERL: Eigentlich stellt sich da immer eine prinzipielle Frage, egal, ob ein Zahn fehlt oder ob mehrere Zähne fehlen. Die erste Frage lautet: Will ich einen festsitzenden Zahnersatz oder einen herausnehmbaren?

WIR HALTEN FEST …

„Wenn ein Zahn fehlt oder mehrere Zähne fehlen, lautet die Frage: Will ich einen festsitzenden oder einen abnehmbaren Zahnersatz?"

DR. GUSERL: Bei der abnehmbaren Variante geht man eher in Richtung Kassenlösung, eine eher kostengünstigere Variante. Empfehlenswert ist allerdings der festsitzende Zahnersatz, der auch der Natur viel näher kommt als der herausnehmbare. Der herausnehmbare Zahnersatz hält sich immer an der Restbezahnung fest und verursacht eventuell Folgeschäden. Der festsitzende Zahnersatz ist immer das bevorzugte Mittel der Wahl.

Beim festsitzenden Zahnersatz gibt es wiederum zwei Varianten: Implantat oder Brücke. Was ist besser?

Fakt ist, eine Brücke wird auf den Nachbarzähnen befestigt. Das heißt, erstens müssen die Nachbarzähne eine ausreichende Stabilität und eine gute Prognose haben und zweitens opfert man Zahnsubstanz für diese Brücke. Das bedeutet, in den meisten Fällen ist das Implantat zu favorisieren, weil es der Natur wiederum an nächsten kommt: eigenständiger Zahn, künstliche Zahnwurzel mit einem Zahn oder auch mehreren Zähnen darauf.

„Festsitzender Zahnersatz ist die bevorzugte Wahl.
Dabei gibt es zwei Varianten: Implantat oder Brücke."

BRÜCKE ODER IMPLANTAT?

GMEINER: Was ist besser: Brücke oder Implantat?

DR. ÖSTERREICHER: Was macht man bei einer Brücke?
Wir präparieren zwei Zähne, die die Lücke umgeben. Das heißt, wir müssen von diesen Zähnen Substanz abtragen, sowohl rund um die Zähne als auch in der Höhe.

Ist es zum Beispiel eine Einzelzahnlücke und die beiden Nachbarzähne sind gesund, dann wird man alles daransetzen, dass dort ein Implantat gesetzt wird. Warum? Weil wir zwei kerngesunde Zähne nicht angreifen wollen. Sobald die beiden Nachbarzähne aber zum Beispiel schon große Füllungen haben und wir im Knochenangebot für das Implantat massiv reduziert sind, dann kann man mit dem Patienten besprechen, dass wir mit einer Brücke drei Fliegen mit einer Klappe schlagen können. Wir überziehen durch die Brücke die beiden Nachbarzähne, sanieren sie also mit, und schließen dabei die Lücke.

Manchmal ergibt sich die Variante von allein, wenn zum Beispiel das Knochenangebot zu gering ist und für ein Implantat ein immenser Aufwand mit Knochenaufbau notwendig wäre. Dies bedeutet eine zusätzliche Operation, höhere Kosten und eine wesentlich längere Behandlungsdauer − über all das muss man den Patienten aufklären.

Sowohl Brücke als auch Implantat sind hervorragende Lösungen, die allerdings individuell erwogen werden müssen. Auch hier gilt: Es richtet sich nach dem individuellen Fall.

GMEINER: Muss man in Österreich zu einer Brücke dazuzahlen?

DR. ÖSTERREICHER: Eine Brücke ist genauso eine Privatleistung wie ein Implantat.

DDR. JAHL: Die Krankenkasse honoriert oder refundiert oder beteiligt sich bei einem Zahnverlust, was Zahnersatz betrifft, nur bei herausnehmbaren Lösungen. Es gibt Krankenkassen in Österreich, die hier einen Unterschied machen, das sind BVA und teilweise KFA, die großzügige Zuschüsse machen, kleine Zuschüsse macht auch die SVA. Die Gebietskrankenkassen leisten hier bedauernswerterweise und entgegen der modernen Zahnheilkunde gar keine Zuschüsse.

GMEINER: Ein Kassenpatient kann nur einen herausnehmbaren Zahnersatz bekommen, wenn er selbst kein Geld dazu zahlen will?

DR. GUSERL: Ja, festsitzender Zahnersatz ist keine Kassenleistung, sondern eine Privatleistung. Natürlich kann auch ein Kassenarzt zusätzlich eine Privatleistung anbieten.

WIR HALTEN FEST ...

„Abnehmbarer Zahnersatz wird von der Krankenkasse bezahlt. Festsitzender Zahnersatz ist eine Privatleistung. "

DR. GUSERL: Kassenleistung ist abnehmbarer Zahnersatz. Mit allen Folgeschäden, Folgebehandlungen und Beginn einer Karriere in Richtung Totalprothese. Das muss man beinhart so sagen.
Aber auch hier gibt es Unterschiede. Abnehmbar ist nicht gleich abnehmbar. Es gibt hier sehr gute Möglichkeiten, das Gebiss wieder herzustellen.

GMEINER: Warum ist abnehmbarer Zahnersatz der Beginn einer Karriere in Richtung Totalprothese?

DDR. JAHL: Weil abnehmbarer Zahnersatz leider ähnlich wie eine Extraktionsmaschine funktioniert. Das bedeutet, dass dadurch weitere Zähne, quasi durch das reine Vorhandensein der Prothese im Mund, verloren gehen werden.

Der Klassiker ist, dass Mahlzähne als erstes verloren gehen, weil die oft schon in der Kindheit behandelt werden. Der 6. Zahn geht am häufigsten verloren. Der 6. Zahn steht aber genau an der Position, wo die Krafteinleitung zwischen Ober- und Unterkiefer aufgrund der Muskulatur am größten ist. Das heißt, dieser Zahn ist ein kräftiger Zahn und von der Natur her so programmiert, dass er fest im Knochen steht, weil er die meiste Kraft bekommt.

So. Jetzt fehlt irgendwann genau der 6. Zahn. Dort kommt die meiste Kraft hin und wir machen einen herausnehmbaren Zahnersatz, der üblicherweise durch Klammern an den Nachbarzähnen befestigt wird. So entsteht nichts anderes als ein physikalischer Hebel, vor allem, wenn nicht nur ein Zahn fehlt, sondern auch der Nachbarzahn fehlt oder auf der gegenüberliegenden Seite ebenfalls bereits ein Zahn entfernt wurde.

Das heißt, dort, wo sich die Klammer befindet, wird ein physikalischer Hebel entstehen, der dazu führt, dass sich beim Kaudruck der bis dato gesunde Zahn im Laufe der Zeit von selber entfernt, einfach aufgrund der Mehrbelastung. Daher das Wort Extraktionsmaschine.

FESTSITZENDER ODER ABNEHMBARER ZAHNERSATZ?

GMEINER: Festsitzender oder abnehmbarer Zahnersatz – was ist aus Sicht des Zahnarztes besser?

DR. ÖSTERREICHER: Das kann man nur individuell lösen, hier gibt es keine allgemeine Antwort. Welche Lösung besser ist, muss man individuell erarbeiten.

Grundsätzlich wäre es für alle Patienten anzustreben, dass man festsitzenden Zahnersatz hat, weil man dadurch am ehesten die Natur kopieren kann. Wenn man aber ins Detail geht und den Patienten anschaut und sieht, welche Restzähne noch da sind, dann kommt der Kostenfaktor dazu. Was kann sich der Patient finanziell leisten, wo sind seine Grenzen?

Die nächste Frage ist zum Beispiel, ob er vorher schon eine Form des abnehmbaren Zahersatzes hatte. Wenn ja, ist er damit gut zurechtgekommen? Das ist entscheidend. Wenn er keinen Leidensdruck mit dem abnehmbaren Zahnersatz hatte und gut zurechtgekommen ist, dann ist es ganz sinnvoll, diesen Patienten wieder in diese Richtung zu leiten, weil er sagt, dass er das ohnehin kennt und gut damit klar kommt. Wir können es natürlich verbessern.

WIR HALTEN FEST ...

„Festsitzender Zahnersatz ist die bevorzugte Wahl.
Dennoch kommt es auf den individuellen Fall an, welche Lösung für
den Patienten am besten geeignet ist."

DR. ÖSTERREICHER: Es gibt kein allgemeines Für und Wider, sondern es geht um den individuellen Fall.

Wenn der Patient selbst sagt, dass eine Totalprothese bei ihm nicht geht, weil er nichts mehr schmeckt, weil es ihm unangenehm ist, weil er ein Unsicherheitsgefühl hat, Sorge sie zu verlieren, dann wird man schauen, dass man Implantate setzt und einen festsitzenden Zahnersatz macht.

Es gibt aber kein ausschließlich Gut und Schlecht zwischen festsitzendem und abnehmbarem Zahnersatz. Auch beim abnehmbaren

Zahnersatz gibt es massive Unterschiede. Wenn jemand einen Steg auf Implantaten hat oder eine Teleskopprothese – wir nennen das Primärteleskope, wo man einen Zahnersatz fix aufstecken kann, das hat einen Bombenhalt und ist ohne Gaumen –, dann kann dieser Patient auch äußerst glücklich leben.

WIR HALTEN FEST ...

„Es gibt kein ausschließlich Gut und Schlecht zwischen festsitzendem und abnehmbarem Zahnersatz. Bei beiden Varianten gibt es unterschiedliche Qualitäten."

GMEINER: Als Laie frage ich mich natürlich, warum es überhaupt noch herausnehmbaren Zahnersatz gibt, wenn die Implantatchirurgie so gut ist. Warum gibt es herausnehmbaren Zahnersatz noch? Ist es der Kostenfaktor?

DR. ÖSTERREICHER: Es ist nicht unbedingt der Kostenfaktor. Eine hochwertige abnehmbare Prothese kann durchaus sehr teuer sein, weil auch eine solche aufwendig gemacht sein kann.
Der Punkt ist, dass wir bei vielen Patienten im Hinblick auf das Knochenangebot limitiert sind. Patienten, die beispielsweise in hohem Alter sind und denen seit Jahrzehnten eine hohe Anzahl an Zähnen fehlt, haben keine ausreichende Knochensubstanz mehr. Eventuell ist der Aufwand für den Patienten viel zu hoch, künstlich Knochen hinzubringen. Wenn das der Fall ist, kann man keine Implantate setzen und festsitzender Zahnersatz ist somit keine Option.
Es geht immer um die Frage: Welche Lösung können wir finden, damit die Verhältnismäßigkeit für seine Lebensqualität stimmt?
Es ist nicht richtig, dass man immer und überall implantieren kann. Ein guter Implantologe wird Grenzen ziehen und in bestimmten Fällen sagen: Das machen wir nicht.

GMEINER: Ist teuer auch besser?

DR. GUSERL: Prinzipiell gilt, wenn etwas teurer ist, dann ist es oft hochwertiger. Hochwertiger ist allerdings nicht gleichzusetzen mit besser. Wir sind wieder bei dem Thema, dass es individuell ist. Was jemand für sich als gut oder besser erachtet, ist dabei wesentlich. So wie nicht jedes Auto für jeden passt, so ist es auch beim Zahnersatz. Es gibt natürlich gewisse medizinische Voraussetzungen, die erfüllt werden müssen, aber die passende Versorgung ist abhängig vom jeweiligen Patienten und von dessen Vorstellung, was der Zahnersatz können soll.

GMEINER: Gibt es Leute, die gute Implantate haben und sagen: Vorher mit meinem herausnehmbaren Zahnersatz ging es mir besser?

DR. ÖSTERREICHER: Nein. Das ist mir noch kein einziges Mal untergekommen.

GMEINER: Also liegt es doch am Preis?

DR. ÖSTERREICHER: Nein. Ich hatte bei einer Patientin beispielsweise die Situation, dass sie eine Stegversorgung bekommen hat. Das war ein Steg über vier Implantate und auf diesen Steg konnte sie diese spezielle Prothese draufklicken. Das ist eine sehr hochwertige abnehmbare Variante, die hervorragend ist.
Warum macht man hier nicht gleich eine festsitzende Lösung? Der Vorteil dieser hochwertigen abnehmbaren Variante ist, dass sie sehr gut zu reinigen ist, weil man den Zahnersatz herausnehmen kann. Insbesondere wenn jemand betagter oder nicht mehr so mobil ist, dann tut sich dieser Patient leichter beim Reinigen, wenn der Zahnersatz herausnehmbar ist.

Die genannte Patientin hat sich nach ausführlicher Beratung über alle Möglichkeiten für die Steg-Variante entschieden. Sie war allerdings so unglücklich mit dem Steg, dass wir diesen Steg nach einem Jahr abgenommen haben und eine festsitzende Lösung gefunden haben. So etwas kommt selten vor, aber das gibt es auch. Im Vorhinein kann man nicht wissen, wie jemand damit zurecht kommt.

DR. GUSERL: Teurer ist nicht unbedingt besser. Eine teurere Variante ist häufig auch mit einem größeren Aufwand verbunden, nicht nur zeitlich, sondern auch operativ. Da ist die Frage, ob der Patient diese Zeit und diesen Aufwand auf sich nimmt oder ob das in seiner aktuellen Lebenssituation gerade nicht passend ist, weil sein Fokus in eine andere Richtung geht. Vielleicht ist der Hausbau oder eine neue Anschaffung gerade wichtiger als der Aufwand für die Zähne. Besser und schlechter hängt auch davon ab, sprich von der jeweiligen Lebenssituation.

Wichtig ist in allen Fällen, dass das nicht der Behandler im Vorfeld entscheidet, sondern dass der Behandler aufklärt, was medizinisch möglich ist und wo die Vorteile der einzelnen Varianten liegen.

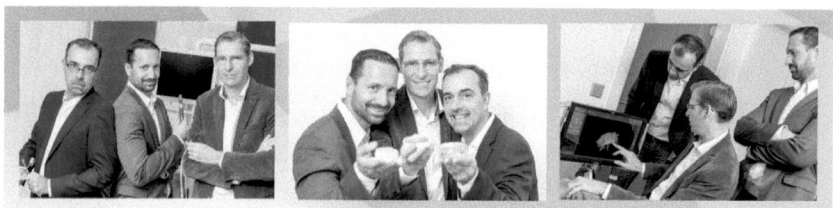

GARANTIE UND GEWÄHRLEISTUNG

GMEINER: Wie sieht es beim Zahnarzt mit Gewährleistung aus? Gibt es eine Garantie, dass die zahnärztliche Versorgung auch hält?

DR. GUSERL: Garantie und Gewährleistung sind zwei unterschiedliche Dinge, die von Patienten, aber auch von Kollegen gerne verwechselt werden.

Gewährleistung ist eine gesetzlich geregelte rechtliche Leistung, die auf bewegliche Sachen zwei Jahre beträgt und auf unbewegliche Sachen drei Jahre. So steht es im Gesetz.

WIR HALTEN FEST ...

„Gewährleistung und Garantie sind zwei unterschiedliche Dinge. Gewährleistung ist eine gesetzliche Vorschrift, Garantie ist eine freiwillige Leistung."

GMEINER: Für mich als Laie: Was bedeutet drei Jahre Gewährleistung? Was umfasst das? Ist es das Gebiss, der einzelne Zahn, der eingesetzt wird, die Schrauben beim Implantat – was umfasst das? Oder ist es die Plombe bei Karies?

DR. GUSERL: Bei Problemen gilt es herauszufinden, was überhaupt die Ursache dafür ist, dass ein Schaden vorliegt. Gewährleistung gilt ja nicht grundsätzlich für jeden Schaden.

Wenn Sie auf ein Steinchen beißen, bei einer Krone, einer Füllung oder was auch immer, dann liegt ja kein Mangel beim Zahnersatz selbst vor. Gewährleistung heißt, dass die Leistung mangelfrei gemacht und übergeben wurde.

WIR HALTEN FEST ...

„Gewährleistung heißt, dass die Leistung mangelfrei gemacht und übergeben wurde."

DR. GUSERL: Das heißt, Sie haben nur eine Gewährleistung auf einen Mangel. Da wird noch einmal unterschieden zwischen den ersten sechs Monaten und der Zeit danach. Wenn ein Schaden innerhalb der ersten sechs Monate auftritt wird davon ausgegangen, dass bei der Übergabe ein Mangel vorhanden war. Danach gibt es eine Nachweispflicht, um diesen Mangel nachzuweisen. Grundsätzlich betrifft die Gewährleistung immer nur den Fall, dass zum Zeitpunkt der Leistung bzw. der Übergabe (also mit Abschluss der vollständigen Leistung) ein Mangel vorlag. Nur darauf haben Sie drei Jahre Gewährleistung.

Das heißt für Sie konkret: Wenn etwas nicht passt, wenn es einen Schaden, einen Mangel gibt, dann erst einmal ab zum Behandler, Rücksprache halten, um das klarzustellen. Es ist gefährlich, dass man mit Begriffen wie Garantie und Gewährleistung um sich wirft, denn in der Regel wissen weder Behandler noch Patient, was das konkret bedeutet. Es ist auch nicht notwendig, dass man sofort einen Anwalt einschaltet, das braucht man nur dann, wenn man glaubt, man redet aneinander vorbei bzw. Arzt und Patient haben absolut unterschiedliche Vorstellungen. Dann wird es sich nicht vermeiden lassen, einen Juristen beizuziehen.

GMEINER: Ein Fall für Gewährleistung ist also, wenn der Zahnarzt in meinem Mund gearbeitet hat, etwas eingesetzt hat und genau das bereitet mir als Patient in der Folge Probleme. Was kann das zum Beispiel sein? Bedeutet das, dass ein Mangel vorliegt, wenn die Zähne von der Kaufläche nicht aufeinander passen? Ist ein Mangel vorhanden, wenn ich Schmerzen habe nach Einsetzen eines Gebisses?

DR. GUSERL: Es gibt unterschiedliche Mängel. Es gibt Mängel in Bezug auf das Material. Es ist ja nicht nur der Zahnarzt mit dieser Leistung beauftragt, da gibt es ja eine Reihe von Leuten, die am Zahnersatz arbeiten, wie zum Beispiel Zahntechniker usw. Auch da gibt es Gewährleistung und Garantie und dergleichen. Es gibt einen Mangel in Bezug auf die Leistung und einen Mangel in Bezug auf die Ware. Das Material kann fehlerhaft sein oder die Leistung kann fehlerhaft sein.

DR. ÖSTERREICHER: Auch wenn ich als Zahnarzt nach bestem Wissen und Gewissen handle und meine Leistung lege artis erbringe, kann es bei neuen Versorgungen vorkommen, dass es zu Komplikationen kommt, die nicht hundertprozentig vorhersagbar waren.

Wenn zum Beispiel ein lebender Zahn beschliffen wird, um eine Krone zu machen, kann es im unangenehmsten Fall dazu führen, dass der Zahn pulpitisch wird und wurzelbehandelt werden muss. Der Patient hat aber bereits eine neue Krone auf diesem Zahn, der nun wurzelbehandelt werden muss. Das ist aber keine Frage der Gewährleistung, weil der Behandler nichts falsch gemacht hat. Die zahnärztliche Leistung war völlig in Ordnung erbracht. Der Patient meint aber manchmal, das sei sehr wohl ein Gewährleistungsfall und so kommt es gelegentlich zu Gutachterprozessen, die der Patient allerdings nicht gewinnen kann, weil gesundheitliche Reaktionen auf Behandlungen natürlich vorkommen können, auch wenn die zahnärztliche Leistung vollkommen in Ordnung war.

WIR HALTEN FEST ...

„Kein Fall für Gewährleistung: Auch wenn der Behandler nachweislich alles richtig gemacht hat, kann es vorkommen, dass der Heilungsprozess nicht optimal läuft."

DR. ÖSTERREICHER: Ich persönlich halte es so, wenn die folgenden zwei oft gestellten Fragen kommen.

Frage 1: Wie lange habe ich denn da Garantie?

Klare Antwort von mir: Vom mir bekommen Sie eine Garantie in der Form, wie Sie es sich vorstellen, gar nicht.

Frage 2: Hält das 20 oder 30 Jahre oder mein Leben lang?

Meine Antwort: Sie können nicht zum praktischen Arzt gehen und verlangen, dass er Ihnen unterschreibt, dass Sie ewig leben. Das heißt, er kann Sie als gesund befunden und am nächsten Tag haben Sie vielleicht einen Schlaganfall. Genauso kann es beim Zahnersatz sein. Der Zahnarzt macht es perfekt, und der Patient bekommt dennoch nachher aus unvorhersehbaren Gründen ein Problem.

DR. GUSERL: Ein Klassiker ist zum Beispiel, dass man einen Zahnersatz, eine Teilprothese, eine Vollprothese, eine Krone bekommt und nach drei Wochen bricht etwas ab oder der Zahn bricht aus. Dann muss man schauen: Was ist der Grund dafür?

Hat der Patient auf einen Stein gebissen oder was auch immer, dann liegt eine Ursache vor, die mit dem Zahnersatz selbst nichts zu tun hat. Oder ist es einfach so passiert, ohne erkennbaren Grund? Der Zahnarzt kann sich das dann anschauen, auch unter dem Mikroskop. War da ein Lufteinschluss drinnen, hat das Material einen Mangel, gibt es andere Ursachen? Als Patient kann man das meist nicht ad hoc beurteilen, selbst der Zahnarzt tut sich da schwer. Aber man kann die Ursache herausfinden.

GMEINER: Gibt es Kulanz? Wie sieht das bei Ihnen üblicherweise aus? Angenommen, ein Patient kommt nach sechs Monaten mit einem Folgeproblem, wie wird das gehandhabt?

DR. GUSERL: Es kommt immer auf die Ursache an. Es gibt aber immer Kulanzlösungen in der ersten Zeit, das ist einfach Vertrauensbasis. Man schaut immer, dass man es für beide Seiten passend hinbekommt und eine Lösung findet.

DR. ÖSTERREICHER: Man muss hier auch ins Treffen führen: Wenn du als Zahnarzt ordentlich arbeitest, dann hast du diese Situation nicht allzu oft. Dann ist es auch überhaupt kein Problem, im Fall des Falles über seinen Schatten zu springen und zu sagen: „Passen Sie auf, wir machen Ihnen das einfach neu." Deswegen handhabe ich es so, dass ich für hochwertige Zahnersatzversorgungen 5 Jahre Garantie gebe. Ich sage also: Wenn etwas ist, gebe ich meinen Handschlag und Sie zahlen nichts.

Es gibt aber auch Ausnahmen. Kürzlich hatte ich den Fall, dass eine abnehmbare Prothese ins Waschbecken gefallen ist und zerstört war. Das ist ein Klassiker, das darf der Patient nicht machen – er muss zumindest ein Handtuch auflegen, bevor er mit dem Zahnersatz hantiert. Auch hier habe ich eine Kulanzmöglichkeit, indem ich nur die Leistung des Zahntechnikers verrechne, nicht aber meine eigene zahnärztliche Leistung, weil er die hochwertige Leistung ja bereits einmal bezahlt hat. Es geht nicht darum, aus allem zusätzliches Geld zu verdienen, sondern dem Patienten zu helfen. Kostenlos geht es aber nicht immer, weil es ja seine eigene Schuld war.

DR. GUSERL: Es kommt auch darauf an, ob es ein Stammkunde ist, der regelmäßig zur Kontrolle und regelmäßig zur Mundhygiene kommt, der sich bemüht. Dann wird auch ein größeres Bemühen von Seiten des Zahnarztes vorhanden sein. Wie man in den Wald ruft ...

SCHÖNE ZÄHNE AUCH IM ALTER – IMPLANTATE!

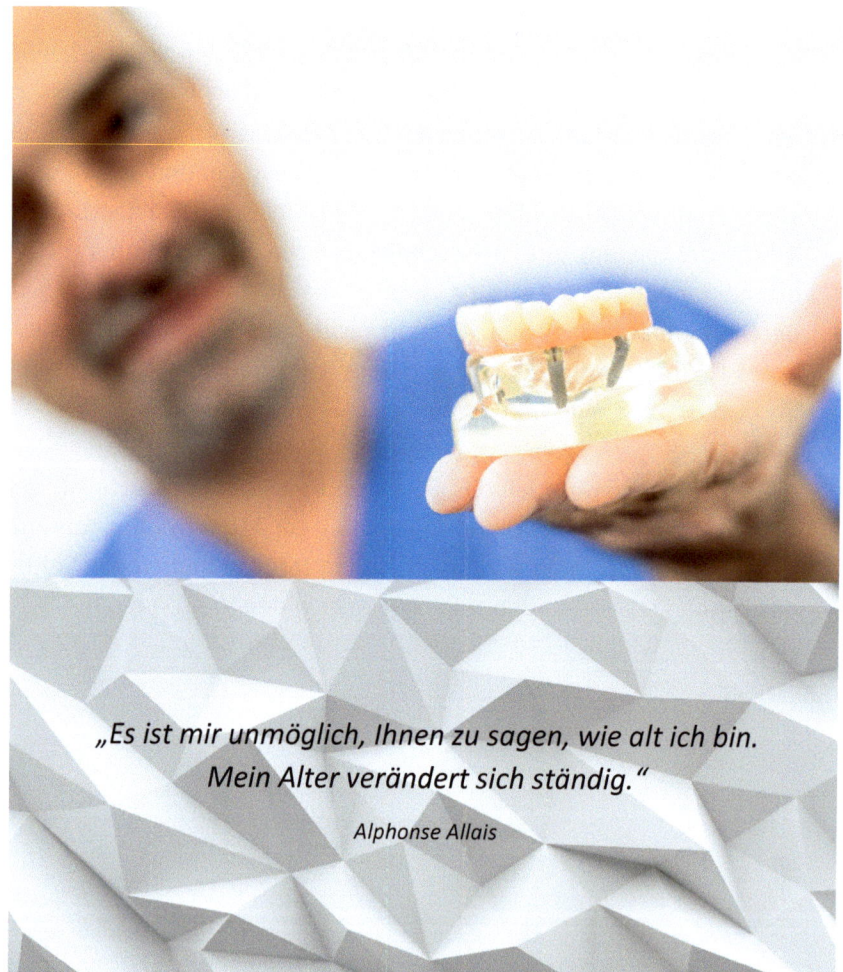

„Es ist mir unmöglich, Ihnen zu sagen, wie alt ich bin.
Mein Alter verändert sich ständig.“

Alphonse Allais

WARUM SIND ZÄHNE AUCH IM ALTER WICHTIG?

GMEINER: Warum sind Zähne im Alter grundsätzlich wichtig?

DDR. JAHL: Prinzipiell ist es so: Wenn man keine Zähne mehr hat, dann bekommt man in den meisten Fällen leider eine Totalprothese, sowohl im Oberkiefer als auch im Unterkiefer. Das ist eine ganz normale Behandlung, die es schon seit sehr langer Zeit gibt.

Dabei muss man sich Folgendes vor Augen halten: Die Hälfte der Leute, die eine Totalprothese bekommen, kommt hervorragend damit zurecht. Die andere Hälfte der Leute kommt nicht damit zurecht, und zwar gar nicht.

WAS ZU DENKEN GIBT ...

„Die Hälfte der Leute kommt mit einer Totalprothese hervorragend zurecht. Die andere Hälfte der Leute kommt gar nicht damit zurecht."

DDR. JAHL: Wenn jemand nicht mit einer Totalprothese zurechtkommt, hat das verschiedene Ursachen.

Eine Ursache ist ein Fremdkörpergefühl. Das ist auch nachvollziehbar, es ist ein Fremdkörper im Mund.

Der zweite Grund, den Leute angeben, warum sie mit einer Prothese unzufrieden sind, ist Würgereiz. Eine Prothese bewegt sich natürlich auch und dieses Plastikteil hat doch ein gewisses Volumen. Deswegen kann es zu einem Würgereiz kommen.

GMEINER: Das schlimmste an der Prothese ist der Gaumen ...

DDR. JAHL: Viele Leute glauben, dass Zahnärzte den Gaumen an der Prothese nur deswegen machen, um möglichst viele Patienten zu ärgern. Das entspricht natürlich nicht der Tatsache, sondern das hat einfach statische Gründe. Durch diese Gaumenabdeckung entsteht ein gewisser Unterdruck, und das ist die einzige Möglichkeit, wie man die Prothese im Oberkiefer zum Halten bringen kann.

Das ist aber auch umgekehrt das, was die Leute ganz stark beschäftigt, vor allem uns Österreicher als Heurigengeher und Sachertortenesser, weil wir durch die Gaumenabdeckung den Geschmackssinn zu einem sehr hohen Grad verlieren.

GMEINER: Die Gaumenabdeckung bei der Prothese bewirkt, dass man nichts mehr schmeckt?

DDR. JAHL: Wir schmecken vor allem mit dem Gaumen, das ist uns gar nicht bewusst. Menschen glauben immer, sie schmecken irgendwo hinten im Mund, aber es ist die gesamte Gaumenfläche, der harte Gaumen, wo das Geschmacksempfinden stattfindet.

GMEINER: Das wusste ich nicht ...

DDR. JAHL: Wir können davon ausgehen, dass wir durch die Abdeckung des Gaumens drei Viertel weniger Geschmackssinn haben.

WAS ZU DENKEN GIBT ...

„Wir schmecken mit der gesamten Gaumenfläche.
Durch die Abdeckung des Gaumens verlieren wir etwa drei Viertel
unseres Geschmackssinnes. "

GMEINER: Drei Viertel weniger?!

DDR. JAHL: Ja. Das ist eine Katastrophe für viele. Wenn jemand eine Totalprothese bekommt, muss er die ersten zwei bis drei Jahre

Geduld haben, bis er wieder Feinheiten schmecken kann – so lange dauert es, bis wir uns daran gewöhnen, bis andere Teile des Rachens oder des Mundes diese Aufgaben übernehmen. Für Weinbauern oder Sommeliers beispielsweise ist das eine Katastrophe, weil sie zwei bis drei Jahre lang ihren Beruf nicht richtig ausüben können.

Die Beeinträchtigung des Geschmackssinnes ist ein ganz großes Thema und Ursache Nummer drei, warum Leute mit einer Totalprothese nicht zurechtkommen. Man hat das Schnitzel zwar im Mund, aber es schmeckt deutlich weniger und man schluckt es. Das ist eine andere Art von Genuss.

Die vierte Sache, warum Leute mit einer Totalprothese unzufrieden sind, ist, dass sich dieses Teil bewegt. Alles, was sich bewegt, aktiviert die Muskulatur und zieht in den Mund hinein, das heißt, bei allen Bewegungen der Lippe, bei jedem Öffnen des Mundes etc. entstehen Druckstellen durch die Muskeln, weil diese sehr harte Prothese auf ein sehr empfindliches Gewebe drückt. Die Natur hat nie vorgesehen, dass wir eine harte Prothese in den Mund applizieren, sondern hat uns sehr sensibel ausgestattet, sehr empfindlich.

Diese vier sind die Hauptursachen, warum Leute mit einer Totalprothese nicht zurechtkommen. Schwierigkeiten beim Sprechen spielen auch noch eine große Rolle.

WAS ZU DENKEN GIBT ...

„Es gibt 4 Hauptgründe, warum Leute mit einer Totalprothese nicht zurechtkommen: 1. Fremdkörpergefühl, 2. Würgereiz, 3. vermindertes Geschmacksempfinden, 4. Druckstellen im Mund. Und Schwierigkeiten beim Sprechen."

DDR. JAHL: Dann kommt noch ein Faktor dazu: Scham. Man ändert sein soziales Leben, man will unter keinen Umständen, dass Nachbarn oder Kollegen merken, dass man eine Prothese trägt. Man beginnt, die Hand ins Gesicht zu nehmen, wenn man lacht, man versucht den Mund beim Lachen möglichst nicht zu öffnen – das hat große Auswirkungen auf das soziale Leben, auf das Eheleben, auf Beziehungen etc.

WAS ZU DENKEN GIBT ...

„Dazu kommt noch ein Faktor: Scham.
Man will nicht, dass andere bemerken, dass man eine Prothese trägt
und ändert das soziale Leben."

DDR. JAHL: Es sind vielfältige Probleme, die die Leute beschäftigen. Aber noch einmal: Fünfzig Prozent der Leute, die eine Totalprothese haben, sind zufrieden. Leider wissen wir im Vorhinein aber nicht, zu welcher der beiden Gruppen ein Patient gehört. Wird der Patient darunter leiden oder wird er gut damit zurechtkommen? Wir wissen es vorher nicht.

Anders als bei vielen anderen körperlichen Einschränkungen ist man mit der Zahnprothese täglich konfrontiert. Sogar vor dem Einschlafen muss man sich überlegen, ob man das Ding zum Schlafen im Mund behält oder nicht. Jedes Essen, jedes Trinken, jedes Schreien, jede Gefühlsregung wird seitens der Patienten dahingehend begleitet, dass sie immer unbewusst an ihre Prothese denken. Das ist eine ganz gewaltige Beeinträchtigung. In den Fällen, wo Leute nicht mit der Zahnprothese zurechtkommen, kann das durchaus depressive Verstimmungen produzieren.

GMEINER: Gibt es Zahlen dazu, wie viele depressive Verstimmungen aufgrund einer Zahnprothese auftreten?

DDR. JAHL: Das ist ganz schwer zu sagen. Es gibt Studien dazu, aber manche sind mit Vorsicht zu genießen, weil Studien, die an Universitätskliniken zu einer solchen Fragestellung gemacht werden, durch ihre Patientenauslese nicht das widerspiegeln, was wir in unserer Gesellschaft in kleinen Regionen oder Bezirken haben. Studien an Universitätskliniken werden in der Großstadt durchgeführt, mit einem eigenen Patiententyp, der sich in einer Universitätsklinik behandeln lässt. Das heißt, da muss man schon aufpassen, ob man das tatsächlich auf den Alltag umlegen kann.

GMEINER: Man weiß natürlich, dass die Zähne wichtig als Kauwerkzeuge sind, man muss beißen können, sonst kann man kaum Nahrung aufnehmen. Bedeuten schlechte Zähne automatisch schlechte Ernährung?

DDR. JAHL: Alle reden von gesunder Ernährung. Wir bemühen uns um ausgewogene Ernährung. Das hat sich in den letzten Jahrzehnten durchaus etabliert, jeder weiß davon. Das ist toll. Ballaststoffe sind gesund, wir müssen Gemüse essen, viel Eiweiß, wenig Kohlehydrate etc.

Das Problem ist jedoch, wenn eine Prothese nicht hält, ist es sehr schwer eine ausgewogene Ernährung zu sich zu nehmen. Weil man sich schwer tut, Eiweiß in Form von Fleisch, insbesondere härterem oder zäherem Fleisch essen zu können. Der Hunger muss trotzdem gestillt werden, der Kalorienbedarf pro Tag ist vorhanden.

Die Leute weichen auf weichere Nahrung aus, die sie einfach nur schlucken müssen, bei der sie nicht viele Kauakte setzen müssen. Die weichen Sachen sind meistens kohlehydratreich, dadurch kalorienreich und in der Folge haben wir bei vielen dieser Patienten paradoxerweise eine Mangelernährung mit einem Übergewicht, das über die Jahre entsteht.

„Weiche Kost ist meist reich an Kohlehydraten und somit
kalorienreich. Dadurch kommt es paradoxerweise zu
Mangelernährung mit gleichzeitigem Übergewicht. "

DDR. JAHL: Es gibt sehr wohl Patienten, die durch ihre Probleme mit der Zahnprothese auch diese weiche Nahrung ablehnen. Das heißt, wir haben auch manche – das ist aber deutlich seltener – die dadurch an Untergewicht leiden, weil sie mehr oder weniger verweigern, jeden Tag Brei, Joghurt, Nudeln und Faschiertes zu essen. Dieser Prozentsatz ist aber viel geringer. Die meisten Prothesenträger sind übergewichtig.

GMEINER: Das hat vielleicht auch damit zu tun, dass man mehr isst, um mehr Geschmack zu erleben.

DDR. JAHL: Automatisch. Das ist natürlich ein Kreislauf.

GMEINER: Wie kommt Mangelernährung mit gleichzeitigem Übergewicht zustande?

DDR. JAHL: Mangelernährung bedeutet, dass dem Körper nicht alle notwendigen Nährstoffe in ausreichender Menge zur Verfügung stehen. In diesem Fall ist der wesentliche Faktor, dass man die Nahrung im Mund nicht ausreichend kaut. Es heißt nicht umsonst: Die Verdauung beginnt im Mund.
Schlecht gekaute Nahrung hat Auswirkungen auf das gesamte Verdauungssystem. Nährstoffe – Vitamine, Mineralstoffe etc. – werden schlecht aufgenommen, auch wenn man ausreichend oder sogar zu viel isst. Mangelernährung kann man nicht am Körpergewicht erkennen, weil es unabhängig vom Gewicht um fehlende Nährstoffe

im Körper geht. Daher gibt es die paradoxe Situation, dass Übergewicht und Mangelernährung gleichzeitig auftreten. Um einen Nährstoffmangel im Körper festzustellen, muss ein Blutbild gemacht werden.

Ein großes Problem, das wir haben, sind Leute, die in Heimen wohnen, wo sich das massiv überforderte Pflegepersonal nicht auch noch um den Zahnersatz kümmern kann.

In vielen Heimen ist es so, dass das Essen, das durchaus ansprechend und gut sein kann, einfach vorgesetzt wird und nicht darauf geachtet wird, ob die Patienten das auch kauen können. Oft wird auch nicht darauf geachtet, dass und wie viel er isst, das Essen wird einfach nach 45 Minuten abgeräumt und weggebracht. Da kann ich aus eigener Erfahrung sprechen, weil meine eigene Großmutter mit mittlerweile 96 Jahren im Heim lebt und genau dieses Problem hatte. Das ist ein großes soziales Problem, über das niemand spricht.

Wir bräuchten wesentlich mehr Pflegepersonal und natürlich geschultes Pflegepersonal, weil wir einfach wissen, dass zwei Drittel aller Heimbewohner unterernährt sind.

ZU ALT FÜR IMPLANTATE UND GENUSS?

GMEINER: Im Punkt „Mythos 24: Ich bin zu alt für Implantate!" haben Sie ganz klar festgestellt, dass es kein „zu alt" für Zahnimplantate gibt.

DDR. JAHL: Richtig. Das fortgeschrittene Lebensalter spielt bei Implantaten keine Rolle.

WIR HALTEN FEST ...

„Es gibt kein „zu alt" für Implantate!"

199

DDR. JAHL: Wichtig ist ein Mindestmaß an Breite und Höhe des Kiefer-knochens. Das ist in der Regel gegeben. Gerade im Bereich des Kiefers sehen wir nicht viele Unterschiede zwischen einem 30-Jähri-gen oder einem 50-Jährigen.

Darüber hinaus braucht der Patient eine gewisse Gesundheit in Bezug auf Stoffwechsel und Herz-Kreislauf-System, damit der Körper den chirurgischen Eingriff, bei dem das Implantat gesetzt wird, gut verarbeiten kann.

Immer mehr ältere Menschen wollen heutzutage eine gute Lebens-qualität bis ins hohe Alter. Dazu können Implantate einen sehr guten Beitrag leisten.

GMEINER: In diesem Zusammenhang geht es auch um das Thema Genuss. Leute verbieten sich den Genuss und sagen: „Es ist ja nicht notwendig." Steht bei älteren Menschen das Notwendige, das Funktionieren im Vordergrund? Verzichten sie auf den Genuss, weil er in ihren Augen einfach nicht wichtig ist?

DDR. JAHL: Bis vor etwa zehn Jahren war es sehr häufig so, dass ältere Menschen gesagt haben: „Das ist doch nicht notwendig, ich brauche das nicht." Sich selber Genuss zu verschaffen war nicht wichtig.

Allerdings hat sich das geändert. Die ältere Generation hat sich in den letzten zehn Jahren durch die Medien, durch das Internet etc. emanzipiert. Die Leute wollen ihren Herbst und Winter des Lebens genießen.

Bei unseren Großeltern und Urgroßeltern war die Einstellung noch verbreitet und vollkommen richtig: Es muss funktionieren, wir müssen ein braves Leben führen, möglichst viel an die Kinder ver-erben und Haus und Hof müssen schuldenfrei sein.

Das hat sich verändert. Leute reisen mehr. Es gibt 80-jährige Damen, die nie in ihrem Leben gereist sind und jetzt im Alter ständig reisen oder in die Therme fahren. Da ist eine unheimlich schöne Entwicklung zu sehen, wie sich ältere Leute emanzipieren. Diese gesellschaftspolitische Entwicklung finde ich großartig.

Ältere Menschen wollen Lebensqualität haben. Es hat sich viel mehr ins Alter verlagert, sie wollen nach wie vor gut essen, sie wollen weiterhin körperlich gut empfinden und aktiv sein. Man beginnt auch darüber zu sprechen – was ja früher ein totales Tabu-Thema war. Es ist toll zu beobachten, was sich innerhalb der Gesellschaft in den letzten Jahren geändert hat.

Viele ältere Leute sind heute bereit und sagen: „Ich will ein Implantat! Auch wenn es nur eine einfache Implantatversorgung ist, dann will ich die haben. Mir ist bewusst, dass die Krankenkassa nichts dazu zahlen wird, aber ich will das für meine Lebensqualität haben." Das ist ein Schritt, der viel häufiger zu registrieren ist.

WIR HALTEN FEST …

„Immer mehr ältere Menschen wollen Lebensqualität und Genuss im Alter. Daher sagen immer mehr Ältere: Ich will ein Implantat!"

GMEINER: Gibt es ein „zu jung" für Implantate?

DDR: JAHL: Ja, absolut. Wir sollen immer erst dann Zahnimplantate setzen, wenn das Körperwachstum und im dem Fall natürlich das Kieferwachstum abgeschlossen ist.

Bei der heutigen Ernährungssituation und so, wie sich das in den letzten 20 Jahren entwickelt hat, können wir davon ausgehen, dass Mädchen mit 16, auf jeden Fall mit 17 Jahren ihr Körperwachstum und somit ihr Kieferwachstum abgeschlossen haben. Mädchen erreichen durchaus schon mit 14 Jahren ihre endgültige Körpergröße, aber der Kiefer und der Schädel bekommen noch eine letzte Veränderung, die noch drei Jahre anhalten kann. Wenn man ein Implantat setzt und sich der Kiefer danach in dreidimensionaler Form verändert, dann steht das Implantat komplett falsch und kann nachher nicht mehr verwendet werden.

Wir setzen bei Implantaten eine Altergrenze bei Mädchen unter 17 und bei Burschen unter 18. Das heißt, es gibt ein „zu jung". Wenn es vor diesem Lebensalter einen Zahnverlust gibt, was bei Kindern durchaus häufig der Fall ist, zum Beispiel durch einen Sturz, dann muss man sich mit anderen Methoden behelfen. Auf das Zahn-implantat kann man im Kindes- und Jugendalter nicht zurückgreifen.

WIR HALTEN FEST ...

„„Zu jung' für Implantate gibt es sehr wohl! Das Mindestalter beträgt 17 Jahre bei Mädchen und 18 Jahre bei Burschen."

DIE GROßE FRAGE: PROTHESE ODER IMPLANTAT?

GMEINER: Welche Vorteile hat ein Zahnimplantat gegenüber einer klassischen Zahnprothese bzw. einer Brücke?

DDR. JAHL: Wenn man viele oder alle Zähne verliert, kann das Gesicht durch Abbau des Kieferknochens älter aussehen. Zahnimplantate verhindern diesen Vorgang.

Bei einer Brücke müssen Zähne in Durchmesser und Höhe abge-schliffen werden, um die Brücke zu verankern. Das muss bei einem Implantat nicht sein.

Das Implantat ist stabil, keine losen Teile, und angenehm im Gefühl. Nach dem Einsetzen ist keine Anpassung erforderlich. Das Implantat kann ein Leben lang halten, das Gefühl entspricht dem eigenen Zahn, also kein Fremdkörpergefühl.

GMEINER: Welche Argumente sprechen für Zahnimplantate?

DDR. JAHL: Zähne auf einem Implantat gleichen in Aussehen, Gefühl und Funktion dem natürlichen Zahn. Das heißt: Sie sehen völlig natürlich aus und fühlen sich auch so an. Essen, reden, lachen, schmecken, küssen (auch darüber zu reden ist wichtig) – alles so wie früher.

GMEINER: Kann man mit der gleichen Kraft und dem gleichen Druck abbeißen und kauen wie mit natürlichen Zähnen?

DDR. JAHL: Ja, die Lebensqualität und Funktion ist zur Gänze wieder hergestellt.

DIE UNTERSCHIEDLICHEN IMPLANTAT-METHODEN

GMEINER: Wie funktioniert ein Implantat eigentlich?

DDR. JAHL: Ein Implantat ist eine medizinische Schraube aus Titan oder aus Keramik. Das Implantat ersetzt eine fehlende Zahnwurzel, also den Teil des Zahnes, der im Kiefer war. Das Implantat wird eingesetzt, heilt dann absolut verknöchert ein und dient als Verankerung für verschiedene Arten des Zahnersatzes.

GMEINER: Welche Indikationen gibt es für ein Implantat? Welche Möglichkeiten gibt es?

DDR. JAHL: Eine häufige Indikation ist, dass ein einzelner Zahn fehlt und durch ein Implantat ersetzt wird.
Das ist mehr oder weniger der Einstieg für viele Leute in Bezug auf Implantate. Wenn genug Knochen vorhanden ist, dann ist das in der Regel der einfachste Eingriff mit einer sehr guten Prognose und mit einem hervorragenden optischen Ergebnis. Das ist am wenigsten

aufregend für den Patienten. Immer unter der Voraussetzung, dass genug Knochensubstanz vorhanden ist.

WIR HALTEN FEST ...

„Indikation Nr. 1: Ein Einzelzahn fehlt
und wird durch ein Implantat ersetzt."

GMEINER: Kann man sofort ein Implantat setzen, wenn ich mir Zahn ausgeschlagen habe oder einen Zahn gezogen bekomme? Wie viel Zeit sollte höchstens vergehen, bis ich ein Implantat gesetzt bekomme?

DDR. JAHL: Da gibt es sehr große Unterschiede. Man kann in vielen Fällen in einer einzigen Sitzung einen Zahn entfernen und sofort ein Implantat setzen. In manchen Fällen kann man das nach wenigen Tagen oder 14 Tagen machen. In einer dritten Variante kann man es frühestens nach 3 Monaten setzen.

Das hat ein bisschen mit Philosophie zu tun, ein bisschen damit, wo der Arzt seine Ausbildung bekommen hat – die Schweizer denken anders als die Deutschen, die Deutschen denken anders als die Österreicher und wir Österreicher denken anders als Spanier und Portugiesen. Da gibt es kein Richtig und kein Falsch.

Zunehmend ist es so, dass Patienten schnellere Behandlungen wollen, weil unsere Gesellschaft einfach alles schneller will. Man könnte sagen, weil der Online-Versand Lieferung am nächsten Tag verspricht, soll auch der Zahn möglichst schnell gemacht werden.

GMEINER: Das klingt jetzt so, dass die Wünsche vom Patienten ausgehen: Er will kürzere Behandlungszeiten.

DDR. JAHL: Patienten wollen prinzipiell immer genau drei Dinge: Es muss gut sein, es muss schnell sein und es muss billig sein.

Das Problem bei diesen drei Worten ist, dass sie in dieser Kombination nie funktionieren werden. Das heißt, alles was gut und billig ist, kann nicht schnell sein. Alles, was gut und schnell ist, kann nicht billig sein. Alles was schnell und billig ist, kann niemals auch wirklich gut sein. Genau die drei Wünsche, die wir Menschen haben, jeder von uns, funktionieren in dieser Kombination nicht. Natürlich wollen wir, dass es günstig ist. Wir wollen Qualität. Schnell eine gute Lösung. In Kombination vertragen sich diese drei Wünsche leider nicht. Das ist das Problem.

Das müssen wir auch als Gesellschaft irgendwann akzeptieren. Viele Sachen nehmen einfach Zeit in Anspruch. Gute Leistung bedeutet oft Wartezeit. Ich habe einen Bekannten, der sich eine Tätowierung von einem top Tätowierer machen lassen will – der hat eine Wartezeit von acht Monaten. Im Dienstleistungsbereich ist es häufig so, dass man top Leistung nicht sofort bekommt, sondern Wartezeiten einrechnen muss. Ein anderes Beispiel habe ich bei einem Fliesenlegerbetrieb erlebt, der mir bereits ganz am Anfang gesagt hat, dass er frühestens in sieben Monaten freie Kapazitäten hat. Der erste Gedanke ist: Was, so lange?! Da nehme ich mich dann aber selber zurück und plane eben mit einer größeren Zeitspanne.

„Feste Zähne an nur einem Tag"
Darüber sprechen die Zahnärzte im Video:
https://youtu.be/gIabNraEJws

GMEINER: Gibt es medizinisch gesehen einen Unterschied, ob man das Implantat sofort oder nach einiger Zeit setzt?

DDR. JAHL: Der Outcome ist mit Sicherheit etwas besser, wenn wir den Knochen, wo der Zahn entfernt wurde, abheilen lassen. Das ist Fakt, gerade bei Einzelzähnen.

GMEINER: Gibt es einen Unterschied zwischen Backenzähnen und Schneidezähnen? Ist eines komplizierter als das andere?

DDR. JAHL: Frontzähne sind grundsätzlich etwas komplizierter. Das heißt, alles, was sich unter der Nase befindet – vom Eckzahn bis zum Eckzahn – ist deutlich komplizierter als die Zähne, die zum Beispiel im Unterkiefer im Seitzahnbereich sind.
Das hat mit Anatomie zu tun. Der Mensch wurde anatomisch so gebaut, dass er dort eine andere Neigung des Kiefers, weniger Knochendichte und eine wesentlich dünnere Struktur hat als im Unterkiefer. Das ist bei jedem Menschen so, das ist seine Biologie.

GMEINER: Es gibt weniger Knochensubstanz bei den oberen Schneide-zähnen, daher sind Implantate dort etwas komplizierter?

DDR. JAHL: Genau.

GMEINER: Was ist Indikation Nummer zwei bei Implantaten?

DDR. JAHL: Die nächste Indikation ist, dass mehrere Zähne fehlen.
Das ist zum Beispiel dort der Fall, wo eine Zahnlücke aus mehreren ehemals nebeneinander liegenden Zähnen entstanden ist. Diese größere Zahnlücke wurde mit einer Brücke geschlossen, eventuell ist die Brücke nach Jahren oder Jahrzehnten kaputt gegangen. Hier

werden zwei Implantate gesetzt, auf die man dann drei oder vier oder eventuell auch fünf Zähne setzen kann.

WIR HALTEN FEST ...

„Indikation Nr. 2: Mehrere Zähne fehlen
und auf zwei Implantate werden drei, vier oder fünf nebeneinander
liegende Zähne gesetzt."

DDR. JAHL: Die andere Variante ist, dass an verschiedenen Positionen im Kiefer jeweils ein Zahn fehlt. Das heißt, hier wird man in der Regel dort, wo der Zahn fehlt, jeweils ein Implantat machen. Das kommt sehr häufig vor. Vor allem älteren Menschen fehlen oft mehrere Zähne, nicht nur einer.

GMEINER: Welche Indikation gibt es bei Implantaten noch?

DDR. JAHL: Die dritte Indikation ist, dass man im Prinzip nur noch ein reduziertes Restgebiss hat. Sehr häufig ist es so, dass man nur noch zwei Zähne im Unterkiefer hat und der Patient darauf eine Prothese bekommt.

WIR HALTEN FEST ...

„Indikation Nr. 3: Reduziertes Restgebiss
und auf Implantate wird eine Prothese gesetzt."

DDR. JAHL: Die vierte Variante ist, dass es einen Leerkiefer gibt, auf dem eine Totalprothese getragen wird.
Die Hälfte der Leute kommt mit einer Totalprothese hervorragend zurecht, die andere Hälfte nicht. Die Hälfte, die nicht damit zurechtkommt, hat verschiedene Möglichkeiten, sich diesen zahnlosen

Kiefer durch Implantate verbessern zu lassen. Ob das jetzt Methoden mit zwei Implantaten, mit drei oder vier Implantaten pro Kiefer sind, das muss man mit seinem Behandler besprechen. Da gibt es verschiedene Konzepte, die klarerweise auch unterschiedlich viel Geld kosten. Gemeinsam findet man die optimale Lösung.

WIR HALTEN FEST ...

„Indikation Nr. 4: Zahnloser Kiefer
und auf Implantate wird eine Totalprothese gesetzt."

GMEINER: Wenn ich über eine Vollprothese mit Implantaten nachdenke: Welche Methoden gibt es?

DDR. JAHL: Auch das ist eine Frage der Philosophie und der Ausbildung.

GMEINER: ... und eine Frage der Finanzen?

DDR. JAHL: Selbstverständlich auch.
Man hat früher im Oberkiefer immer 8 Implantate gemacht und im Unterkiefer immer 6. Das wird in Deutschland in vielen Fällen immer noch als Lehrmeinung aufrechterhalten.
Durch viele Jahrzehnte Erfahrung hat man herausgefunden, dass durchaus 4 Implantate, die an der richtigen Stelle positioniert sind, für eine Verankerung entweder eines herausnehmbaren oder eines festsitzenden Zahnersatzes ausreichen. Dadurch ist die Behandlung für die Patienten auch einfacher und schneller geworden. Klarerweise wird sie auch billiger geworden sein, weil sie nicht 8 Implantate zahlen müssen, sondern in dem Fall einfach nur 4.
Ich persönlich habe langjährige Erfahrung mit dem All-on-4-Konzept, bei dem 4 Implantate ausreichen, um im zahnlosen Kiefer eine komplette Brücke einzusetzen.

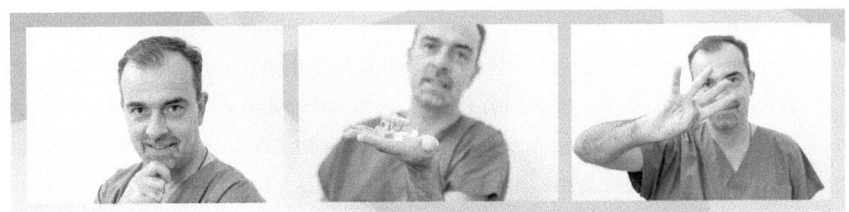

DDR. JAHL: Da ist die Wissenschaft sehr stark im Fluss. Man ist im Unterkiefer durchaus auf dem Weg, in Richtung drei Implantate zu gehen, im Oberkiefer nicht. Da wird sich noch vieles tun in den nächsten zwanzig Jahren.

GMEINER: Hat das mit den computergestützten Methoden zu tun, mit denen man genauer feststellen kann, wo man Implantate am besten setzt?

DDR. JAHL: Die computergestützten Methoden haben natürlich große Vorteile.

GMEINER: Hat das mit Statik zu tun?

DDR. JAHL: Absolut. Das Wichtigste ist die Statik. Es werden Finite-Elemente-Studien durchgeführt, man kann ganz genau messen, wie groß die Drehmomente sind, wie groß die Hebel sind, die vorhanden sind. Das ist ganz normale Physik, die hier wichtig ist. Im Mund gibt es durch die Kiefergelenke wie bei einer Schaukel eine Hebelwirkung.

GMEINER: Wie hat man das früher gemacht? Es gab ja keine digitalen Messverfahren wie heute. Hat man das einfach nur durch Anschauen des Patienten gemacht?

DDR. JAHL: Genau. Früher war man tendenziell vorsichtiger. Da es zu wenige Studien gab, musste man sich herantasten. Man hat gesagt, okay, wir haben da oben im Oberkiefer inklusive der Weisheitszähne 16 Zähne, man braucht vielleicht nicht alle 16 Zähne, aber 14 oder 12 Zähne wären ganz gut. 12 Zähne auf 8 Implantate klingt vernünftig. Das hatte aber den Effekt, dass die Behandlungen zu teuer und zu langwierig waren.

Deshalb haben wir jetzt neue Konzepte – die eigentlich gar nicht so neu sind, sie existieren auch schon lang, aber es dauert sehr lange, bis sich die Zahnmedizin oder die Medizin als solche ändert und neue Methoden zulässt. Da sind Ärzteschaft und die Zahnärzteschaft immer etwas – durchaus zu Recht – restriktiv und vorsichtig. Aber wie gesagt, wir haben mit diesen Konzepten unzählige Studien über sehr lange Zeiträume, da wird die Zukunft liegen.

GMEINER: Welche Unterschiede gibt es bei herausnehmbarem und festsitzendem Zahnersatz auf Implantaten?

DDR. JAHL: Festsitzender Zahnersatz hat eine wesentlich bessere Prognose, das ist wissenschaftlich gut untersucht.

WIR HALTEN FEST ...

„Festsitzender Zahnersatz hat eine wesentlich bessere Prognose als abnehmbarer Zahnersatz – das ist wissenschaftlich gut untersucht."

DDR. JAHL: Das ist einfach logisch. Alles, was ich herausnehme, verursacht Scherkräfte, Abzugskräfte, physikalische Kräfte wie Hebel etc., deswegen haben wir dort einfach wesentlich mehr Probleme. Ganz einfach. Das betrifft klassischen Zahnersatz ebenso wie Zahnersatz auf Implantaten. Herausnehmbarer Zahnersatz hat schlechtere Prognosen als festsitzender Zahnersatz.

GMEINER: Warum macht man dann überhaupt noch herausnehmbaren Zahnersatz?

DDR. JAHL: Es ist meist eine Budget-Frage. Alles, was festsitzend ist, ist teurer. Der Patient hat einen bestimmten Betrag zur Verfügung und entscheidet sich dann aufgrund dessen für eine Lösung.

ENTWICKLUNG DER IMPLANTATE

GMEINER: Die Geschichte zeigt, dass der Mensch schon immer versucht hat, Zähne irgendwie zu ersetzen, wenn diese ausgefallen sind. Wann gab es die ersten Gebisse?

DDR. JAHL: Der Mensch war schon immer wahnsinnig erfinderisch. Man hat bereits vor 4000 Jahren die ersten Schädeloperationen gemacht. Man hat es einfach probiert.
Natürlich hat man versucht, Körperteile, die verlorengegangen sind – und dazu gehören natürlich die Zähne – irgendwie zu ersetzen. Man hat verschiedenste Materialien verwendet, Elfenbein, Legierungen, Holz, Draht ... Man ist relativ früh auf den Weg gekommen, einen herausnehmbaren Zahnersatz zu machen. Dieser bestand aus Metall und Porzellan, sprich die Zähne waren aus Porzellan und das Gerüst aus Metall. Das ist seit etwa 200 Jahren in Verwendung.
Es war eher ein Legierungsproblem. Reines Gold zum Beispiel wäre viel zu weich und verformt sich. Man hat sich an Universitäten ausführlich damit beschäftigt und hat das Material immer wieder perfektioniert. Jetzt ist es so, dass wir durch die verschiedenen Materialien, die uns zur Verfügung stehen, eigentlich alle Probleme lösen können – im Sinne des herausnehmbaren Zahnersatzes.

GMEINER: Wann wurde das erste Implantat gesetzt?

DDR. JAHL: Das ist um die 50 Jahre her, wo Prof. Brånemark (1929-2014), ein schwedischer Arzt, Anatom und Forscher, die ersten Zahnimplantate entwickelt und bei Patienten gesetzt hat. Das war ein Probieren und Schauen, was dadurch passieren kann. Erstaunlicherweise hat das funktioniert und das Implantat ist eingewachsen. Er hat das Material Titan verwendet. Titan ist ein normales Element, das als natürlicher Rohstoff vorkommt, damals jedoch wenig Bedeutung hatte. Es wurde in der Elektronik zwar verwendet, aber es war kein wichtiges Metall.

Brånemark hat sich damit beschäftigt, das Material Titan steht auch in einem großen Umfang zur Verfügung. Er hat das erste Implantat einem Menschen in den Unterkiefer eingesetzt und das im Sinne von Studien beobachtet. Er hat das perfektioniert und es hat sich dann über die Jahrzehnte weiterentwickelt.

Man hat festgestellt, dass Titan im Vergleich zu einer Legierung, die aus mehreren Metallen besteht, einen ganz großen Vorteil hat: Titan ist ein reines Element und geht mit anderen biologischen Materialien nicht in Austausch. Das heißt, das Titan ist ein sogenanntes bioinertes Material und verursacht per se keine Komplikationen im Sinne von Austausch von Elektrolyten oder Ionen. Das ist der große Vorteil von Titan.

Man hat auch Stahl als Implantatmaterial verwendet, Stahl hat auch bis zu einem gewissen Grad funktioniert. Man hat auch Titanlegierungen verwendet, was gut funktioniert hat. Aber am erfolgreichsten ist das reine Titan, das heute Standard ist. Aktuell gibt es eine Entwicklung von Zirkon- oder Keramikimplantaten.

EINE FRAGE DES MATERIALS: TITAN ODER KERAMIK?

GMEINER: Ist Titan heute State of the Art bei Implantaten?

DDR. JAHL: Absolut. Millionen Implantate aus Titan sind verbrieft und es gibt viele Studien darüber.

WIR HALTEN FEST ...

„Implantate aus Titan sind heute Standard.
Die Wirkungen und Langzeitwirkungen sind gut erforscht."

GMEINER: Titan ist ein Metall. Gibt es darauf Allergien?

DDR. JAHL: Die Anzahl der beschriebenen Allergien ist verschwindend gering, weil das Titan als bioinertes Material nicht mit anderen biologischen Materialien in Austausch tritt. Theoretisch kann man also gar nicht allergisch darauf reagieren. Man kann heutzutage alle Studien durchforsten und wird dabei sehr wenige Arbeiten über Titan-Allergien finden, weil es nur wenige Menschen gibt, die auf Titan allergisch sind.

Das Problem ist ein anderes. Titanimplantate werden manchmal in zu wenig Knochen eingebracht, dadurch können Entzündungen entstehen. Wenn tatsächlich eine Entzündung entsteht wird irrtümlich argumentiert, der Patient wäre allergisch darauf. Es gibt Studien, was Allergien auf Titan betrifft, aber man hat festgestellt, dass man das durchaus vernachlässigen kann.

Was aber noch zu erforschen sein wird, ist die Frage nach dem individuellen Immunsystem. Man kann bei wenigen Menschen genetisch bedingte vorhandene Immunreaktionen auf Titan beobachten, die zu Implantatverlusten und Knochenverlusten führen können. Das Problem wäre dabei, diese Menschen vorab erkennen zu können. Implantate, Implantatbehandlungen und deren langfristiger Erhalt ist einfach Medizin.

GMEINER: Keramikimplantate befinden sich noch im Anfangsstadium, richtig?

DDR. JAHL: Der Entwicklungsstand der Keramikimplantate ist heute deutlich besser als noch vor fünf oder sechs Jahren. Es wird vermutlich noch zwei oder drei Jahre dauern, bis man Keramikimplantate materialwissenschaftlich so stabilisiert hat, dass es wirklich für alles funktioniert.

GMEINER: Warum geht der Trend zu Keramikimplantaten? Liegt es an der hellen Farbe, sodass sie als schöner empfunden werden?

DDR. JAHL: Gut gemachte Implantate in gutem Knochen geben hervorragende Resultate. Das gilt für Titan ebenso wie für Keramik.
Der Vorteil von Keramik gegenüber Titan ist, dass es sich um ein weißes Material handelt. Aber dass Titanimplantate optisch ein schlechtes Ergebnis hätten, entspricht einfach nicht der Tatsache.
Das Problem der Keramikimplantate ist, dass es noch immer nicht ganz ausgereift ist in Bezug auf den Ablauf, die Befestigung. Patienten wollen jedoch zunehmend metallfreie Implantate, das ist einfach zu beobachten. Deshalb gibt es eine vermehrte Nachfrage nach Keramikimplantaten, die derzeit aber noch nicht für alle Indikationen zu verwenden sind.

GMEINER: Die Stabilität ist bei Keramik noch ein Problem?

DDR. JAHL: Keramik hat noch nicht die Stabilität wie Titan.
Die weltgrößte Implantatfirma hat jetzt ein neues Implantatsystem aus Reinkeramik herausgebracht, und selbst die Firma selbst sagt, dass es an bestimmten Stellen bzw. bei bestimmten Indikationen nicht verwendet werden darf. Das neue Implantatsystem ist nicht für alle Indikationen freigegeben.

Da wir sehr viele Implantate machen, wurde uns angeboten, dass wir das gratis testen, aber ich habe bis dato keinen Patienten gefunden, bei dem ich es im Moment verantworten kann, das jetzt auch zu machen. Ich möchte das noch eine Zeit lang beobachten und sehen, wie die Langzeiterfolge sein werden. Außerdem ist es wie schon gesagt nicht für jede Indikation freigegeben.

Das Problem ist, wenn so ein Implantat mitsamt dem Zahnaufbau bricht – und Zirkon neigt dazu, zu brechen –, dann ist es wirklich schwierig. Denn dann steckt ein ausgebrochenes Implantat weiterhin im Kieferknochen, fest eingewachsen, aber für nichts mehr zu verwenden. Das ist das Problem.

GMEINER: Wenn ein Keramikimplantat tatsächlich bricht, werden diese Stücke dann herausoperiert?

DDR. JAHL: Beides ist machbar. Man kann die Stücke im Kieferknochen belassen oder man kann sie herausoperieren.

Die wenigsten Patienten sind begeistert, wenn man sagt, dass man ihnen das operativ entfernt, weil das natürlich eine Wunde ist, Schmerzen verursacht und ein Defekt ist. In manchen Fällen kann man das durchaus belassen. Bei gegebener Komplikation oder bei gegebenen Beschwerden kann man es entfernen, aber nicht a priori.

GMEINER: Was ist die Zukunft? Wo stehen wir in 20 Jahren in Bezug auf Implantate?

DDR. JAHL: Nach meiner Einschätzung: Keramik und eventuell tatsächlich gezüchtete eigengewebliche Zahnimplantate.

GMEINER: Keramik ist die Zukunft? Weil es sich weiterentwickelt und die derzeitigen Probleme wegfallen?

DDR. JAHL: Ganz genau.

GMEINER: Wo wird in Zukunft der Unterschied zwischen Titan und Keramik sein?

DDR. JAHL: Es wird keinen Unterschied mehr geben. Titan- und Keramikimplantate werden gleich gut einzubringen sein, es wird gleich gut beim Einwachsen sein, es wird gleichwertig sein.

GMEINER: Aber wenn beides gleichwertig sein wird, warum sehen Sie die Zukunft trotzdem bei Keramikimplantaten?

DDR. JAHL: Für Keramik sprechen einerseits die weiße Farbe und die Metallfreiheit, in vielen Fällen haben Patienten eine Vorliebe dafür. Der Ansatz, dass es sich hier um Zirkonoxyd, um eine Keramik handelt, wäre biologisch betrachtet an sich gut. Wahrscheinlich wird beides nebeneinander koexistieren und beides wird seine Berechtigung haben. Aber man wird eines Tages nicht mehr sagen können, das eine ist besser und das andere ist schlechter.
Ich glaube, dass beide Materialien, Titan und Keramik, bei Implantaten in Zukunft gleich gut sein werden. Falls Keramik sich wirklich so durchsetzen wird, wie ich glaube, wird der Preis für Titanimplantate wahrscheinlich deutlich fallen – das wäre ein Vorteil für den Patienten!

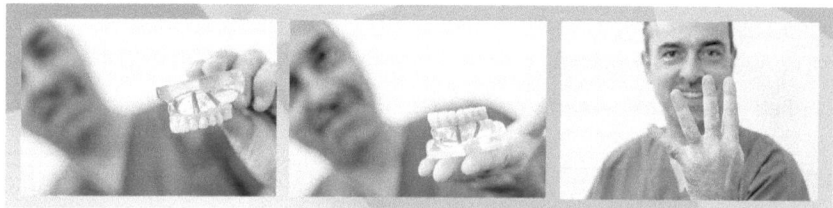

DIE SICHERSTE MEDIZINISCHE METHODE – WELTWEIT!

GMEINER: Wieso gehören Zahnimplantate zu den sichersten Methoden der Medizin?

DDR. JAHL: Ich nehme an, dass das eine biologische Ursache hat. Wir haben im Schädelbereich einen anderen Stoffwechsel.
Wenn man sich große Verletzungen im Gesichtsschädelbereich anschaut – durch Unfälle, Schlägereien, etc. –, dann neigt unser Körper dazu, möglichst rasch eine Heilung herbeizuführen. Dass wir mit Zahnimplantaten so große Erfolge erzielen hat höchstwahrscheinlich genau damit zu tun, dass der Kopf – und da gehört der Kiefer dazu – einfach eine der meist durchbluteten Regionen ist und damit extrem schnell regenerieren kann.
Überall, wo wir viel Durchblutung und viele Blutgefäße haben, da haben wir immer gute Heilung. Das heißt, oben im Bereich des Gesichtes und im Bereich des Kiefers funktioniert die Heilung wesentlich besser als in anderen Körperbereichen. Es gibt hier auch einen deutlich schnelleren Knochenstoffwechsel. Der Kieferknochen hat einen ganz anderen Stoffwechsel, auch eine ganz andere Stoffwechselgeschwindigkeit als die restlichen Knochen im Körper.

GMEINER: Das wusste ich nicht ...

DDR. JAHL: Ja, der Knochenstoffwechsel im Kiefer ist viel schneller. Er regeneriert viel schneller. Das hat mit der besseren Durchblutung zu tun, mit der Zellregeneration.
Deswegen haben wir, wenn wir mit einem Implantat in einen gesunden Unter- oder Oberkiefer eindringen, dort eine hervorragende Regeneration. Wir haben durch das Blut extrem viele Botenstoffe, die dafür sorgen, dass das gut verknöchert. Das macht

der Organismus des Menschen selber. Deswegen ist das Implantieren in der Zahnmedizin eine so hervorragende Methode. Deshalb funktioniert das so gut.

WIR HALTEN FEST ...

„Der Knochenstoffwechsel im Kopf ist viel schneller, daher die hervorragende Regeneration nach dem Setzen von Implantaten im gesunden Unter- oder Oberkiefer."

DDR. JAHL: Im Gegensatz zu vielen anderen Behandlungen führt diese Heilungsgeschwindigkeit im Kopfbereich dazu, dass die Heilung viel schneller abgeschlossen ist als in anderen Körperregionen und dann eine stabile Situation erreicht wird. Das ist der ganz große Unterschied. Deswegen ist das Setzen von Zahnimplantaten eine der erfolgreichsten medizinischen Methoden, die wir heutzutage haben. Das bedeutet aber nicht – was aber viele Leute glauben –, dass ein Implantat irgendeine technische Lösung wäre, die man in den Kiefer einbringt und zu einhundert Prozent für die nächsten einhundert Jahre funktionieren wird. Das entspricht nicht der Tatsache.
Zahnimplantate sind umgeben von einem lebendigen Knochen. Wir brauchen also einen gesunden Stoffwechsel seitens des Patienten, damit dieser Knochen auch gesund bleiben kann.

WIR HALTEN FEST ...

„Zahnimplantate sind umgeben von einem lebendigen Knochen. Damit der Knochen gesund bleibt, braucht der Patient einen gesunden Stoffwechsel."

DDR. JAHL: Das bedeutet, wir haben bei Zahnimplantaten große Probleme, wenn Leute beispielsweise eine Krebserkrankung haben, wo der Stoffwechsel sich stark reduziert. Das sieht man daran, dass der Patient 25 Kilo abnimmt, Muskeln verliert, er verliert aber genauso seine Stoffwechselaktivität, er wird Kieferknochen verlieren etc. Da sind wir aber machtlos.

GMEINER: Ein Krebspatient verliert auch die Zähne?

DDR. JAHL: Ein Krebspatient würde langfristig auch die Zähne verlieren, natürlich.

Wenn wir an Gewicht verlieren, nehmen wir auch sehr viel im Mund ab, was die Leute nicht glauben. Wenn wir absichtlich oder unabsichtlich Körpergewicht verlieren, verändert sich auch das komplette Volumen des Mundes. Das heißt, auch im Mund wird es kleiner. Natürlich nicht in so dramatischem Ausmaß, aber die Prothesenträger merken das zum Beispiel, weil die Prothese irgendwann überhaupt nicht mehr hält.

WAS ZU DENKEN GIBT ...

„Gewicht verlieren, ob willentlich oder ungewollt, bedeutet, dass auch das Volumen im Mund kleiner wird."

GMEINER: Moment! Prothesenträger, die abnehmen, aus welchem Grund auch immer, müssen in Kauf nehmen, dass der Mund kleiner wird?

DDR. JAHL: Der Kieferknochen wird kleiner, das Volumen wird insgesamt kleiner und die Zahnprothese, die drei Jahre vorher gemacht wurde, hält nicht mehr. Man weiß ja zum Zeitpunkt der Anfertigung nicht, dass sich der Kiefer so verändern wird.

Durch die Beobachtung seitens des Zahnarztes, die durchaus möglich ist, können wir das bemerken. Wir sollten auch die Allgemeingesundheit betrachten, weil wir oft der Erste sein können, um festzustellen, dass der Patient eventuell unter einer chronischen Erkrankung oder bösartigen Krankheit leidet. Das ist vielen Leuten gar nicht bewusst. Die verlieren einfach Körpergewicht, was am Anfang gar nicht so unangenehm ist. Das fällt ja erst auf, wenn man die Kleidung zwei Größen kleiner kaufen muss.

Bei Leuten, die abnehmen, ob bewusst oder unbewusst, führt das dazu, dass eine vorher schon schlechte Prothese noch zwei Potenzen schlechter sein wird.

WAS ZU DENKEN GIBT ...

„Wenn Prothesenträger abnehmen, ob bewusst oder unbewusst, führt das dazu, dass die Zahnprothese nicht mehr passt, weil man auch im Mund abnimmt."

GMEINER: Was passiert beim Abnehmen im Kiefer mit Implantaten?

DDR. JAHL: Die Implantate tun ja nichts. Implantate sind ein vollkommen passives Metallding oder Keramikding, das einfach in einem gesunden Knochen drinnen ist. Der Halt des Implantates wird durch den umgebenden Knochen bestimmt. Wenn der umgebende Knochen weniger wird, kann es durchaus sein, dass wir Implantate verlieren, so wie wir auch natürliche Zähne verlieren.

GMEINER: Bei einem amputierten Bein oder Arm gibt es das Phänomen der Phantomschmerzen. Es juckt, tut weh oder kribbelt an einer Stelle, wo das Bein oder der Arm gar nicht mehr da ist. Gibt es so etwas Ähnliches auch bei Implantaten?

DDR. JAHL: Bei Implantaten gibt es keine Phantomschmerzen, aber es gibt durchaus etwas Ähnliches.

Gerade am Kopf haben wir etwas, was als sehr schmerzhaft empfunden werden kann. Wir haben viele Gefäße und vor allem viele Nerven dort. Der Mensch besteht aus Blutgefäßen, aus Nerven, aus Knochen. Deshalb kann es so wie überall anders im Körper auch bei Implantaten zu unbeabsichtigten Nervverletzungen kommen, auf die ein Patient mit starken Schmerzzuständen im Bereich der Kiefer reagieren kann, ohne dass eine Ursache für einen Schmerz da wäre. Aber durch Verletzen dieser Nervstrukturen, die in gewissen Regionen dort verlaufen, können starke neuralgiforme Gesichtsbeschwerden auftreten. Das ist ein wirklich massives Beschwerdebild. Das gibt es durchaus. Es lässt sich natürlich durch entsprechende Diagnostik und Planung verhindern.

GMEINER: Stichwort 3D-Röntgen und computergestützte Operationen: Kann man davon ausgehen, dass es jetzt aufgrund dieser Techniken besser ist und weniger oft vorkommt?

DDR. JAHL: Absolut. Es gibt noch zu wenige Studien darüber, die wird es wahrscheinlich erst in einigen Jahren geben. Aber die Logik legt nahe, dass es jetzt viel seltener vorkommt. Das bestätigen auch externe Patienten. Das ist eine sehr positive Entwicklung.

FRAGENKATALOG IMPLANTATE

ALLGEMEINER IMPLANTATE-CHECK

Mit diesem Implantate-Check kann jeder für sich selbst ermitteln, ob ein Zahnimplantat geeignet ist. Aber natürlich können nur ein 3D-Röntgen und eine Untersuchung durch einen erfahrenen Kieferchirurgen die endgültige Sicherheit geben. Also einfach nachfragen!

Die 10 Zeichen, dass ein Implantat für Sie geeignet wäre:
(bitte Zutreffendes ankreuzen)

1) Haben Sie einen Zahn verloren, für den Sie Zahnersatz benötigen?

   ❑ ja   ❑ nein   ❑ weiß nicht

2) Fehlen Ihnen mehrere Zähne, für den Sie Zahnersatz brauchen?

   ❑ ja   ❑ nein   ❑ weiß nicht

3) Möchten Sie eine Brücke, ohne Ihre natürlichen Zähnen zu beeinträchtigen?

   ❑ ja   ❑ nein   ❑ weiß nicht

4) Haben Sie eine Brücke, die auf Ihren natürlichen Zähnen nicht mehr hält?

   ❑ ja   ❑ nein   ❑ weiß nicht

5) Ihr Kiefer ist komplett zahnlos und Sie wollen einen festsitzenden Zahnersatz?

   ❑ ja   ❑ nein   ❑ weiß nicht

6) Legen Sie Wert auf festen Sitz und sicheren Halt Ihrer Prothese?

   ❑ ja   ❑ nein   ❑ weiß nicht

7) Möchten Sie, dass trotz Prothese Ihr voller Geschmackssinn erhalten bleibt?

  ☐ ja   ☐ nein   ☐ weiß nicht

8) Möchten Sie einen sicheren Schutz gegen Knochenschwund, weil Ihnen mehrere oder viele Zähne fehlen?

  ☐ ja   ☐ nein   ☐ weiß nicht

9) Sind Sie bereit, Ihren Zahnersatz sorgfältig zu pflegen?

  ☐ ja   ☐ nein   ☐ weiß nicht

10) Wünschen Sie sich Komfort und Sicherheit beim Kauen, Sprechen und Lachen?

  ☐ ja   ☐ nein   ☐ weiß nicht

Wenn Sie mehrere Fragen mit „Ja" beantwortet haben, dann sollten Sie einen Termin bei einem Kieferchirurgen oder bei Ihrem Zahnarzt vereinbaren. Dort kann abgeklärt werden, ob Implantate für Sie geeignet sind, und Sie erfahren vom Zahnarzt, welche Möglichkeiten es gibt.

IMPLANTATE-CHECK, WENN SIE BEREITS EINE ZAHNPROTHESE HABEN

Mit diesem Implantate-Check kann jeder für sich selbst ermitteln, ob ein Zahnimplantat geeignet ist, wenn man bereits eine Zahnprothese hat. Aber natürlich können nur ein 3D-Röntgen und eine Untersuchung durch einen erfahrenen Kieferchirurgen die endgültige Sicherheit geben. Also einfach nachfragen!

Die 10 Zeichen, dass ein Implantat für Sie geeignet wäre:
(bitte Zutreffendes ankreuzen)

1) Lockert sich Ihre Zahnprothese anstatt fest und sicher zu sitzen?

❒ ja   ❒ nein   ❒ weiß nicht

2) Leiden Sie darunter, dass Ihre Dritten wackeln?

❒ ja   ❒ nein   ❒ weiß nicht

3) Fühlen Sie sich trotz Haftcreme unsicher und haben Angst, dass sich Ihre Prothese lockert?

❒ ja   ❒ nein   ❒ weiß nicht

4) Verzichten Sie auf bestimmte Speisen, weil Sie befürchten, dass die Prothese sich lockert?

❒ ja   ❒ nein   ❒ weiß nicht

5) Meiden Sie das Essen in Gesellschaft sogar komplett, weil Sie sich durch Ihre Zahnprothese beeinträchtigt fühlen?

❒ ja   ❒ nein   ❒ weiß nicht

6) Möchten Sie das Essen wieder schmecken, mit allen Geschmacksnerven?

❒ ja   ❒ nein   ❒ weiß nicht

7) Fühlen Sie sich gehemmt beim Sprechen oder Lachen, weil die Prothese nicht fest und sicher sitzt?

   ❑ ja   ❑ nein   ❑ weiß nicht

8) Schränken Sie sich beim Sport ein, weil Sie befürchten, Ihre Dritten könnten sich lockern?

   ❑ ja   ❑ nein   ❑ weiß nicht

9) Verursacht Ihre Prothese Druckstellen und immer wieder Zahnfleischentzündungen?

   ❑ ja   ❑ nein   ❑ weiß nicht

10) Wünschen Sie sich Komfort und Sicherheit beim Kauen, Sprechen und Lachen?

   ❑ ja   ❑ nein   ❑ weiß nicht

Wenn Sie mehrere Fragen mit „Ja" beantwortet haben, dann sollten Sie einen Termin bei einem Kieferchirurgen oder Ihrem Zahnarzt vereinbaren. Dort kann abgeklärt werden, ob Implantate für Sie geeignet sind, und Sie erfahren vom Zahnarzt, welche Möglichkeiten es gibt.

ANGST BEIM ZAHNARZT –
ES GIBT LÖSUNGEN!

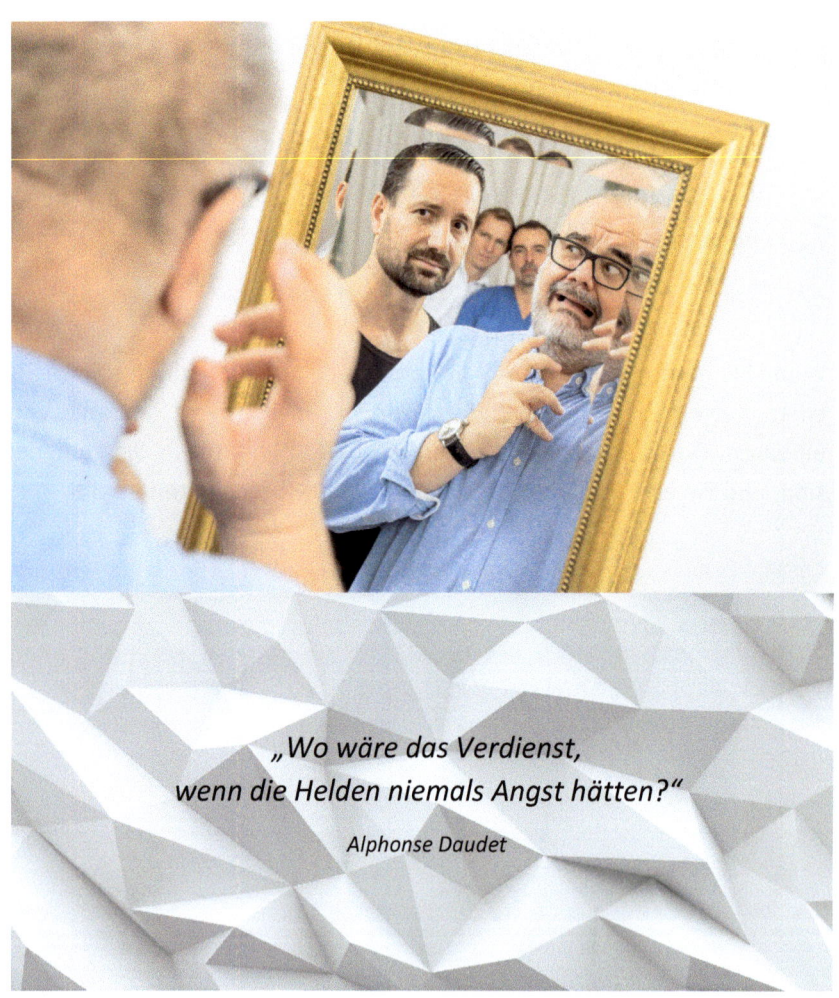

„Wo wäre das Verdienst,
wenn die Helden niemals Angst hätten?"

Alphonse Daudet

HILFE - ICH HABE ANGST VOR DEM ZAHNARZT!

GMEINER: Was sagen Sie Menschen, die Angst vor dem Zahnarzt haben?

DR. GUSERL: Eines sei gleich von Anfang an gesagt: Sie sind nicht allein. Zahnarztangst ist neben der Angst vor öffentlichen Reden die am meisten verbreitete Angst überhaupt. Das wissen auch die Zahnärzte. Es gehört sozusagen zu ihrem täglichen Job.

WIR HALTEN FEST ...

„Die gute Nachricht:
Sie sind mit Ihrer Zahnarztangst nicht allein."

GMEINER: Warum gehen trotzdem viele Zahnärzte nicht auf die Angst ein? Und warum kommt es überhaupt zu dieser Angst? Und das Wichtigste: Was kann man tun, um dem Zahnarzt und dem Leben wieder die Zähne zu zeigen ;-) ?

DR. GUSERL: Ihre Ängste haben einen Sinn. Ohne Ängste könnte der Mensch nicht überleben. Ihre Ängste warnen Sie vor möglichen Gefahren und retten Ihnen täglich Ihr Leben. Nur wenn die Ängste die Kontrolle übernehmen, ist es ein Zuviel. Ein Zuviel, welches Ihr Leben bestimmt und Sie zwischen Schockstarre und Panik pendeln lässt. Das soll nicht sein – das dürfen Sie nicht zulassen.

WIR HALTEN FEST ...

„Ängste haben einen Sinn – sie warnen vor möglichen Gefahren.
Nur wenn Ängste die Kontrolle übernehmen, ist es ein Zuviel. Lassen
Sie das nicht zu!"

DR. GUSERL: In über 15 Jahren, in denen ich mit Patienten arbeite, ist immer ein Punkt als besonders wichtig erschienen: Der Patient will mit seinen Ängsten ernst genommen werden. Dafür bedarf es einer gewissen Aufmerksamkeit seitens des Zahnarztes und dies setzt wiederum ein gewisses Maß an Zeit voraus.

Genau dies ist meistens der springende Punkt: Das Kassensystem zahlt einen Mini-Betrag für die Erstberatung, welcher maximal für 5-10 Minuten kostendeckend ist. Nochmals: Kein Gewinn – nur kostendeckend. In diesen 5 Minuten soll man mit dem Kunden eine Partnerschaft fürs Leben aufbauen? Soll all seine Ängste, Sorgen und Wünsche erfahren und diese auch auf medizinische Umsetzbarkeit prüfen? Keine Chance! Da kann es sich nicht ausgehen, eine vertrauensvolle Arzt-Patienten-Beziehung aufzubauen.

Ich möchte sowohl dem Patienten als auch den Behandlern einen Werkzeugkoffer voller Ideen, Anregungen und handfesten Lösungen für eine beidseitig gut funktionierende Arzt-Patienten-Beziehung mitgeben.

DENTALPHOBIE WIRD ERLERNT UND VERERBT

GMEINER: Wie entsteht Zahnarztangst?

DR. GUSERL: Kinder leiden oft schon in jungen Jahren an Angst vor dem Zahnarzt. Die Dentalphobie wird dabei nicht selten von den Eltern vorgelebt und von den Kindern erlernt.

Einige Kindergartenkinder weisen bereits einen von Karies und Baktus durchzogenen Zahnapparat auf. Sie lernen nur unzureichend, ihre Zähne zu putzen. Zahnseide und Mundspülung sind ihnen meistens gänzlich fremd. Die Aufklärung in den Kindergärten, Schulen und anderen Bildungseinrichtungen kann eine solche Wissenslücke zur Mundhygiene nicht schließen, wenn es den Kindern nicht schon zu Hause beigebracht wird. Auch der Zahnarztbesuch!

WAS ZU DENKEN GIBT ...

„Kinder lernen oft nur unzureichend,
wie man die Zähne putzt und gesund erhält."

GMEINER: Die Eltern sollen ihren Kindern also zeigen, wie man die Zähne gesund erhält, anstatt ihre Ängste weiterzugeben?

DR. GUSERL: Was die wenigsten Eltern wissen: Kaputte Milchzähne schädigen auch die kommenden Zähne.

Erstens sind Kariesbakterien dann bereits vorhanden und da Milchzähne und bleibende Zähne nebeneinander stehen, können sie sich schnell und einfach anstecken. Schlechte Ernährung und damit eine ungenügende Versorgung mit Fluorid (zum Beispiel) tragen weiter zur Bildung von schlechtem Zahnmaterial schon im Kindesalter bei. Wenn dann auch noch die Drohung mit dem Zahnarzt und dem Bohrer dazu kommt, dann muss man sich nicht wundern, wenn das Kind schon vor dem ersten, meist sehr harmlosen Kontrollbesuch beim Zahnarzt Angst hat.

Manchmal reicht schon eine angstmachende Situation oder eine schmerzhafte Behandlung, um von einem Zahnarztgeher zu einem Zahnarztgegner zu werden.

WARUM HABE ICH ANGST VOR DEM ZAHNARZT?

DR. GUSERL: Ganz wichtig: Dass Sie sich zugestehen Angst zu haben ist der erste richtige Schritt in eine deutlich angstreduzierte Zukunft. Und wenn Sie dies auch noch Ihrem Behandler mitteilen, dann stehen die Vorzeichen sehr gut, dass Sie Ihre Angst kontrollieren werden können.

„Gestehen Sie sich zu, dass Sie Angst vor dem Zahnarzt haben. Und sagen Sie das Ihrem Zahnarzt. "

DR. GUSERL: Sagen Sie Ihrem Behandler, dass Sie Angst haben. Und wenn Sie ihm und natürlich dadurch sich selbst noch mehr helfen wollen, so versuchen Sie herauszufinden, wovor GENAU Sie Angst haben. Zahnarztangst ist nicht gleich Zahnarztangst.

GMEINER: Zahnarztangst ist nicht gleich Zahnarztangst? Es genügt also nicht, ganz allgemein zu sagen: „Ich habe Angst beim Zahnarzt"?

DR. GUSERL: In über 95 Prozent der Fälle leiden Patienten unter Zahnarztangst auf Grund eines Traumas in Kindheitstagen. Den meisten fällt ganz konkret eine Situation dazu ein.
Genau hier liegt die Ursache Ihrer heutigen Angst. Dieses Ereignis ist in Ihrem Unterbewusstsein abgespeichert und schlummert vor sich hin.
Wenn nun einer oder mehrere Ihrer Sinne den gleichen bzw. ähnlichen Impuls wie damals bekommen, so steigt Ihr Unterbewusstsein sofort wieder in die damalige Szene ein. Ob Sie es wollen oder nicht. Sie können Ihr Unterbewusstsein nicht steuern. Klartext: In diesem Moment sind Sie wieder der hilflose achtjährige Junge oder das eingeschüchterte zehnjährige Mädchen von damals.

GMEINER: Was kann Zahnarztangst auslösen?

DR. GUSERL: Wir haben fünf Sinne. Diese sind Hören, Riechen, Sehen, Schmecken und Fühlen.
Was sind nun negative Beispiele, welche Ihre Sinne ansprechen und Angst auslösen?

HÖREN:

Das kennen Sie bestimmt: Während Sie im Wartezimmer sitzen, hören Sie aus den Behandlungsräumen das unangenehme Surren der Bohrer. Das weckt die Bilder von damals.

RIECHEN:

Ein weiterer Klassiker ist der typische Zahnarztgeruch. Meistens nehmen wir diesen schon im Stiegenhaus war.

SEHEN:

Der weiße Kittel ist oft Auslöser von Angst. Manchmal reicht schon die typische Wartezimmeratmosphäre und die Ruhe ist dahin.

SCHMECKEN:

Unser Unterbewusstsein kann uns auch über den Geschmackssinn sofort in die damalige Situation befördern, z. B. durch den Geschmack des Abdruckmittels und dergleichen.

FÜHLEN:

Allein das Vibrieren des Bohrers kann eine Schmerzsymptomatik bewirken. Oft ist dann leider die Reaktion des Arztes: „Also das kann jetzt gar nicht mehr wehtun."

Auf Grund dessen habe ich das angstfreie Konzept der Six-Senses-Methode entwickelt, welches auf allen Ebenen der Sinne für Sie eine Wohlfühlatmosphäre schaffen soll.

Eines gleich vorweg: Fünf Sinne anzusprechen ist zu wenig. Der wichtigste Sinn in einem angstfreien Konzept fehlt noch: das VERTRAUEN.

WIR HALTEN FEST ...

„Angst kann durch negative Erlebnisse über unsere fünf Sinne ausgelöst werden: Hören, Riechen, Sehen, Schmecken und Fühlen. Und am wichtigsten: Vertrauen."

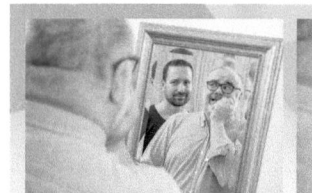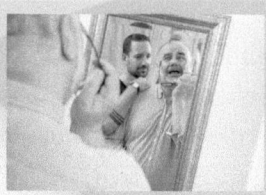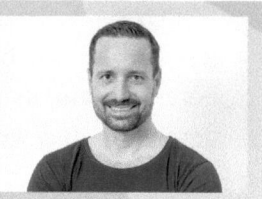

SPEZIELLE ZAHNÄRZTE GEGEN ANGST!

GMEINER: Was raten Sie Zahnärzten im Umgang mit Angstpatienten?

DR. GUSERL: Das bewusste Wahrnehmen des Patienten als Kunde und vor allem als Mensch ist für den Zahnarzt essentiell! Das betrifft im Übrigen nicht nur Angstpatienten.

GMEINER: Warum hilft mir als Patient die Vernunft nicht dabei, um die Angst zu besiegen?

DR. GUSERL: Weil die Vernunft nicht die Kontrolle über die Emotionen hat. Sie können nicht aus Vernunft heraus jemanden lieben oder hassen. Das funktioniert so nicht.

WIR HALTEN FEST ...

„Vernunft hilft nicht dabei, die Angst zu besiegen. Weil die Vernunft keine Kontrolle über die Emotionen hat."

DR. GUSERL: Sehr oft können mir meine Kunden genau sagen, wovor sie beim Zahnarzt Angst haben. So kann man gut Schritt für Schritt an einer Lösung arbeiten. Das ist leider nicht immer so.
Manchmal besteht einfach eine generelle Angst. Meistens ist es die Angst vor einer Vorstellung. Oft gibt es danach erst mal eine positive Überraschung: „Also das war wirklich nicht schlimm. Ich verstehe

gar nicht, warum ich so eine Angst hatte." Leider kehrt die Angst vor der Vorstellung aber wieder zurück.

GMEINER: Wenn die Angst wiederkommt: Was dann?

DR. GUSERL: Nur mehrmaliges positives Erleben kann das Unterbewusstsein davon überzeugen, dass man keine Angst haben muss.

WIR HALTEN FEST ...

„Das Unterbewusstsein kann nur durch mehrmaliges positives Erleben davon überzeugt werden, dass man keine Angst haben muss."

DR. GUSERL: Deswegen ist es so immens wichtig, sich immer wieder seiner Angst zu stellen, bis die positiven Erlebnisse die negativen überschrieben haben.
Das kann durchaus oft ganz schnell gehen. Wenn nicht – seien Sie nicht zu streng mit sich.
Manchmal braucht es etwas Zeit, die alten Wunden zu heilen.
Und so komisch es klingen mag: Manchmal will man die Angst auch gar nicht mehr hergeben. Wie eine schlechte Angewohnheit ist es oft gar nicht so leicht, dieser Lebewohl zu sagen. Schließlich leben manche schon Jahrzehnte mit dieser.

WAS KANN ICH SELBST FÜR EINEN ENTSPANNTEN ZAHNARZTBESUCH TUN?

GMEINER: Wenn ich Zahnarztangst habe: Was kann ich tun, wenn ich zum Zahnarzt gehe?

DR. GUSERL: Ihre Ängste werden genährt von Ihrer Vorstellung. Die Erinnerung an frühere Behandlungen wird mit der Vorstellung von zukünftigen Behandlungen gleichgesetzt. Das heißt, dass Sie mit der Erwartung zu dem Termin gehen, die Ihrer Vorstellung entspricht. Zusätzlich aktivieren Sie Ihre selektive Wahrnehmung.

Klartext: Dinge, die Ihrer Vorstellung und Ihrer Erwartungshaltung entsprechen, werden vermehrt und verstärkend wahrgenommen. Dies können einerseits Stammtisch-Gespräche sein oder auch bestimmte Wahrnehmungen in der Ordination, wie Geruch, Geräusche etc., die Sie sofort in Ihrer Erwartungshaltung bestätigen und negativ verstärken.

GMEINER: Was meinen Sie mit Stammtisch-Gesprächen?

DR. GUSERL: Darunter verstehe ich die Erzählungen von Freunden, Bekannten oder Verwandten über schreckliche Erlebnisse beim Zahnarzt.

Zu den Stammtisch-Gesprächen gibt es Folgendes zu sagen: Menschen übertreiben in ihren Erzählungen sehr gerne. Glauben Sie nicht alles. In anderen Bereichen machen Sie sich ja auch ein eigenes Bild. Und selbst wenn einer Ihrer Freunde einmal eine schlechte Erfahrung gemacht hat, so bedeutet dies nicht, dass auch Sie diese Erfahrung machen müssen.

Apropos: Auch wenn Sie derjenige sind, welcher ein schlimmes Zahnarzterlebnis hinnehmen musste, so bedeutet dies nicht, dass die Zahnmedizin in ihrer Entwicklung stehengeblieben ist. Die moderne Zahnmedizin kann in den meisten Fällen Schmerzfreiheit garantieren.

Die gute Nachricht: Was mit negativen Vorstellungen funktioniert, das funktioniert auch mit positiven. Stellen Sie sich Ihren optimalen Zahnarztbesuch vor. Wie könnte dieser ablaufen? Konzentrieren Sie sich nicht auf Ihre Angst, sondern auf Ihren Nutzen von diesem Besuch. Stellen Sie sich Ihren schmerzfreien, entzündungsfreien, gesunden Zustand vor. Ihr wiedererlangtes Lächeln und Ihre neue, frische Lebensqualität. Es ist Ihr großer Nutzen, wenn Sie sich von Ihrem Zahnarzt helfen lassen.

WIR HALTEN FEST ...

„Dinge, die Ihrer Erwartungshaltung entsprechen, werden verstärkend wahrgenommen. Das funktioniert in beide Richtungen: Angst vermehrend oder aber mindernd!"

DIE SIX-SENSES-METHODE FÜR ÄRZTE UND PATIENTEN: DEN SINNEN EIN SCHNIPPCHEN SCHLAGEN!

DR. GUSERL: Kommen wir nun zu den ganz konkreten Möglichkeiten, die man als Arzt und Patient hat, um leichter eine positive Zusammenarbeit zu ermöglichen.

Hier werden wir immer wieder auf unsere sechs Sinne eingehen: Hören, Riechen, Sehen, Schmecken, Fühlen und Vertrauen.

Die Schritte, die unternommen werden können, scheinen für den einen Behandler oder Patienten passend, für den anderen nicht. Oft ist es natürlich die Kombination aus mehreren Zutaten, die es uns erlauben, gemeinsam die Suppe auszulöffeln ;-)

Also: Herzlich willkommen in Ihrer Wohlfühloase. Hier bekommen Sie Ihr Lächeln, das Sie verdient haben.

GMEINER: Was bedeutet „Six Senses Methode"?

DR. GUSERL: Die Six-Senses-Methode bezieht sich auf die sechs Sinne: Hören, Riechen, Sehen, Schmecken, Fühlen und Vertrauen.

Verschiedene Sinneseindrücke können uns sofort wieder in die Situation eines früheren Traumas zurückführen. So reicht oft schon der typische Zahnarztgeruch, um die Zahnarztangst zu aktivieren.

Dies betrifft alle unsere Sinne. Ziel der Six-Senses-Methode ist nun, dem Kunden auf allen Sinneskanälen neue, positive Anker zu setzen.

WIR HALTEN FEST ...

„Ziel der Six-Senses-Methode ist es, dem Kunden auf allen Sinneskanälen – Hören, Riechen, Sehen, Schmecken, Fühlen, Vertrauen – neue, positive Anker zu setzen."

Der wichtigste Sinn – das Vertrauen – hat oberste Priorität. Sollte man es nicht schaffen, das Vertrauen in der Arzt-Patienten-Beziehung herzustellen, so sind alle anderen Maßnahmen nur Tropfen auf einem heißen Stein.

Wenn das Vertrauen einmal hergestellt ist, so kann man dieses durch andere Sinneskanäle positiv verstärken.

Vom Prinzip her ist es genau das Gleiche wie bei den negativen Erlebnissen. So kann der Kunde, wenn er immer noch aufgeregt in die Ordination kommt, durch den angenehmen Geruch der Ordination in einen positiveren Zustand versetzt werden oder durch eine herzliche Begrüßung seinen Puls beruhigen.

GMEINER: Warum haben Sie die Six-Senses-Methode entwickelt?

DR. GUSERL: Als Zahnarzt habe ich mich von Beginn an mit der Angstfreiheit beim Zahnarzt beschäftigt. Ich wollte einfach, dass meine Patienten gerne zu mir kommen.

Ich habe in meiner Praxis alles hinterfragt und auf den Kopf gestellt. Und ich habe schließlich mit meiner Six-Senses-Methode einen ganzheitlichen Ansatz entwickelt, möglichst alle negativen Einflüsse, wenn schon nicht gänzlich zu eliminieren, so doch zumindest zu minimieren, oder durch positive Einflussfaktoren zu ersetzen.

Man kann es drehen und wenden wie man will: Ohren, Nase, Geschmacksknospen und die Augen des Patienten sind beim Zahnarzt auf das höchste sensibilisiert und auf Alarm gestellt. Jede Irritation, jeder negative Eindruck wirkt sich um ein Vielfaches stärker aus als in einer neutralen Umgebung. Ein wichtiger Hinweis für meine Zahnarztkollegen.

Unter welcher Prämisse die eingehenden Reize verarbeitet werden, hängt entscheidend vom Vertrauen ab, das dem Zahnarzt entgegengebracht wird. Auch in einer herkömmlichen, nicht auf die Six-Senses-Methode ausgerichteten Praxis mit all ihren medizinischen Gerüchen und optisch einschüchternden Reizen, ist ein freundlicher, empathischer Zahnarzt in jedem Fall besser für den Patienten als ein wenig einfühlsamer Zahnarzt, der mit missmutigem Gesicht in einer hochmodernen Praxis auf seine Patienten wartet.

WIR HALTEN FEST ...

„Ein freundlicher, empathischer Zahnarzt ist in jedem Fall gut für den Patienten."

DR. GUSERL: Kurz gesagt: Hören, Riechen, Sehen, Schmecken, Fühlen und auch Vertrauen zum Zahnarzt müssen positiv besetzt werden.

DIE ANGSTFREIE ZAHNARZTPRAXIS DER ZUKUNFT!

GMEINER: Wie geht das alles genau? Wie kann man als Zahnarzt die eigene Praxis nach der Six-Senses-Methode aufbauen?

DR. GUSERL: Beim ganzheitlichen Ansatz der Six-Senses-Methode werden alle Schritte von der ersten Kontaktaufnahme bis zum Verlassen der Praxis einer genauen Überprüfung unterzogen. Das erste

Telefongespräch, der Internetauftritt, die Wandfarbe, Kittelfarbe und sogar der Geruch in der Praxis und die Aufmachung des Warteraums werden in einer angstfreien Zahnarzt-Praxis genauestens durchdacht. Alle Faktoren werden unter dem Aspekt bewertet, ob der Patient damit etwas Positives oder Negatives assoziiert.

Indem ein Zahnarzt seinerseits alle negativen Assoziationen mit Geruch, Geräusch, Betrachtung, Geschmack, Tasten aus seiner Praxis und seinem Behandlungsalltag entfernt, kann beim Patienten statt des inneren Angsthasen der neugierige Fuchs wachgekitzelt werden. Passt noch das Vertrauen, steht einer angstfreien und erfolgreichen Behandlung nichts mehr im Wege.

WIR HALTEN FEST …

„Ein Zahnarzt sollte alle negativen Assoziationen mit Geruch, Geräusch, Betrachtung, Geschmack, Tasten aus seiner Praxis und seinem Behandlungsalltag entfernen."

GMEINER: Was haben Patienten davon, wenn ein Zahnarzt nach der Six-Senses-Methode arbeitet?

DR. GUSERL: Es hilft Patienten und insbesondere Kindern, schon vor einer aufkommenden Dentalphobie einen stressfrei praktizierenden Zahnarzt aufzusuchen.

Es gibt mittlerweile überall Zahnärzte, die sich auf Angstpatienten spezialisiert haben. Und das Internet macht es leicht, diese Zahnärzte ausfindig zu machen.

Recherchieren Sie ein bisschen und Sie finden ganz sicher den für Sie richtigen Zahnarzt, der Ihnen Ihre Dentalphobie nehmen wird – GARANTIERT!

Ich habe dazu übrigens ein Buch verfasst (als eBook und Print erhältlich). Einfach auf Amazon nach dem Titel suchen: „Keine Angst beim Zahnarzt – Die Six Senses Methode: Ein Leitfaden für moderne Zahnärzte und mündige Patienten"

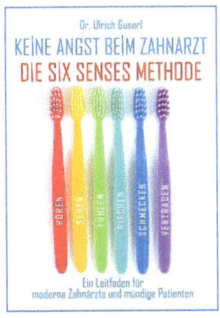

KEINE SCHMERZEN – WIE GEHT DAS?

GMEINER: Wie kann man dem Patienten Schmerzen ersparen und somit seine Zahnarztangst mindern?

DR. GUSERL: Bei den Möglichkeiten zur Behandlung möchte ich Arzt und Patienten ein wirklich breites Spektrum aufzeigen. Von der Vollnarkose bis zum Stressball wird für jeden etwas dabei sein, was eine Behandlung ermöglichen wird. Eines sollte aber immer als Ziel dienen: Der Kunde darf nie von Behandlungsmethoden abhängig gemacht werden, wie z. B. von Lachgas. Vielmehr ist dies alles nur eine sogenannte Etappenlösung für eine „normale Behandlung".
Ich möchte Ihnen viele Möglichkeiten zeigen. Passen werden nur einige – für Behandler und für Patienten. Es gilt einiges auszuprobieren und sich dann für das Passende zu entscheiden. It´s your choice.

LOKALE ANÄSTHESIE

DR. GUSERL: Lokale Anästhesie ist ein Klassiker, bei dem es ein paar Dinge zu beachten gibt. Es ist eine der wichtigsten Maßnahmen zur

Schmerzfreiheit. Allerdings besteht häufig eine Spritzen-Angst und es wird sehr oft Schmerz damit verbunden.

Zwei Dinge können beim Geben der Spritze unangenehm werden: erstens der Einstich und zweitens das zu schnelle Verabreichen des Anästhetikums.

Meistens hilft hier ein betäubendes Gel oder ein Spray, um die Einstichstelle weitgehendst schmerzfrei zu bekommen. Als wichtigste Regel gilt ein gaaaanz langsames Einspritzen. Idealerweise gibt man nur ein bisschen und lässt dies dann wirken. Wenn es schon wirkt, kann man den Rest verabreichen – schmerzfrei!

Eine dünne Nadel, etwas gut Zureden und viel Fingerspitzengefühl verstehen sich von selbst.

LACHGAS

DR. GUSERL: Eine sehr einfache, unkomplizierte und wirksame Methode! Diese wird von geschulten Zahnärzten selbst ausgeführt. Mittels einer Atemmaske bekommt man ein Lachgas-Sauerstoff-Gemisch. Die heutigen Geräte sperren das Mischverhältnis bei 50 zu 50. So ist absolut garantiert, dass es sich um eine der sichersten Methoden in der Medizin handelt. Alles andere Gequatsche ist Halbwissen und Panikmache.

Es gilt, die für den Patienten optimale Mischung zu finden. Diese schafft einen angenehmen, berauschten Zustand. Man verspürt eine deutliche Angstreduktion und als weiterer angenehmer Nebeneffekt vergeht die Zeit gefühlt schneller.

Die Kosten liegen hier bei der Erwachsenenbehandlung zwischen 200 und 300 Euro. Bei Kindern etwas günstiger.

Sie brauchen keine Begleitperson und keinen Ruhetag. Sie können direkt nach der Behandlung Ihren gewohnten Tätigkeiten nachgehen.

VOLLNARKOSE

DR. GUSERL: Bei Vollnarkose vergeht die Behandlung wie im Schlaf. Augen zu – Augen auf – und alles ist vorbei. Die wahrscheinlich einzige Möglichkeit eine Behandlung nicht zu erleben, da man Urlaub in Fantasien macht :-)
Hierbei werden Sie von einem Anästhesisten-Team betreut. Ihr Zahnarzt macht also die Narkose nicht selbst. Nach der Behandlung brauchen Sie eine Begleitperson, die Sie nach Hause bringt und Sie sollten sich, je nach Eingriff, 2 Tage schonen.
Diese Art der Behandlung stellt sicherlich keine Dauerlösung für eine Zahnarztangst dar, ist aber als Erstbehandlung eine wunderbare Sache. Warum? Meistens ist schon eine Menge Arbeit im Mund im Laufe der Jahre zusammen gekommen. Das weiß der Patient und trägt diese immer größer werdende Last mit sich rum. Bei einer Narkose-Behandlung kann man mit einem oder zwei Terminen sehr viel schaffen, sodass Patient und Arzt einen sehr schnellen Erfolg verbuchen können. Die Last wird rasch leichter und zukünftige Termine werden leichter vonstatten gehen.
Auch ist diese Behandlung nicht gerade die billigste: 600 bis 1000 Euro pro Stunde muss man rechnen. Da sie einen medizinischen, organisatorischen und finanziellen Aufwand bedeutet, kann man diese Behandlung eher als Start-Behandlung ansehen. Sie wird auch nur von sehr wenigen Ärzten angeboten.

HYPNOSE

DR. GUSERL: So wie z. B. bei der Raucherentwöhnung gibt es auch bei der Zahnarztangst immer wieder tolle Erfolge mit Hypnose zu verzeichnen. Aber auch hier kann Ihre Erwartungshaltung Ihnen ein Schnippchen schlagen, denn wer denkt, dass die Hypnosetherapie wie eine Showhypnose im Fernsehen abläuft, der irrt. Nur ein

Fingerschnippen wird nicht reichen, um Sie von Ihren Ängsten zu befreien. Probieren Sie es aus.

Viele Zahnärzte lassen einzelne Hypnosetechniken in ihre normale Behandlung mit einfließen, ohne dass der Patient dies erkennt oder diese mit Hypnose in Verbindung bringt. Dies kann sein, wie der Arzt mit Ihnen spricht bzw. welche Wörter er vermeidet.

Sie können sich auch Hypnose- bzw. Meditations-CDs selbst besorgen und diese ausprobieren. Sie merken dann sehr schnell, ob diese Technik etwas für Sie ist und Ihnen dauerhaft helfen kann.

ALTERNATIVE METHODEN

DR. GUSERL: Natürlich gibt es auch weitere Alternativen für eine schmerzfreie Behandlung. Einige möchte ich hier noch anführen.

Handzeichen:
Ganz einfach und doch so wirksam: Machen Sie sich mit Ihrem Arzt ein oder mehrere Handzeichen aus. Somit können Sie signalisieren, ob Ihnen etwas weh tut, ob Sie ausspülen oder husten möchten oder ob Sie eine kurze Pause brauchen. Sie werden merken, dass das Gefühl des Ausgeliefertseins deutlich geringer wird.

EFT:
Diese Methode zur Angstreduktion verbindet Elemente der Klopf-akupressur mit der Psychotherapie. Es handelt sich hierbei um eine Selbsthilfemethode und das macht sie so stark für den Anwender, weil man sie jederzeit anwenden kann und man keinen Therapeuten oder Arzt dazu braucht.

Oft oder eigentlich immer ist es ja so, dass die Angstgefühle einen schon beim Griff zum Telefonhörer übermannen. Oder auch am Vorabend kennt wahrscheinlich jeder die Schlafschwierigkeiten und den beschleunigten Puls, die schweißnasse Stirn und das unangenehme Gefühl im Bauch, welches uns signalisiert: Du hast JETZT Angst! JETZT wäre es gut etwas dagegen tun zu können und hier kann Ihnen EFT helfen. Sie klopfen bestimmte Punkte auf Ihrem Körper und sagen gewisse Sätze immer und immer wieder. Dadurch kommt es zur Angstreduktion, weil Sie mit dieser Methode auf Ihr Unterbewusstsein Zugriff haben. Dann können Sie auch positive Gefühle wie Mut und Vorfreude auf Ihr neues, gesundes Lächeln verstärken. Das alles ohne Nebenwirkungen, gratis und von Ihnen selbst jederzeit einsetzbar. Diese Methode wirkt natürlich bei allen mit Emotionen besetzten Ängsten – ganz gleich welche. Ob Prüfungsangst oder Höhenangst – Sie haben es in Ihren Händen.

Stressball:
Für manche entspannend – für manche das Gegenteil: der Stressball. Ziel ist es, einerseits den Fokus vom erwarteten Schmerz wegzubekommen und andererseits durch die körperliche Betätigung Adrenalin abzubauen, was wiederum den Geist und den Körper beruhigt. Den Stressball gibt es mittlerweile in verschiedenen netten und lustigen Ausführungen. Von Einhorn bis Knautschgesicht gibt es am Markt alles, was das gestresste Herz begehrt.

Videobrille / Kopfhörer:
Auch hier gilt: Diese Methode ist nicht für jedermann geeignet. Warum? Speziell bei der Videobrille ist das Gefühl eines Kontrollverlustes sehr präsent und nicht für alle geeignet. Aber natürlich stellt die Videobrille ein probates Mittel dar, um sich gedanklich an einen ganz anderen Ort zu begeben. Gerade in Verbindung mit Lachgas sind ganz tolle Gedankenreisen möglich. Ähnliches gilt für die Kopfhörer.

Körpersprache:

Der Körper reagiert auf Angst in ganz typischer Weise: Man fängt an zu schwitzen, die Hände werden kalt, die Knie weich, die Atmung flach und im Magen macht sich ein unangenehmes Gefühl breit. Diese körperlichen Zeichen werden nun gleich wieder als Angst erkannt. So verstärkt sich der Teufelskreis und die Symptome werden mehr.

Diese Angstspirale lässt sich unterbrechen. Nehmen Sie sich Zeit dafür, Ihren Körper aus dieser Alarmbereitschaft zu befreien. Senken Sie Ihre Schultern ab und atmen Sie tief in Ihren Bauch durch die Nase ein und durch Ihren Mund wieder aus. Nach dem Ausatmen warten Sie ca. 2 Sekunden, bevor Sie wieder einatmen.

FRAGENKATALOG – ANGST VOR DEM ZAHNARZT

Hier können Sie testen, ob Sie eine normale Ängstlichkeit vor dem Zahnarztbesuch haben (wie sie die meisten Menschen verspüren) oder ob Sie schon an einer echten Dentalphobie leiden, die einen Besuch beim Zahnarzt für beide Seiten erschwert, oder in manchen Einzelfällen sogar über lange Jahre ganz und gar unmöglich macht. Dieser Test ersetzt natürlich keine psychologische Beratung, sondern soll nur einen ersten Hinweis auf eine vorhandene oder nicht vorhandene Phobie bringen. Im Sinne Ihrer Zahngesundheit bitten wir Sie um ehrliche Fragebeantwortung.

A. Fragen zum Thema ANGST:

1. Wovor haben Sie die größten Ängste beim Besuch eines Zahnarztes?

   o   ALLES macht mir Angst beim Zahnarzt:

   ☐ JA   ☐ NEIN   ☐ WEISS NICHT

   o   Die Zeit im Wartezimmer macht mir Angst:

   ☐ JA   ☐ NEIN   ☐ WEISS NICHT

   o   Angst vor dem Geruch in der Zahnarztpraxis:

   ☐ JA   ☐ NEIN   ☐ WEISS NICHT

   o   Die Geräte und Bohrer in der Zahnarztpraxis:

   ☐ JA   ☐ NEIN   ☐ WEISS NICHT

   o   Angst vor Geräten im Mund und vor dem Würgereiz:

   ☐ JA   ☐ NEIN   ☐ WEISS NICHT

   o   Angst vor der Spritze:

   ☐ JA   ☐ NEIN   ☐ WEISS NICHT

   o   Angst vor dem Bohren:

   ☐ JA   ☐ NEIN   ☐ WEISS NICHT

   o   Angst vor dem Reißen eines Zahnes:

   ☐ JA   ☐ NEIN   ☐ WEISS NICHT

   o   Angst vor den Geräuschen in der Praxis:

   ☐ JA   ☐ NEIN   ☐ WEISS NICHT

   o   Angst andere Patienten zu hören:

   ☐ JA   ☐ NEIN   ☐ WEISS NICHT

   o   Angst vor dem Zahnarzt:

   ☐ JA   ☐ NEIN   ☐ WEISS NICHT

   o   Angst vor dem Urteil über meine Zähne:

   ☐ JA   ☐ NEIN   ☐ WEISS NICHT

   o   Angst vor langer Behandlung:

   ☐ JA   ☐ NEIN   ☐ WEISS NICHT

o   Angst vor den Kosten der Behandlung:

    ❒ JA   ❒ NEIN   ❒ WEISS NICHT

2. Haben Sie ein Problem (aus Angst, Nervosität, etc.), einen Termin beim Zahnarzt auszumachen?

❒ JA   ❒ NEIN   ❒ WEISS NICHT

3. Haben Sie Angst, mit jemandem über Ihre Zähne zu sprechen?

❒ JA   ❒ NEIN   ❒ WEISS NICHT

4. Haben Sie Angst, dass Sie Ihr Zahnarzt wegen Ihrer Zähne beschimpft?

❒ JA   ❒ NEIN   ❒ WEISS NICHT

5. Haben Sie Hemmungen, mit einem Zahnarzt zu sprechen?

❒ JA   ❒ NEIN   ❒ WEISS NICHT

6. Hatten Sie schon einmal oder mehrmals „schlimme" Erfahrungen beim Zahnarzt?

❒ JA   ❒ NEIN   ❒ WEISS NICHT

7. Hatten Sie als Kind Angst zum Zahnarzt zu gehen?

❒ JA   ❒ NEIN   ❒ WEISS NICHT

8. Ab wann begann die Angst vor dem Zahnarzt?

❒ Kindheit   ❒ in der Jugend bis 18

❒ als Erwachsener bis 35   ❒ erst im höheren Alter

9. Gab es jemals einen Anlassfall für Angst vor dem Zahnarzt?

❒ JA   ❒ NEIN   ❒ WEISS NICHT

10. Fühlen Sie sich beim Zahnarzt hilflos und ausgeliefert?

❒ JA   ❒ NEIN   ❒ WEISS NICHT

11. Können Sie bereits Tage vor einem Termin beim Zahnarzt schlecht schlafen?

❒ JA   ❒ NEIN   ❒ WEISS NICHT

12. Haben Sie Schweißausbrüche, wenn Sie an den Termin beim Zahnarzt denken?

❒ JA   ❒ NEIN   ❒ WEISS NICHT

13. Wie reagieren Sie „körperlich", wenn ein Zahnarzttermin ansteht?

- o Schweißausbrüche
  - ☐ JA ☐ NEIN ☐ WEISS NICHT
- o Zittern
  - ☐ JA ☐ NEIN ☐ WEISS NICHT
- o Mein Körper verkrampft
  - ☐ JA ☐ NEIN ☐ WEISS NICHT
- o Brust- bzw. Herzschmerzen
  - ☐ JA ☐ NEIN ☐ WEISS NICHT
- o Panikattacken
  - ☐ JA ☐ NEIN ☐ WEISS NICHT
- o Nervosität
  - ☐ JA ☐ NEIN ☐ WEISS NICHT
- o Kann nicht schlafen
  - ☐ JA ☐ NEIN ☐ WEISS NICHT
- o Brechreiz
  - ☐ JA ☐ NEIN ☐ WEISS NICHT
- o Durchfall
  - ☐ JA ☐ NEIN ☐ WEISS NICHT
- o Herzrasen
  - ☐ JA ☐ NEIN ☐ WEISS NICHT
- o Übelkeit
  - ☐ JA ☐ NEIN ☐ WEISS NICHT
- o Atemnot und Kurzatmigkeit
  - ☐ JA ☐ NEIN ☐ WEISS NICHT
- o Suizidgedanken
  - ☐ JA ☐ NEIN ☐ WEISS NICHT

14. Haben Sie schon jemals aus Angst einen Termin beim Zahnarzt verschoben oder überhaupt nicht wahrgenommen?

☐ NEIN   ☐ JA, 1 Mal   ☐ JA, 2-5 Mal   ☐ JA, 6-10 Mal

Je mehr von den Fragen 1 bis 14 mit „Ja" beantwortet werden, desto stärker meldet sich die Zahnarztangst.

B. Fragen zum Thema Status Quo und Möglichkeiten:

15. Haben Sie „einen" Haus-Zahnarzt, zu dem Sie immer gehen?

☐ JA   ☐ NEIN   ☐ WEISS NICHT

16. Haben Sie ein gutes Gefühl, wenn Sie zum Zahnarzt gehen?

☐ JA   ☐ NEIN   ☐ WEISS NICHT

17. Haben Sie schon viele Zahnärzte ausprobiert?

☐ JA   ☐ NEIN   ☐ WEISS NICHT

18. Wie lange waren Sie schon nicht mehr beim Zahnarzt?

☐ 1 Jahr   ☐ 2 Jahre   ☐ 3-6 Jahre

☐ bis 10 Jahre   ☐ länger als 11 Jahre

19. Wurden Sie von Ihrem Zahnarzt über alle möglichen Schmerz- und Stressreduzierungsmöglichkeiten aufgeklärt?

☐ JA   ☐ NEIN   ☐ WEISS NICHT

20. Werden Sie vor den Behandlung von Ihrem Zahnarzt über Ihre Wünsche zur Schmerzlinderung befragt?

☐ JA   ☐ NEIN   ☐ WEISS NICHT

21. Welche Schmerzlinderungstherapien kennen Sie überhaupt?

o   Spritze in Mund:

☐ JA   ☐ NEIN   ☐ WEISS NICHT

o   Lachgas:

☐ JA   ☐ NEIN   ☐ WEISS NICHT

o   Narkose:

☐ JA   ☐ NEIN   ☐ WEISS NICHT

o   Hypnose:

☐ JA   ☐ NEIN   ☐ WEISS NICHT

o   EFT:

☐ JA   ☐ NEIN   ☐ WEISS NICHT

- Videobrille:

    ❏ JA ❏ NEIN ❏ WEISS NICHT

- Kopfhörer:

    ❏ JA ❏ NEIN ❏ WEISS NICHT

- ....

22. Klärt Sie Ihr aktueller Zahnarzt über die Schritte der bevorstehenden Behandlung auf?

    ❏ JA ❏ NEIN ❏ WEISS NICHT

23. Erklärt er Ihnen, was er machen wird?

    ❏ JA ❏ NEIN ❏ WEISS NICHT

Die Fragen 15 bis 23 regen zum Nachdenken über den Status Quo an und zeigen zusätzliche Möglichkeiten für die zahnärztliche Versorgung auf.

C. Fragen zum Thema Einfluss der Zähne auf Ihr Leben:

24. Fühlen Sie sich ganz allgemein wohl mit Ihren Zähnen?

    ❏ JA ❏ NEIN ❏ WEISS NICHT

25. Hatten Sie in den vergangenen 3 Monaten Beschwerden oder Schmerzen mit Ihren Zähnen oder im Mund-Kiefer-Bereich?

    ❏ JA ❏ NEIN ❏ WEISS NICHT

26. Wackeln ein oder mehrere Zähne?

    ❏ JA ❏ NEIN ❏ WEISS NICHT

27. Haben Sie Schwierigkeiten zu sprechen?

    ❏ JA ❏ NEIN ❏ WEISS NICHT

28. Genieren Sie sich, den Mund zu öffnen oder zu sprechen?

    ❏ JA ❏ NEIN ❏ WEISS NICHT

29. Können Sie gut und genussvoll essen und kauen?

    ❏ JA ❏ NEIN ❏ WEISS NICHT

30. Finden Sie persönlich Ihre Zähne schön?

    ❏ JA ❏ NEIN ❏ WEISS NICHT

31. Haben Sie das Gefühl, Ihr Geschmackssinn ist beeinträchtigt?

 ❏ JA   ❏ NEIN   ❏ WEISS NICHT

32. Haben Sie das Gefühl, Ihre Zähne schränken Sie in Ihrem Leben ein?

 ❏ JA   ❏ NEIN   ❏ WEISS NICHT

33. Haben Sie das Gefühl, Ihre Zähne machen Sie unattraktiver beim anderen Geschlecht?

 ❏ JA   ❏ NEIN   ❏ WEISS NICHT

34. Glauben Sie, Ihr Sexualleben wird durch Ihre Zähne negativ beeinflusst?

 ❏ JA   ❏ NEIN   ❏ WEISS NICHT

35. Mindert Ihre Zahnarztangst Ihr Selbstwertgefühl?

 ❏ JA   ❏ NEIN   ❏ WEISS NICHT

36. Können Sie alle Nahrungsmittel essen und kauen?

 ❏ JA   ❏ NEIN   ❏ WEISS NICHT

37. Mussten Sie in letzter Zeit Mahlzeiten wegen Problemen mit den Zähnen unterbrechen?

 ❏ JA   ❏ NEIN   ❏ WEISS NICHT

Die Fragen 24 bis 37 beziehen sich ganz allgemein auf Ihre Zahngesundheit und wie sich diese auf Ihre Lebensqualität auswirkt. Wenn Sie die Fragen 24, 29 und 30 mit „Ja" beantworten können und die Fragen 25 bis 28 sowie 31 bis 37 mit „Nein" – Gratulation! Denn dann sind Sie mit Ihren Zähnen glücklich :-)

TIPP: Diesen Fragebogen können Sie einfach ausdrucken und mit zu Ihrem Zahnarzt nehmen – eine gute Basis für ein ausführliches Informationsgespräch!

WELCHER ZAHNARZT DARF ES DENN SEIN?

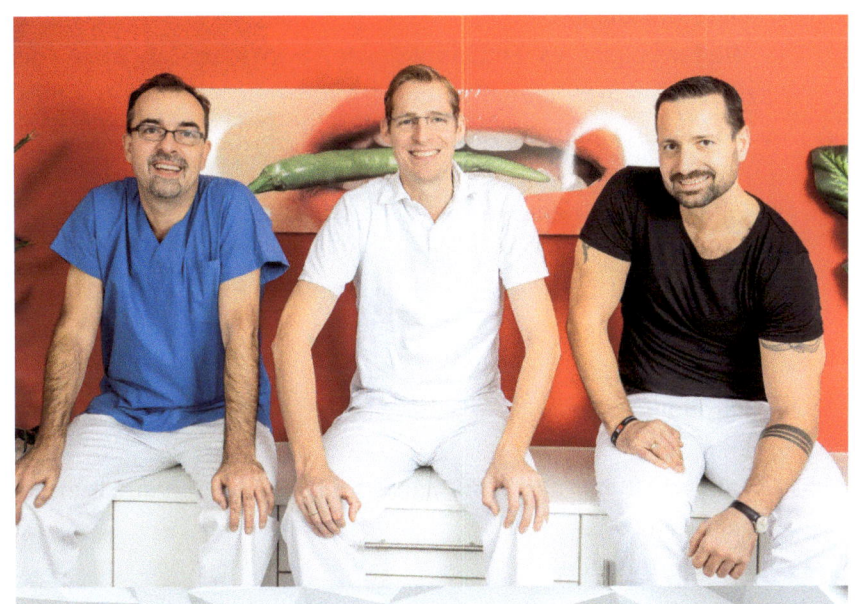

„Ein guter Arzt ist,
wer sichere Mittel gegen bestimmte Krankheiten hat
oder, falls er sie nicht besitzt,
denen, die sie haben, gestattet, seine Kranken zu heilen.“

Jean de La Bruyère

WELCHE FACHRICHTUNGEN GIBT ES IN DER ZAHNMEDIZIN?

DR. GUSERL: Im Volksmund wird prinzipiell unterschieden zwischen:
- Zahnarzt, sprich der allgemeine Zahnarzt
- Zahnchirurg oder Mund-, Kiefer- und Gesichtschirurg
- Parodontologe
- Kieferorthopäde

Des Weiteren gibt es Endodontologen, also jene Zahnärzte, die Wurzelbehandlungen durchführen.

Und die Kinderzahnärzte.

DR. ÖSTERREICHER: Orientieren wir uns zunächst an der klassischen Kategorisierung in die Hauptteile der Zahnmedizin.

Die Fachgebiete in der Zahnmedizin, so wie sie in der Ausbildung gelehrt werden, sind:
- Orale Chirurgie, Implantologie
- Parodontologie
- Endodontologie
- Zahnerhaltung, das kann man als allgemeine Zahnmedizin bezeichnen
- Kieferorthopädie

Das heißt nicht, dass es in Österreich für jeden Teilbereich eine Berufsbezeichnung gibt, sondern das sind inhaltliche Schwerpunkte der Zahnmedizin. Es gibt innerhalb aller Teilbereiche Unterteilungen und Spezialisierungen.

Wurzelbehandlungen beispielsweise machen wir als Zahnärzte häufig, es gibt aber auch Endodontologen, die auf dieses Gebiet spezialisiert sind. Ein Endodontologe arbeitet zum Beispiel unter dem Mikroskop. Er arbeitet nach einem völlig anderen Schema mit einem viel höheren Aufwand, den der Patient aber auch entsprechend bezahlt.

DDR. JAHL: Im Prinzip ist das vergleichbar mit einem Chirurgen oder Orthopäden, der nur das linke Sprunggelenk operiert.

GMEINER: Wie komme ich als normaler Patient zum Endodontologen?

DDR. JAHL: Du wirst vom Zahnarzt hingeschickt.

DR. ÖSTERREICHER: Wir sagen: „Dieser Zahn ist wichtig, den wollen wir erhalten. Wenn es einer schafft, diesen Zahn zu erhalten, dann ist es der Endodontologe."

DR. GUSERL: Man muss unterscheiden, welche Spezialisierungen es vom Titel und welche es von der Fachrichtung her gibt sowie welche Unterspezialisierungen existieren.
Es gibt einen ausgebildeten Kieferchirurgen, der auch eine eigene Ausbildung mit dem Titel „Mund-, Kiefer- und Gesichtschirurgie" absolviert hat. In diesem Fall liegt sowohl eine Spezialisierung der Fachrichtung als auch vom Titel her vor.

Das Sonderfach **Mund-, Kiefer- und Gesichtschirurgie** ist Teil der Humanmedizin und umfasst die Erkennung, Prävention, Behandlung, Rekonstruktion und Rehabilitation von angeborenen und erworbenen Formveränderungen und Funktionsstörungen, Erkrankungen und Verletzungen der Hart- und Weichgewebe der Mund-, Kiefer- und Gesichtsregionen.

Quelle: http://www2.aerztekammer.at/?type=module&aid=convert&url=%2F srv%2Fdav%2Foak%2Fak-website%2Fausbildord%2FKieferchirurgie.htm

---

DDR. JAHL: Mund-, Kiefer- und Gesichtschirurgie ist keine Unterart oder Unterform von Zahnärzten, sondern als Ärzte und/aber auch Zahnärzte das springende chirurgische und medizinische Bindeglied zwischen Human- und Zahnmedizin, vor allem bei schwierigen Ausgangssituationen oder bei schwierigen Fragestellungen.

DR. GUSERL: Als Spezialisierung in der Zahnmedizin gibt es allerdings einen ausgebildeten Kieferorthopäden, da ist eine einheitlich geregelte Ausbildung erst im Entstehen.

DR. ÖSTERREICHER: Beim Kieferorthopäden gibt es bisher eine österreichische Lösung, man arbeitet aber an einer Ausbildung zum Fachzahnarzt. Diese Ausbildung gibt es noch nicht. Tatsache ist, dass sich Kieferorthopäden in ihrem Fach schon sehr spezialisiert haben.

> **Kieferorthopädie** befasst sich mit der Erkennung, Verhütung und Behandlung von Zahn- und Kieferfehlstellungen.
>
> „Jeder Zahnarzt, der 90 Stunden Fortbildung absolviert hat, kann in Österreich Kieferorthopädie auf sein Schild schreiben." *Quelle: https://voek.info*

DR. GUSERL: Deswegen könnte ich mich ja auch als Kieferorthopäde bezeichnen, oder?

DR. ÖSTERREICHER: Wenn du es als Zahnarzt fachlich kannst und anbietest: ja.

DR. GUSERL: Aha, es genügt, wenn ich diesen Fachbereich praktiziere, dann kann ich mich als Kieferorthopäde bezeichnen. Das ist so wie beim Kinderzahnarzt: Jeder Zahnarzt kann sich als Kinderzahnarzt bezeichnen, wenn er speziell mit Kindern arbeitet.

DR. ÖSTERREICHER: Du kannst dich auch Implantologe nennen, wenn du das als Zahnarzt fachlich kannst und anbietest.

DDR. JAHL: Du bist dann halt nicht zertifiziert, trotzdem kannst du dich Implantologe nennen.

DR. GUSERL: Als Parodontologe brauchst du den Master, damit du dich als Parodontologe bezeichnen kannst.

DR. ÖSTERREICHER: Das ist auch ein Graubereich in Österreich.

GMEINER: Können Sie die Fachrichtungen bzw. Spezialisierungen von Zahnärzten nennen?

DR. GUSERL: Damit Sie einen Überblick über die unterschiedlichen Bereiche in der Zahnmedizin bekommen, möchte ich die wichtigsten Teilgebiete der Zahnmedizin auflisten und kurz erklären. Sie brauchen nicht für jedes Teilgebiet einen Spezialisten – manchmal bringt gerade die Kombination aus mehreren Bereichen den größten Nutzen für Behandler und Kunden.

Konservierende Zahnbehandlungen

Hierbei handelt es sich um Therapien zum Erhalt der natürlichen Zähne. Dazu gehören hauptsächlich die Füllungstherapien und Wurzelbehandlungen. Es ist der Bereich, den der Laie als klassische Zahnmedizin versteht, weil er auch am häufigsten mit diesen Behandlungen zu tun hat.

WICHTIG: Es handelt sich NICHT um Behandlung des Zahnhalteapparats, welcher besonders ab dem 35. Lebensjahr durch Entzündungsvorgänge (Parodontitis) zum Verlust der Zähne führt. Mehr zu diesem sehr wichtigen Punkt später.

Der Bereich Füllungstherapien umfasst wiederum ein sehr großes Spektrum, mit welchem wir mehrere Bücher füllen könnten. Wichtig für Sie zu wissen ist, dass das weitverbreitete Amalgam auf dem Rückzug ist. Das heißt, es werden auch in Kassenordinationen schon Alternativen angeboten. In privaten Praxen bzw. beim Wahlarzt sollte es Amalgam nicht mehr geben.

Auch für Wurzelbehandlungen gibt es heutzutage schon Spezialisten, die mit speziellen Behandlungen unter dem Mikroskop wirklich nur im Notfall aufzusuchen sind.

FAZIT: Dieser Bereich muss von jedem Zahnarzt abgedeckt werden. Für die Behandlung beim Endodontologen (Spezialist für Wurzelbehandlungen) müssen Sie von Ihrem Zahnarzt überwiesen werden. Für die Füllungstherapien ist die Empfehlung, dass man hochwertigen Kunststofffüllungen gegenüber Amalgam sicherlich den Vorzug geben sollte.

Prothetik in der Zahnmedizin

Darunter versteht man den Bereich in der Zahnmedizin, welcher sich mit dem Zahnersatz beschäftigt. Man unterscheidet festsitzende Lösungen wie Kronen und Brücken und abnehmbare Lösungen wie Teil- und Vollprothese. Auch dieser Bereich fällt „in das normale Aufgabengebiet" eines jeden Zahnarztes.

Jedoch gibt es innerhalb dieses Bereiches einige Spezialisierungen, bzw. nennen wir es lieber Schwerpunkte: Bei den Kronen und Brücken gibt es als Schwerpunkt, die Versorgungen in Vollkeramik machen zu lassen. Bei den abnehmbaren Varianten gibt es die Möglichkeit, sehr hochwertige – fast wie festsitzende – Lösungen zu bewerkstelligen.

FAZIT: Hier gibt es unterschiedliche Schwerpunkte, welche mit dem Patienten besprochen gehören. Für Sie wichtig: Es gibt fast immer mehrere Möglichkeiten, einen Zahnersatz für Sie herstellen zu lassen.

Ästhetische Zahnheilkunde

Eines vorweg: Eine unästhetische Zahnmedizin gibt es nicht. Warum also die so gern gebrauchte Betonung auf ästhetische Zahnmedizin? Nun, erstens klingt es nett und zweitens gibt es einige Wenige, die sich wirklich „Ästhetische Zahnmedizin" auf ihre Fahne schreiben dürfen. Das heißt im Klartext, dass auch dieser Bereich grundsätzlich in den Aufgabenbereich eines jeden Zahnarztes fällt.

Dennoch gibt es wie erwähnt Spezialisten für ästhetische Zahnmedizin. Es ist natürlich immer ein Balanceakt zwischen ästhetischer und minimalinvasiver Zahnbehandlung. Bei minimalinvasiver Behandlung bemüht sich der Zahnarzt, möglichst viel von der gesunden Zahnsubstanz zu erhalten. Darauf wird hier in Österreich grundsätzlich Wert gelegt. In den USA hingegen werden gerne schon einmal die Zähne von einem Ohr bis zum anderen mit Krone versehen und als Farbe reinstes Fliesenweiß verwendet. Über Geschmack lässt sich bekanntlich streiten – dass dies aber auf Kosten der gesunden, erhaltungswürdigen Zahnsubstanz geht ist unbestritten und aus meiner Sicht abzulehnen. Ausnahmen gibt es natürlich immer.

FAZIT: Es gibt Spezialisten für Ästhetik. Aber bitte nicht auf Kosten Ihrer wertvollen gesunden Zahnsubstanz!

Orale chirurgische Leistungen

Hier ist ein sehr fließender Übergang von den chirurgischen Tätigkeiten, die ein Zahnarzt macht, zu den Leistungen, die durch einen Mund-, Kiefer- und Gesichtschirurgen getätigt werden. Während der Zahnarzt sich auf das Ziehen von Zähnen, Weisheitszähnen, Wurzelspitzenresektionen und das Entfernen von Zysten und Abszessen beschränkt, ist das Betätigungsfeld eines Chirurgen zusätzlich zu diesen Leistungen weitere Operationen im Kiefer und Gesichtsbereich durchzuführen.

An dieser Stelle seien nun die Implantate besonders erwähnt. Der Zahnarzt darf Implantate setzen. Allerdings umfasst dieser Bereich das Spektrum von einfacher Implantation bis hin zu sehr aufwendigen Implantationen mit Knochenaufbau und Membrantechnik.

Im Endeffekt zählt natürlich neben dem manuellen Geschick des Behandlers deren Interesse – sprich Fortbildungen etc. – und natürlich die Erfahrung.

FAZIT: Meiner Meinung nach gehört dieser Bereich doch eher in die Hände eines erfahrenen Spezialisten. Dazu gehören sicherlich die Mund-, Kiefer- und Gesichtschirurgen. Deswegen ist diesem Thema in diesem Buch auch ein eigenes Kapitel über Implantate gewidmet. DDr. Jahl als erfahrener Spezialist auf dem Gebiet der Implantologie stellt uns hier sein Wissen zur Verfügung.

Parodontitis Therapie

Durch Entzündung des Zahnhalteapparats gehen ab dem ca. 35. Lebensjahr rein statistisch die meisten Zähne verloren. Diese Entzündung nennt man Parodontitis und beschreibt eine Entzündung der „zahnhaltenden" anatomischen Strukturen wie Zahnfleisch und Kieferknochen. Diese Krankheit hat viele Ursachen: Neben einer genetischen Komponente ist natürlich eine mangelnde Mundhygiene die Hauptursache dafür. Auch Rauchen, Ernährungsgewohnheiten, bestimmte Krankheiten und Medikamente sind weitere Mitverursacher.

Der Parodontologe – also der, der sich auf die Therapie des Zahnhalteapparats spezialisiert hat – kann durch Reinigung, Lasertherapie, Bakterienabstrich und passende Antibiotika-Therapie und weitere Maßnahmen die Parodontitis zwar nicht rückgängig machen, jedoch diese im besten Fall stoppen oder zumindest die Parodontitis stark verlangsamen und so den Zahnverlust weit hinauszögern.

Diese Therapie stellt keine einmalige Therapieform dar, sondern ist vielmehr eine lebenslange begleitende Therapie. Je früher man diese Krankheit erkennt, desto besser die Heilungschancen.

Manchmal wird dieses Fachgebiet vom allgemeinen Zahnarzt mit abgedeckt, jedoch ist bei schwereren Fällen der Weg zum Spezialisten unumgänglich.

Kinderzahnheilkunde

Ich weiß, auch Erwachsene sind nur große Kinder – trotzdem ist für kleine Kinder neben einem speziellen Ambiente auch ein geduldiger, kinderliebender Arzt notwendig. Zeit um auf die kleinen Patienten einzugehen und eine kindergerechte Sprache – und zwar vom gesamten Team – sind eine Notwendigkeit, um den Zahnarztbesuch so angenehm wie möglich zu gestalten. Das Gegenteil – nämlich Zeitdruck und Ungeduld – sind fast schon ein Garant für ein kleineres oder leider oft auch größeres Trauma, welches den Patienten dann ein Leben lang begleiten wird.

Also, falls es von der Wegstrecke und vom Aufwand machbar ist: Ab zum Spezialisten oder zum allgemein tätigen Zahnarzt, welcher aber über die notwendigen Fähigkeiten im Umgang mit Kindern verfügt.

Zahnregulierungen

Vor allem bei Zahn- und Kieferfehlstellungen ist der auf Kieferorthopädie spezialisierte Zahnarzt ein Muss. Hier geht nach dem Motto „Das kann ja nicht so schwer sein" in der heutigen Zeit gar nix. Ein Glück, dass es genug Kieferorthopäden gibt.

Angstpatienten

Die meisten meiner Angstpatienten können sich ganz genau an ein Ereignis erinnern, welches ihre Zahnarztangst ausgelöst hat. Auch hier ist der Faktor Zeit und Ambiente sehr wichtig. Die wichtigste Fähigkeit aber, um Angstpatienten (aus meiner Sicht eigentlich alle Patienten) sorgfältig behandeln zu können, ist jene, mit dem Kunden ein Vertrauen aufzubauen. Vereinfacht gesagt gilt es für den Behandler Folgendes zu tun: Das, was man sagt, soll man auch tun und das, was man tut, soll man vorher sagen. Dann klappt es auch mit dem Vertrauen.

Ein Ratgeber für Patienten und auch für Zahnärzte ist von mir 2018 erschienen und auf Amazon erhältlich: „Die Six Senses Methode."

Echte Spezialisten gibt es nur wenige, da das Fach Angstpatient – auch wenn sehr verbreitet – als solches nicht gelernt werden kann. Unterschiedlichste Kurse, viele Blicke über den Tellerrand und viele Erfahrungen sind notwendig, um auf diesem Gebiet heimisch zu werden.

Kiefergelenksbeschwerden

Um hier einen Spezialisten zu finden gilt es, die berühmte Nadel im Heuhaufen zu suchen. Ein kleiner Trost: Echte Kiefergelenksproblematik mit ausgeprägter Symptomatik kommt sehr selten vor. Deswegen auch der Mangel an Spezialisten, weil man als allgemein tätiger Zahnarzt einfach nicht auf genug Fälle und damit auf ausreichend Erfahrungswerte kommt.

In manchen Krankenhäusern gibt es eine spezielle Kiefergelenksambulanz. Universitätskliniken sind natürlich auch eine Anlaufstation, in Österreich sind diese in Wien, Graz und Innsbruck. Dort kann Ihnen in schweren Fällen geholfen werden.

Zum Thema Dysfunktionen im Kiefergelenk mit Auswirkungen auf den gesamten Körper konnten wir für dieses Buch Dr. Morlok als erfahrene Expertin befragen – siehe hierzu den Punkt „Mythos 25: CMD – die unaussprechliche Gefahr".

DR. GUSERL: Ein deutsches Sprichwort sagt: „Drei Dinge machen einen guten Meister: Wissen, Können und Wollen." Genau das trifft es am besten: Das, was wir gerne machen, machen wir auch gut. So einfach ist das – und genau hier liegt aber auch die Krux.

WIR HALTEN FEST ...

„Drei Dinge machen einen guten Meister:
Wissen, Können und Wollen!"

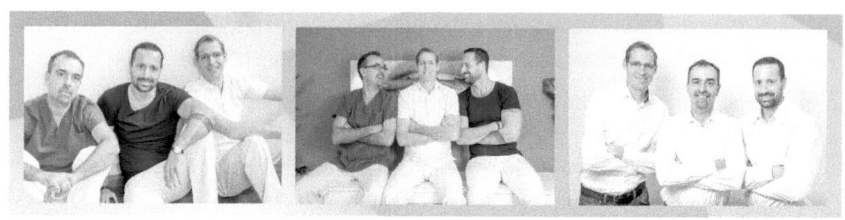

DER ZAHNARZT IN DER GEMEINSCHAFTSPRAXIS – WIRTSCHAFTLICHE NOTWENDIGKEIT UND / ODER MEDIZINISCHER NUTZEN?

DR. GUSERL: In Österreich haben alle Studenten nach Absolvierung des Zahnmedizinstudiums inklusive einer Diplomarbeit, einer Prüfung über diese und der Staatsprüfung die Erlaubnis, selbständig in einer eigenen Ordination zu arbeiten. Man verfügt also nach dem Studium neben dem zahnmedizinischen Wissen und der praktischen Handhabe auch über die Erlaubnis, eine Firma mit Angestellten zu führen und zu lenken. Da ein Zahnarzt über die Erlaubnis verfügt, eine Firma zu führen, könnte man annehmen, dass er auch Fähigkeiten für Unternehmensführung hat.

Leider weit gefehlt.

In Wirklichkeit ist es so, dass bei der Ausbildung keinerlei Augenmerk auf die wirtschaftlichen Aspekte gelegt wird. Dementsprechend ist es ein Sprung ins eiskalte Wasser. Aber man muss ja nicht. Man kann auch, wenn es die familiäre Situation zulässt, bei Mutter oder Vater, wenn diese Zahnärzte sind, erst einmal Erfahrung sammeln, eben in diesen elterlichen Betrieb.

Hat natürlich nicht jeder.

Gut, dann hat man auch die Möglichkeit, auf einer Ambulanz oder weiterhin auf der Zahnklinik, wo die Ausbildung stattgefunden hat, weitere Erfahrungen zu sammeln. Betriebswirtschaftliches Wissen wird man sich so aber natürlich weiterhin nicht aneignen können, da, mit Verlaub, die Kollegen und Kolleginnen dort absolut keine Ahnung von der unternehmerischen Seite haben.

Also doch wieder Learning by Doing.

DDR. JAHL: Ich persönlich finde, dass es in Deutschland besser ist, denn dort arbeiten Zahnärzte nach Abschluss ihrer Ausbildung an der Universität zuerst als Assistenzzahnarzt in einer Klinik oder einer Zahnarztpraxis. Dadurch können sie alle Aspekte des Berufes kennenlernen und von erfahrenen Zahnarztkollegen lernen, sei es im fachlich-medizinischen Bereich, im Umgang mit Patienten, in der Zusammenarbeit mit Kollegen und Mitarbeitern etc.

Das wäre doch auch eine Idee für die Ausbildung in Österreich: nach der Uni 2 Jahre Tätigkeit als Assistenzarzt bei einem Zahnarzt. Ich finde, das macht Sinn – in punkto Praxis am Patienten, aber auch bezüglich Lernen der Wirtschaftlichkeit.

WAS ZU DENKEN GIBT ...

„Österreich könnte von Deutschland lernen: Nach Abschluss der Universitätsausbildung durch 2 Jahre Tätigkeit als Assistenzzahnarzt in einer Zahnarztpraxis von Kollegen lernen und praktische Erfahrung sammeln."

DR. GUSERL: Derzeit heißt es für den Zahnarzt in Österreich am Anfang vor allem: Learning by Doing. Nun könnte man sagen: „Na ja, früher oder später wird er oder sie schon genug verdienen. Hat er oder sie halt etwas später seinen Porsche und seine Yacht. Was bringt das mir als Patient?"

Vorsicht – hier kommt eine böse Unterstellung: Meiner Meinung nach behandeln Ärzte, die unter großem finanziellen Druck stehen, zwar sicherlich nach den Regeln der Kunst, sind aber doch eher geneigt, hochwertige Arbeiten zu verkaufen als jemand, der nach der für den Patienten besten Möglichkeit sucht. Sie wollen von A nach B? Das geht mit einem VW-Polo genau so gut wie mit einer Mercedes-S-Klasse.

Damit wir uns richtig verstehen: Beim eigenen Körper zu sparen halte ich für die zweitbeste Idee, doch wenn es für den Patienten nicht finanzierbar ist oder er will halt nicht, dann kann man in einem gewissen Rahmen nach Kompromissen suchen.

GMEINER: Das Geld spielt also eine wichtige Rolle?

DR. GUSERL: Die landläufige Meinung ist, dass Zahnärzte viel Geld verdienen. Tatsache ist aber, dass sie unter einem enormen Kostendruck stehen.

Eine Praxisübernahme kostet im Schnitt ab 300.000 Euro, eine Neugründung beginnt im Schnitt bei 370.000 Euro und ist natürlich nach oben offen. Diese Zahlen sind aus einer aktuellen deutschen Studie, sind aber in Österreich ähnlich. Ein Zahnarzt muss, damit er sich seinen Betrieb auch leisten kann, mindestens 200 Euro in der Stunde verdienen. Sonst müsste er nach kurzer Zeit Konkurs anmelden. Einen Gewinn macht er erst ab ca. 300 Euro die Stunde.

Wie in diesem Buch erwähnt, bekommt ein Zahnarzt in Österreich für eine Beratung von der Krankenkasse 13,20 Euro (Stand Januar 2019). So gesehen müsste er zumindest 20 Beratungen in einer Stunde absolvieren, um kostendeckend zu arbeiten. Dementsprechend fallen die Beratungen, welche einen ganz wesentlichen Aspekt der Therapie darstellen, leider sehr kurz aus. Zu kurz.

Das Problem mit dem Kostendruck dürfte Ihnen jetzt wohl klarer werden.

GMEINER: Aber was kann man tun?

DR. GUSERL: Etwas, was in Deutschland schon seit längerem Bestand hat, ist die Bildung von Gemeinschaftspraxen. Wahrscheinlich aus finanziellem Druck entstanden, teilen sich zwei oder mehrere Ärzte die Praxis. Dazu gilt es zu sagen, dass gerade Zahnärzte einerseits vom Typ Mensch eher zur Kategorie Alpha-Tierchen zählen und andererseits durch ihre Ausbildung förmlich zum Einzelkämpfer erzogen wurden.

Auch in Österreich ist es natürlich möglich, Gemeinschaftspraxen zu gründen. Allerdings sollte man in Bezug auf die rechtlichen Rahmenbedingungen zwei Dinge beachten. Erstens ist es in Österreich nicht erlaubt, dass Zahnärzte Zahnärzte anstellen. Daher wird es schwierig, wenn eine bestehende etablierte Praxis ihr Ärzteteam vergrößern will.

Des Weiteren wird es schwierig, wenn man eine Gemeinschaftspraxis als GmbH gründen will, denn die Gründung von GmbHs ist nur unter gewissen Voraussetzungen möglich und wird in Wirklichkeit kaum bewilligt. Diese fällt nämlich in Österreich unter das Krankenanstaltengesetz und es kommt dadurch zu einer Bedarfsprüfung, bei der entschieden wird, ob diese Gesellschaftsgründung wirklich von allgemeinem Nutzen ist. Dass das eine mit dem anderen nichts zu tun hat und die Beweggründe dafür ganz woanders liegen, soll nicht Gegenstand dieses Buches werden. Das ist für den Patienten von untergeordneter Bedeutung.

WAS ZU DENKEN GIBT ...

„Österreichischen Zahnärzten ist es nicht erlaubt, Zahnärzte anzustellen. Außerdem wird Zahnärzten die Gründung einer GmbH nur selten bewilligt."

DR. GUSERL: Viel wichtiger für Patienten ist ein anderer Aspekt: Ordinationen, die wirtschaftlich gut laufen, haben de facto weniger

Druck Leistungen zu verkaufen. Sie tun sich auch beim Faktor Zeit leichter – also kann mehr in die finanziell „weniger einträglichen Leistungen" wie Beratung investiert werden.

Eine Möglichkeit, dass Ordinationen wirtschaftlich mehr Spielraum haben, ist die Arbeit in Gemeinschaftspraxen, da man sich Räumlichkeiten, Angestellte und anfallende Kosten einfach teilt.

Der Zusammenschluss von Kollegen bringt aber vor allem sehr wesentliche medizinische Vorteile für Behandler und Patienten: Die Behandler können sich auf die Dinge konzentrieren, die sie gerne machen. Was man gerne macht, macht man bekanntlich gut. Davon profitiert wiederum der Patient, der vom Behandler hervorragend versorgt wird – sowohl zahnmedizinisch, weil der Behandler das, was er tut, gut macht, als auch im positiven Umgang, weil er das, was er tut, gerne macht.

WIR HALTEN FEST ...

„Der Zusammenschluss von Kollegen bringt sehr wesentliche medizinische Vorteile für Behandler und Patienten, denn wenn der Behandler das, was er tut, gerne macht, dann macht er das auch besonders gut."

DR. GUSERL: Da die Zahnmedizin mittlerweile ein umfassendes Spektrum an Behandlungen aufweist, ist es wenig erstaunlich, dass man nicht in allen Bereichen hohe Kompetenz aufweisen kann. Es kommt logischerweise zu Spezialisierungen.

GMEINER: Der Trend ist also, dass sich Zahnärzte spezialisieren?

DR. GUSERL: Eine Spezialisierung hat wie schon gesagt sowohl für den Behandler aber fast noch mehr für den Patienten einen sehr positiven Effekt.

Allerdings möchte ich hier erklären, was ich mir unter einem guten Spezialisten vorstelle und was nicht.

Ein Spezialist hat natürlich in seiner Kernkompetenz ein sehr großes Wissen. Er weiß um die Möglichkeiten und die Grenzen seiner Kompetenz und weiß auch, wer an seine Grenzen anknüpft. Also nicht nach dem Motto: „Das fällt nicht in meine Kompetenz. Auf Wiedersehen!" Sondern er weiß ganz genau, wer Ihnen helfen kann, wenn etwas über seine eigenen fachlichen Grenzen hinausgeht und was vielleicht auch sonst noch mit Ihrem Problem verknüpft sein könnte.

Und noch einen sehr wesentlichen Vorteil hat eine Spezialisierung: Der Zahnarzt oder die Zahnärztin ist einfach weniger genervt. Das mag jetzt sehr trivial klingen – ist es auch, aber es ist dennoch ein wesentlicher Punkt. Auch Ärzte sind nur Menschen – aber mit einer sehr hohen Verantwortung. Zeit- und Gelddruck, Probleme mit dem Team, eine hohe Verantwortung, manchmal mangelnde Anerkennung und Dankbarkeit – und dann wird man noch mit einem Problem beauftragt, das einen eigentlich nicht interessiert. Würden Sie sich gerne von so jemandem behandeln lassen? Ich auch nicht.

WIR HALTEN FEST ...

„Auch Ärzte sind nur Menschen – sie tragen aber eine hohe Verantwortung. Daher ist eine Spezialisierung für Patienten von Vorteil, denn der Zahnarzt steht weniger unter Druck: Gute Atmosphäre bedeutet bessere Arbeit!"

WIE HALTE ICH DIE ZÄHNE SAUBER UND GESUND?

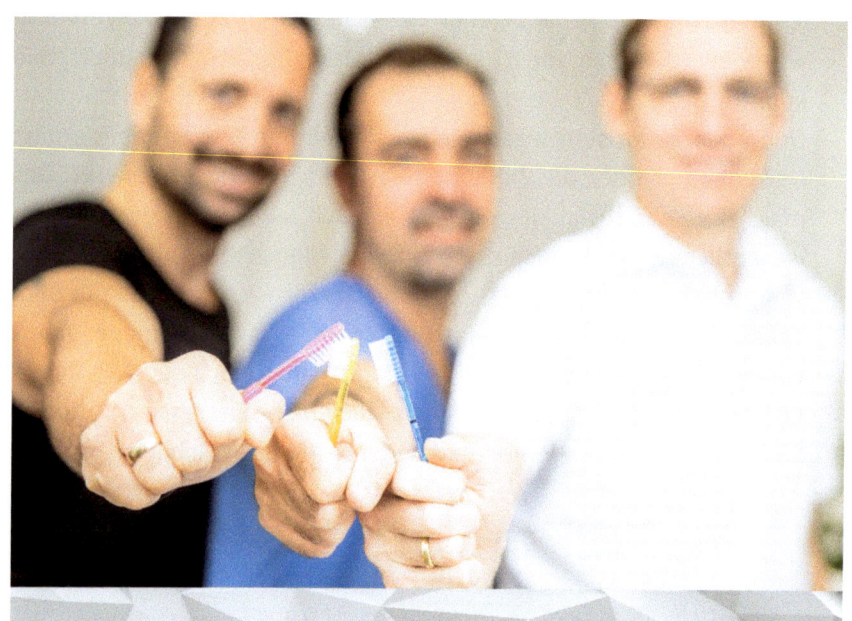

„Die Menschen werden krank,
weil sie aus Torheit alles tun, um nicht gesund zu bleiben."

Hippokrates von Kos

DIE RICHTIGE ZAHNBÜRSTE - ELEKTRISCH ODER NORMAL?

GMEINER: Welche Zahnbürste soll man verwenden: Handzahnbürste oder elektrische Zahnbürste?

DR. GUSERL: Wir empfehlen die Schallzahnbürste, weil sie sehr gute Eigenschaften hat. Die Putzwirkung der relativ weichen Borsten ist hervorragend. Das heißt, die Schädigungen für den Zahn sind geringer und trotzdem gibt es eine gute Putzwirkung. Bei einer Schallzahnbürste geht es darum, mit möglichst wenig Druck zu putzen.

Wissen rund um die Zahnbürste

Handzahnbürste: Die klassische Handzahnbürste reinigt mechanisch und bringt mit der richtigen Putztechnik gute Ergebnisse in der täglichen Zahnreinigung.

Elektrische Zahnbürste bzw. Rotationszahnbürste: Elektrische Zahnbürsten reinigen mechanisch. Rotationszahnbürsten haben einen runden Bürstenkopf, der oszilliert, sprich sich hin- und herdreht und dadurch die Zähne mechanisch reinigt.

Schallzahnbürste: Schallzahnbürsten sind elektrische Zahnbürsten, die durch einen elektromagnetischen Antrieb arbeiten. Sie haben wie Handzahnbürsten einen länglichen Bürstenkopf, der die Zähne durch vibrierende Bewegungen mechanisch reinigt.

Ultraschallzahnbürste: Ultraschallzahnbürsten werden elektromagnetisch angetrieben und arbeiten mit einer höheren Frequenz. Der Bürstenkopf wird durch ein Magnetfeld bewegt, die Zähne werden nicht mechanisch, sondern durch Schwingung gereinigt. Spezielle Zahnpasten sind dafür notwendig.

Beachten Sie im Umgang mit Ihrer Zahnbürste:

• Spülen Sie den Kopf der Zahnbürste nach jedem Gebrauch unter fließendem Wasser ab! Denn Zahnpasta, Essensreste und sonstige Verunreinigungen sollen nicht zum Nährboden für Kleinstorganismen werden.

- Lassen Sie die Zahnbürste bzw. den Bürstenkopf trocknen, z. B. mit dem Kopf nach oben in einen Zahnputzbecher gestellt! Denn in der Feuchtigkeit gedeihen Bakterien besonders gut.
- Wechseln Sie die Zahnbürste bzw. den Bürstenkopf nach 4-8 Wochen! Denn abgenützte Borsten mindern die Reinigungsleistung, Bakterien lagern sich leichter ab, Zahnfleischverletzungen werden begünstigt.

DR. GUSERL: Die manuelle Zahnbürste könnte man theoretisch in Pension schicken. Allerdings ist die Reinigungswirkung auch mit der Handzahnbürste gut, wenn man gründlich und sauber putzt. De facto ist es aber viel aufwändiger und schwieriger.

DDR. JAHL: Ich empfehle in meiner Ordination die elektrische Zahnbürste, und zwar aus dem Grund, weil es die mit einem kleinen Bürstenkopf gibt.

Die hat einen ganz großen Vorteil, und das schätzen auch ältere Patienten, die manuell einfach oft gar nicht mehr die Gabe haben, so genau zu putzen, also wirklich jeden einzelnen Zahn und die Implantatversorgung und so weiter. Wir Menschen neigen nämlich dazu, die Zähne so zu putzen, wie wir gerade drauf sind. Sprich wenn wir in Eile sind, werden wir kurz putzen. Wenn wir schlecht drauf sind, putzen wir unaufmerksam etc. Genau diese Sachen gleicht eine elektrische Zahnbürste mit einem Timer aus. Die wird immer ihre zwei Minuten arbeiten, mit demselben Druck, mit derselben Geschwindigkeit, mit demselben Anpressdruck. Da sehe ich einen ganz großen Vorteil.

Und mit dem kleinen Bürstenkopf kommt sie in kleinere Nischen, was bei manchen Implantatversorgungen wirklich wesentlich ist. Das hat große Folgewirkungen, gerade bei Leuten, die vorher manuell geputzt haben und sich eine elektrische Zahnbürste besorgen. Es wirkt sich auch in der Patientenzufriedenheit aus, denn sie merken selber, dass sie ein angenehmeres Gefühl im Mund haben. Deshalb empfehlen wir die elektrische Zahnbürste und auch die Schallzahnbürste.

WIR HALTEN FEST ...

„Wir empfehlen die elektrische Zahnbürste oder die Schallzahnbürste, weil sie im Gegensatz zur Handzahnbürste immer gleich lang mit gleichem Druck putzen."

GMEINER: Harte oder weiche Zahnbürste?

DR. ÖSTERREICHER: Erstens ist es wichtig, wie angenehm es dem Patienten ist. Zweitens liegt es an der Beschaffenheit, an der Morphologie des Zahnfleisches, ob es besser ist, dass er eine weiche oder harte Zahnbürste verwendet. Da gibt es viele Komponenten. Ich sage gern: Nimm die goldene Mitte. Allerdings ist es sehr individuell. Bei einer harten Zahnbürste hat man oft das Gefühl, dass es dem Zahnfleisch weh tut – das sollte nicht sein.

GMEINER: Ein wichtige Frage in Zeiten von Bio: Ist eine Zahnbürste aus Kunstborsten besser oder schlechter als Naturborsten?

DR. GUSERL: Es gibt kaum mehr Naturborsten. Grundsätzlich ist davon abzuraten, weil die Bakterienanhäufung zu groß ist.

WIR HALTEN FEST ...

„Hart, mittel oder weich – das ist bei Zahnbürsten sehr individuell. Es sollen jedenfalls Kunststoffborsten sein, denn in Naturborsten häufen sich sehr leicht Bakterien an."

DR. GUSERL: Es gibt derzeit eine Zahnbürste, die mit „10 Sekunden Zähneputzen" wirbt. Das kann ich mir einfach nicht vorstellen.

DDR. JAHL: Mit der Markteinführung wird es sicherlich klinische Studien gegeben haben. Klinische Studien haben generell keine andere Möglichkeit als Abstriche zu machen in Bezug auf das, was untersucht wird.
Üblicherweise wird nach einem normalen Zähneputzen ein Abstrich genommen, dieser wird in einen Inkubator gelegt und es wird gemessen, wie groß die Bakterienzahl ist. Dann vergleicht man das mit dem, was beim normalen Zähneputzen gemessen wird. Dann stellt man fest, ob ein massiver Unterschied bemerkbar ist oder auch nicht.

DR. GUSERL: Die Vorgabe für das Zähneputzen sind mindestens 30 Sekunden pro Quadrant. Es gibt 4 Quadranten. Wie lange verweilen Sie pro Zahnfläche?

1X ODER 2X ODER ÖFTER AM TAG?

GMEINER: Wie oft soll ich meine Zähne putzen?

DR. ÖSTERREICHER: Wir müssen sehr vorsichtig sein, was Empfehlungen ganz allgemein betrifft. Auch im Hinblick auf die Häufigkeit des Zähneputzens.
Zwischen 24 und 48 Stunden braucht der bakterielle Belag – auch Plaque genannt –, um zu „reifen". In diesem Zeitraum sollte man spätestens Zähneputzen, damit nichts passiert. Nach dieser Information würde es genügen, wenn man sich 1x pro Tag die Zähne putzt.
Das Absurde an der Geschichte ist, dass man das so nicht sagen kann. Ein Mensch, dem man sagt: „Putz einmal pro Tag", was macht er daraus? Viele denken, es wird wohl auch alle zwei oder drei Tage

genügen. Deshalb sagen wir, wenn er morgens und abends putzt, dann ist er auf der sicheren Seite.

GMEINER: Gibt es ein Zuviel beim Zähneputzen?

DR. GUSERL: Es gibt ein Falsch. Wenn die Putztechnik nicht passt, zum Beispiel wenn man zu hohen Druck ausübt, wenn das Material nicht passt, sprich man wechselt die Zahnbürste zu selten, dann gibt es ein „Falsch-zuviel“. Wenn man richtig putzt, dann gibt es kaum ein Zuviel.

GMEINER: Sie als Zahnärzte – wie oft putzen Sie die Zähne?

DR. ÖSTERREICHER: Zweimal am Tag.

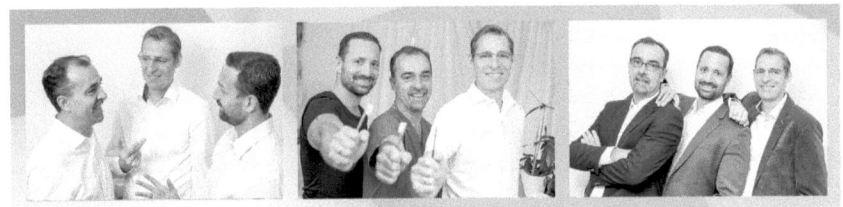

DIE RICHTIGE ZAHNPASTE

GMEINER: Wie finde ich die richtige Zahnpaste? Was muss ich dabei beachten?

DR. GUSERL: Grundsätzlich ist die Wahl der Zahnpaste im wahrsten Sinne des Wortes Geschmacksache.

Ich würde sagen, dass nicht alle Zahnpasten gleich sind, aber sehr ähnlich. Den Schwerpunkt bei der Zahnpflege sehe ich weniger bei den Zahnpasten als bei dem Gerät, das man für die Zahnpflege benutzt beziehungsweise bei dessen Handhabung.

WIR HALTEN FEST ...

„Die Wahl der Zahnpaste ist Geschmacksache.
Wichtiger sind Zahnbürste und ihre Handhabung."

FLUOR ODER GANZ NATUR?

GMEINER: Wir haben es bereits ausführlich im Punkt „Mythos 2: Fluor – ja oder nein?" besprochen. Aber weil das Thema überall herumgeistert frage ich an dieser Stelle noch einmal: Soll ich eine Zahnpaste mit oder ohne Fluor verwenden?

DR. ÖSTERREICHER: Mit Fluorid, ganz klar!

WIR HALTEN FEST ...

„Zahnpaste bitte immer mit Fluorid!"

DR. ÖSTERREICHER: Fluorid ist seit den 1950er Jahren ein wichtiger Inhaltsstoff in Zahnpasten, es gibt also langjährige Erfahrung damit. Der Rückgang von Karies ist auch fluoridierten Zahnpasten zu verdanken, denn direkt auf den Zahn aufgetragen ist Fluorid am wirksamsten in der Kariesprophylaxe.

Ich möchte an dieser Stelle noch einmal betonen: Fluorid ist nicht Fluor! Fluoride sind Salze von Fluor. Fluor ist bereits in kleinsten

Mengen giftig, Fluoride hingegen sind in geringen Mengen unbe-denklich.

MUNDDUSCHE ODER MUNDSPÜLUNG

GMEINER: Soll man eine Munddusche verwenden?

DR. ÖSTERREICHER: Es hilft nicht und es schadet nicht. Den Leuten gibt es ein gutes Gefühl. Tatsache ist, du brauchst einen mechanischen Reiz, um Beläge zu entfernen.

WIR HALTEN FEST ...

„Die Munddusche ist für manche angenehm, aber aus zahnmedizinischer Sicht kann es keine Beläge entfernen."

ZAHNSEIDE ODER ZAHNSTOCHER

GMEINER: Soll man Zahnseide und Zahnstocher benutzen?

DR. GUSERL: Trotz aller Fortschritte in der Zahnputztechnik gibt es für Zahnseide nach wie vor keinen Ersatz.

DR. ÖSTERREICHER: Wenn wir über Zahnbürsten sprechen, dann geben wir jedem Patienten mit: Du kannst noch so gut Zähneputzen, ob mit der klassischen Handzahnbürste oder mit der elektrischen oder gar Ultraschallzahnbürste – zusätzlich ist die Zahnseide sehr wichtig. Wir müssen einfach verstehen, dass wir den bakteriellen Belag mechanisch entfernen müssen. Dort, wo sich die Zähne berühren, in die Zahnzwischenräume kommt nur die Zahnseide!

„Zahnseide für die Reinigung der
Zahnzwischenräume ist extrem wichtig, denn
bakteriellen Belag kann man nur mechanisch entfernen."

DR. ÖSTERREICHER: Bei einem gesunden Gebiss berühren sich die Zähne an den Kontaktpunkten und jeder weiß, wie unangenehm das ist, wenn man sich etwas zwischen den Zähnen einbeißt – genau an diesen Punkten entsteht Karies besonders häufig. Das sieht man am besten bei den Kindern, bei den Milchzähnen, die klassische Karies ist die interdentale, die Kontaktpunktkaries.

Das kann man nur in den Griff bekommen und verhindern, indem man regelmäßig Zahnseide benutzt. Das heißt, das Thema Zahnbürste ist selbstverständlich, aber um wirklich gute Zahnhygiene zu betreiben, braucht man die Zahnseide unbedingt. Und die sollte man auch einmal täglich verwenden. Und zwar in jedem Zwischenraum.

WIR HALTEN FEST ...

„Verwenden Sie unbedingt einmal täglich Zahnseide – und zwar in
jedem Zahnzwischenraum!"

DIE ZUKUNFT
DER ZAHNMEDIZIN

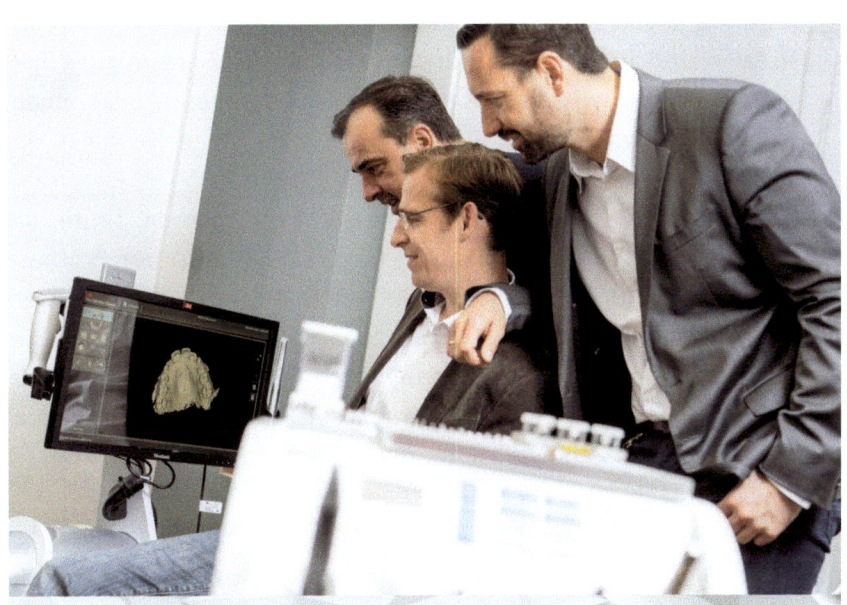

„Was die Zukunft betrifft,
geht es nicht darum, sie vorauszusehen,
sondern sie möglich zu machen."

Antoine de Saint-Exupéry

EIN BLICK AUF ÖSTERREICH

GMEINER: Was wünschen Sie sich für die Zukunft der Zahnmedizin?

DDR. JAHL: Wir müssen die Zahnmedizin ein wenig hinterfragen und die derzeit bestehenden technischen Möglichkeiten optimal einsetzen. Bei Zahnverlust beispielsweise ist die klassische Lösung die Zahnprothese, die in vielen Fällen medizinisch sehr gut ist und auch aus sozialen und finanziellen Gründen absolut ihre Berechtigung hat. Wenn wir aber wissen, dass Leute solche Prothesen bekommen, obwohl sie etwas anderes wollten, dann ist das der erste Punkt, der zu hinterfragen ist.

Der zweite Punkt ist die Zufriedenheit. Wenn man die Leute, die eine Prothese bekommen haben, fragt, ob sie mit ihrer Prothese zufrieden sind und dann 50 Prozent der Leute sagen, dass sie überhaupt nicht damit zufrieden sind, dann stelle ich mir schon die Frage: Welche Therapien bieten wir den Patienten ganz allgemein an, wenn wir wissen, dass 50 Prozent der Patienten mit der Therapie in Bezug auf Zahnverlust überhaupt nicht zufrieden sind? Das ist eine erschreckende Zahl an unzufriedenen Patienten.

Da müssten wir unsere Behandlungskonzepte überdenken – und das wird in der Zahnmedizin viel zu wenig gemacht. Wir haben Digitalisierung und diese und jene neue Technologie – trotzdem ist die modernste Therapie zu vielen Zahnärzten und zu vielen Patienten noch nicht vorgedrungen.

WAS ZU DENKEN GIBT ...

„Wir müssen die Zahnmedizin hinterfragen! Erstens müssen wir die bestehenden technischen Möglichkeiten optimal einsetzen sowie zweitens unsere Behandlungskonzepte überdenken."

GMEINER: Okay, nehmen wir an, ein älterer Patient kommt zum Zahnarzt und hat seine Zähne verloren. Bekommt er dann üblicherweise nur die Option Prothese angeboten?

DR. ÖSTERREICHER: Bei uns Wahlärzten ist das nicht der Fall. Bei Zahnärzten, die selber keine Alternative anbieten, kann es wirklich vorkommen, dass dieser Zahnarzt den Patienten nicht über andere Möglichkeiten informiert.

DDR. JAHL: Dazu kommt noch, dass es regionale Unterschiede gibt: Stichwort Stadt und Land. Am Land gibt es zahnärztlich eher unterversorgte Gebiete und finanzschwache Gegenden, das muss man sich demografisch anschauen. Klar gibt es diesbezüglich Unterschiede.

GMEINER: Aber die berühmten „Dritten" sind sozusagen immer noch Standard?

DDR. JAHL: In vielen Gegenden in Österreich ist das gang und gäbe. Es hängt auch wieder mit dem Faktor Zeit zusammen. Wenn ein Zahnarzt für eine große Region und viele Patienten zuständig ist, hat er einfach nicht die Zeit, jeden einzelnen Patienten ausführlich darüber zu beraten, welche Möglichkeiten es in Bezug auf Zahnersatz gibt. In diesem Fall muss sich der Zahnarzt auf rasche Lösungen zurückziehen.

Um hier zu anderen Lösungen zu kommen, brauchen wir Information. Ich glaube, dass Zahnärzte viel mehr informieren müssen – nicht nur die Patienten, sondern auch in der Öffentlichkeit. Leider ist das mit Restriktionen seitens der Standesvertretung verbunden, weil sie Information in der Öffentlichkeit stark einschränkt.

„Zahnärzte müssten in der Öffentlichkeit viel mehr informieren – doch da gibt es leider Restriktionen seitens der Standesvertretung."

DR. ÖSTERREICHER: Besser wäre Information im Vorfeld, da haben wir aber nicht die Rückendeckung, die wir uns erwarten. Man müsste flächendeckend ermöglichen, die Leute über Medien oder Vorträge zu informieren. Dadurch wäre es möglich, vielen Menschen einen aktuellen Wissensstand betreffend Zahnmedizin zugänglich zu machen. Dann muss der Zahnarzt nicht jedem einzelnen Patienten die halbe Zahnmedizin erklären, sondern der Patient hat bereits ein solides Grundwissen und kann darauf aufbauend seine ganz speziellen Fragen stellen.

Da gibt es sehr restriktive Vorgaben der Zahnärztekammer, sodass wir als Zahnärzte genau aufpassen müssen, in welcher Form wir überhaupt vor einem Auditorium sprechen. Das ist eigentlich ein völliger Wahnsinn. Und es ist falsch.

DDR. JAHL: Jeder Patient hat meiner Meinung nach ein Recht zu erfahren, was wie viel kosten kann. Patienten wollen einfach einen Richtwert wissen. Aber leider nein, die Zahnärzteschaft der älteren Generation hat in der Vergangenheit beschlossen, dass man keine eigenen Preise öffentlich nennen darf und hat das sogar schriftlich per Gesetz im Zahnärztegesetz festgehalten. Dass es mir als Zahnarzt verboten ist, Preise an Personen, die über den eigenen Patientenkreis hinausgehen, zu veröffentlichen – das ist doch ein vollkommener Widerspruch zur Informationspflicht, einem Grundrecht laut Patientencharta.

Umgekehrt hat dieselbe Zahnärztekammer verfügt, dass Zahnärzte in ihrer Ordination die autonomen Honorarrichtlinien verpflichtend auflegen müssen. Darüber haben wir schon gesprochen.

Also was jetzt: Darüber reden oder nicht darüber reden? Die Zahnärztekammer widerspricht sich hier selbst.

Deswegen, liebe Patienten: Fragen Sie Ihren Zahnarzt.

Ich denke aber, dass es nur eine Frage der Zeit sein wird, bis sich hier die Gegebenheiten an die modernen Zeiten anpassen werden – nein: müssen.

WAS ZU DENKEN GIBT ...

„Die Zahnärztekammer widerspricht sich selbst: Der Zahnarzt darf keine Preisauskünfte an Dritte geben, ist aber verpflichtet, die Honorarrichtlinien aufzulegen."

GMEINER: Ist das amerikanische System besser, weil man dort als Zahnarzt Werbung machen darf?

DR. GUSERL: Das ist nicht nur in Amerika anders, sondern auch in Deutschland, wo ganz andere Werberichtlinien für Zahnärzte gelten. In Deutschland ist Radiowerbung erlaubt, Autowerbung, Werbeveranstaltungen ... es geht alles. In Deutschland wird wirklich hart gekämpft, was natürlich auch ein bisschen die Ellbogenmentalität fördert.

Das heißt, kontrollierte Werberichtlinien: ja. Wir sprechen von Werberichtlinien, weil Information unter die Werberichtlinien fällt. Ich sehe da schon einen Unterschied zwischen Werbung einerseits und Information und Aufklärung andererseits.

DDR. JAHL: Information ist etwas, wo wir Patienten und Menschen ganz allgemein Aufklärung geben. Deswegen ist das keine Werbung, denn es geht um Menschen, denen man Information gibt.

Laut Patientencharta haben Menschen – national und international – das Recht auf ärztliche Aufklärung und ärztliche Information. In der heutigen Zeit muss man ihnen die Information natürlich auch zukommen lassen. Man erreicht eine viel größere Gruppe an Menschen als früher. Meiner Meinung nach ist das richtig. Die Ärzte machen das auch. Die Ärztekammer hat hier andere Richtlinien als die Zahnärztekammer. Die Ärzte gehen zu den Patienten hin, sie halten Vorträge zu medizinischen Themen.

In Landeskliniken in Niederösterreich zum Beispiel halten Ärzte Vorträge zu moderner Diabetestherapie oder moderne Methoden der Hüftoperation oder neue Schilddrüsenmedikamente und so weiter, und sie sagen auch: „Kommen Sie zu uns, wir bieten das an." Die Spitäler wollen ganz aggressiv Patienten abgreifen, weil auch die Spitäler mittlerweile auf wirtschaftlich fundierter Struktur funktionieren und gute Zahlen liefern müssen. Die Zeiten sind vorbei, wo Spitäler und Abteilungen Defizite geschrieben haben. Sie brauchen Patienten und Leistungen, die gut honoriert werden, damit die Zukunft der Abteilung gesichert ist.

Sie holen die Patienten richtig ab, zum Beispiel durch Fachvorträge. Viele ärztliche Einrichtungen machen das und ich finde das in Ordnung. Auch die Gebietskrankenkasse macht das für ihre Ambulatorien und bietet Informationstage, Gesundheitstage und Messen an. Nur die Zahnärztekammer schafft es, sich so abzukapseln und dem Trend der Zeit einfach nicht zu gehorchen. Da fehlt einiges an Entwicklung.

WAS ZU DENKEN GIBT ...

„Information ist nicht gleich Werbung.
Die Zahnärztekammer folgt einfach nicht den Zeichen der Zeit und erlaubt zu wenig Information."

GMEINER: Welche weiteren Wünsche für die Zukunft der Zahnmedizin haben Sie?

DR. ÖSTERREICHER: Ein Wunsch ist direkter Dialog mit interessierten Kollegen, die sich austauschen wollen, der weit über unsere Standesvertretung hinausgeht.

Es geht um den Wunsch, etwas bewirken zu wollen, um einen direkten Draht, am besten auch zu Personen im Gesundheitsministerium, herzustellen. Diese eingefahrenen alten Schemata müssen irgendwann aufgebrochen werden. Das ist alles so verfahren, über Jahrzehnte liegen gelassen und folgt dem typisch österreichischen Motto: Es geht uns eh nicht schlecht, wir jammern auf hohem Niveau, lassen wir das doch alles. Es müsste vieles verändert werden, als normaler Zahnarzt hat man den Eindruck, dass man nicht an die Entscheider herankommt, um das System zu verändern.

WAS ZU DENKEN GIBT ...

„Wir brauchen einen direkten Dialog mit interessierten Kollegen, der über unsere Standesvertretung hinausgeht. Denn es müsste vieles verändert werden."

GMEINER: Das ist ein Grund, warum wir dieses Buch machen, damit bestimmte Dinge angesprochen werden. Welche Visionen haben Sie für die Zukunft?

DDR. JAHL: Wir haben relativ traurige Visionen für die Zukunft. Es wird eine riesige Pensionierungswelle auf uns zukommen. Das wissen wir.

Sowohl bei den praktischen Ärzten als auch bei den Zahnärzten kommen Pensionierungswellen, viele Stellen werden nicht mehr nachbesetzt. In den letzten Jahren gab es schon Probleme, Stellen nachzubesetzen und ganz aktuell sowieso, weil das einfach nicht mehr lukrativ ist für die heutigen Menschen. Weil sich auch die Behandler geändert haben. Begriffe wie Work-Life-Balance hat es vor 10 oder 15 Jahren nicht gegeben. Heutzutage verzichten die Leute freiwillig auf Arbeitszeit und damit auf Einkommen, einfach zugunsten einer gelungenen Work-Life-Balance. Sie wollen sich so einen Stress im Beruf gar nicht mehr antun.

WAS ZU DENKEN GIBT ...

„Traurige Zukunftsaussichten für die zahnärztliche Versorgung: Eine riesige Pensionierungswelle kommt auf uns zu und die Stellen können kaum nachbesetzt werden."

GMEINER: Wird der 3-Plätze-Zahnarzt verschwinden?

DDR. JAHL: Ja, der wird ganz einfach verschwinden. Da müssen wir aber gegensteuern.

Das Problem, das derzeit passiert, ist – um es überspitzt auszudrücken –, dass wir in Zukunft nur noch Zahnärzte haben werden, die Zahnspangen machen wollen, denn das ist nämlich voll trendy. Es wird irgendwann überspitzt gesagt keine Zahnärzte mehr geben, die Zähne entfernen oder Notfälle behandeln können.

Das ist der Trend aufgrund der aktuellen Studentenzahlen. Wenn wir das demografisch hochrechnen, wird genau das passieren. Frauen betreiben den Zahnarztberuf häufig familienbegleitend, zeitreduziert und als Mutter. Das bedeutet, sie versuchen sich auch innerhalb der Zahnheilkunde vor allem auf die Kieferorthopädie zu spezialisieren.

Österreich erwartet das Ende des sogenannten praktischen Zahnarztes, der für alles zuständig ist. Das ist vorbei. Wir werden alle wunderschöne Zähne haben, aber wahnsinnig viele Schmerzen.

WAS ZU DENKEN GIBT ...

„Österreich erwartet das Ende des sogenannten praktischen Zahnarztes, der für alles zuständig ist. Die Spezialisierungen verdrängen den Allrounder."

DDR. JAHL: Unser Ansatzpunkt muss einfach sein, dass 60 Prozent des gesamten Zahnersatzes, der von uns produziert wird, als nicht optimal funktionsfähig eingestuft wird. Das muss uns doch zu denken geben! Wir verordnen Therapien und dieser Zahnersatz funktioniert in 60 Prozent der Fälle nicht optimal.

GMEINER: Zahnärzte waren lange Zeit in einem extrem geschützten Bereich. Dieser geschützte Bereich ist durch das Internet und Dr. Google aufgebrochen. Es hilft nicht wirklich, wenn die Zahnärztekammer Stimmung gegen den Zahntourismus ins Ausland macht. Es wäre viel besser darüber zu informieren, wie man einen guten Zahnarzt findet.

DDR. JAHL: Für mich ist es auch okay, wenn sich Patienten aus finanziellen Gründen im Ausland behandeln lassen. Wir importieren ja auch Autos aus Deutschland, warum soll das weniger verwerflich sein, als wenn sich Leute ihre zahnärztliche Leistung in Ungarn kaufen?

GMEINER: Die Qualität der zahnärztlichen Versorgung ist wahrscheinlich auch der Grund, warum die Leute immer noch nach Ungarn fahren. Wenn der Vater und die Mutter und die Tante unisono sagen, dass der Zahnarzt Dr. Z in Ungarn oder sonst wo so toll ist, dann wird man selber auch hinfahren. Es ist ja überall so, dass es gute und schlechte Anbieter gibt, egal ob im Ausland oder in Österreich. Diese Ehrlichkeit zu haben finde ich absolut okay.

„Es gibt überall gute und schlechte Anbieter, egal ob im Ausland oder in Österreich – das gilt auch für Zahnärzte."

GMEINER: Mir fällt dazu das Thema Schönheitschirurgie ein. Zu Beginn wurde generell vor dem Besuch bei einem Schönheitschirurgen gewarnt. Dann warnte man vor den billigeren und daher als schlecht geltenden Schönheitskliniken im Ausland. Heute sagt man: Wenn Sie das machen wollen, okay – aber bitte suchen Sie sich einen guten Schönheitschirurgen!

Früher hatte man als Patient kaum Möglichkeiten und man kannte vielleicht zwei, drei Zahnärzte im Umkreis. Heute gibt man einen Suchbegriff im Internet ein und erhält endlos viele Ergebnisse. Tja, und zu wem soll ich gehen? Da bin ich als Patient auf mich allein gestellt.

DDR. JAHL: Bewertungsportale im Internet haben das erkannt und nutzen das. Das ist das Geschäftsdenken von Patientenportalen. Viele Patienten sind auf der Suche und wünschen sich Entscheidungshilfen. Die Portale nutzen das und auch die Zahnärzte erkennen, dass die Portale immer wichtiger werden. Das bedeutet natürlich, dass heute auch Ärzte dort nachschauen, ob die Bewertungen passen, das Erscheinungsbild okay ist, welche Feedbacks zu finden sind, etc.

Aus Kollegenkreisen habe ich gehört, dass manche Behandler in diesem Zusammenhang Ängste haben. Auch ein Behandler darf mal schlecht gelaunt oder müde sein, er darf mal Sorgen haben. Es kann vorkommen, dass man einen Patienten nicht zu vollster Zufriedenheit behandeln konnte, das merkt man als Behandler auch selbst. In diesem Fall haben manche Behandler Angst, dass ein solcher Patient eine negative Bewertung schreibt, sobald er die Praxis verlässt.

Das ist ein Thema, bei dem ich glaube, dass es jetzt noch eine Randerscheinung ist, aber in schätzungsweise fünf oder sechs Jahren wird sich das verschlimmern. Einfach auch durch den finanziellen Druck, denn viele Patienten wollen beste Leistung zu günstigem Preis, nach dem Motto: Er muss der beste sein und auch der billigste. Das ist sicherlich schwierig.

GMEINER: Ich denke, Zahnärzte werden bedeutend wirtschaftlicher gemessen als bisher. Bisher ging man als Patient einfach zum Arzt, oft war es seit zwei Generationen derselbe Zahnarzt, dabei blieb man dann. Heute ist das nicht mehr so. Heutzutage wählt man aus. Für Standardgeschichten geht man vielleicht weiterhin zu seinem Hauszahnarzt und für Speziallösungen sucht man sich einen Spezialisten.

WAS ZU DENKEN GIBT ...

„Als Patient wählt man aus und will beste Leistung zu günstigem Preis. Zahnärzte werden bedeutend mehr nach wirtschaftlichen Kriterien gemessen.“

DR. ÖSTERREICHER: Es muss auch ein Umdenken von Seiten der Medien stattfinden. Der Zahnarzt wird eigentlich nur dafür verwendet, wenn es darum geht, wie man Reichtum in Österreich definiert. Dass man sich Sorgen macht und darüber nachdenkt, wer die Bestverdiener in diesem Land sind. Damit schafft man von Haus aus eine Neidgesellschaft, man denkt nicht darüber nach, was den Beruf des Zahnarztes eigentlich ausmacht.
Wenn man Leute fragt, welchen Job sie gerne machen würden, sind relativ wenige dabei, die von sich aus sagen: Ich wäre gerne Zahnarzt. Man muss vom aktuellen Medienbild weggehen und aufhören,

Neid zu schüren. Zahnärzte verdienen sich das Geld auch wirklich mit dem, was sie da tun. Denn das ist ein Knochenjob.

Zahnbehandlung ist weit mehr als die direkte Arbeit im Mund und an den Zähnen. Wir müssen uns mit der Psyche des Patienten auseinandersetzen, wir müssen uns mit seinen Wünschen, seinen Sorgen, seinen Anliegen befassen, wir sind gleichzeitig Psychologen. Ganzheitlich betrachten müssen wir es auch noch.

Wir müssen davon weggehen, dass gegen Zahnärzte Stimmung gemacht wird. Das ist ein Problem, das wir auch in unserer Standesvertretung haben: Wir haben keine Lobby. Wen interessieren die Sorgen des Zahnarztes oder eines einzelnen Behandlers? Wir haben keine breite Masse an Patienten oder Mitmenschen, die sich darüber Sorgen machen, ob es einem Zahnarzt schlecht geht oder nicht. Denn wir definieren das Ganze nur über die Frage, wie reich er ist.

GMEINER: Stimmt, es gibt keine Protestaktionen von Zahnärzten. Von Ärzten ja, aber nicht von Zahnärzten.

DR. ÖSTERREICHER: Es geht nicht darum, dass wir uns beschweren, dass wir zu wenig haben. Aber wir könnten unser Geld auch einfacher verdienen.

DDR. JAHL: Der Zahnarzt wird gebraucht, das ist den Leuten schon bewusst. Er wird akut gebraucht, er ist wichtig, aber er ist im öffentlichen Bewusstsein per se ein fürchterlicher Mensch und unsympathisch. Er stellt eine gewisse Art von Feindbild dar.

DR. ÖSTERREICHER: Die Medien sollten ihre Energien weniger auf das Feindbild Zahnarzt legen, sondern darauf, uns auch in unserem Berufsbild zu erfassen. Jeder, der Zahnschmerzen hat, weiß, dass er am Schluss froh ist, dass es jemanden gibt, der ihm geholfen hat. Egal, welche Art von Schmerzen er hat.

WAS ZU DENKEN GIBT ...

„Medien sollten weniger das Feindbild Zahnarzt bedienen, sondern Zahnärzte auch in ihrem Berufsbild erfassen. Denn der Zahnarzt wird gebraucht."

DR. ÖSTERREICHER: Wenn man übrigens einen Menschen nach Schmerzen fragt und er definieren soll, was er unter Schmerz versteht, dann werden acht von zehn Personen sagen, es sind Zahnschmerzen. Und diese Schmerzen sind vernichtend.

Ich muss für mein gesamtes Kollegium eine Lanze brechen, damit man das auch betont: Wir sind keineswegs lauter Sadisten, die sich aufgrund von Schmerzen ihr Geld verdienen wollen. So ist es nicht. Im Gegenteil, wir versuchen, dem Patienten so viele Schmerzen wie möglich zu nehmen.

„Was muss noch verbessert werden in Österreich?"
Darüber sprechen die Zahnärzte im Video:
https://youtu.be/aLwQRd3j6kM

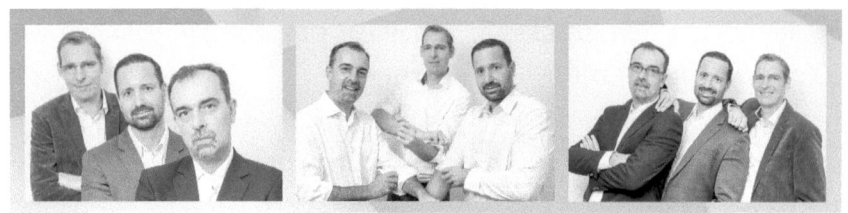

WÜNSCHE AN DIE PATIENTEN

GMEINER: Haben Sie Wünsche an die Patienten ganz allgemein?

DDR. JAHL: Eine Anregung: Wir brauchen mündigere Patienten, wir brauchen informiertere Patienten.

WAS ZU DENKEN GIBT ...

„Wir brauchen mündigere und informiertere Patienten."

DDR. JAHL: Die Zahnheilkunde ist so komplex geworden, dass wir die Patienten – und das ist der große Trend in der gesamten Medizin – immer mehr in eine Entscheidungsfindung einbeziehen.

Ganz radikal ausgedrückt wird heutzutage die 80-jährige Oma im Krankenhaus gefragt, wenn sie eine Herzklappe bekommt: „Liebe Frau X, wollen Sie eine Schweineklappe, eine Rindsklappe oder eine synthetische Klappe?" Frau X will aber nur operiert werden, weil sie einfach wieder Stufen steigen will. Frau X will vielleicht überhaupt nicht wissen, aus welchem Material ihre Herzklappe sein wird, sie wird aber absichtlich in die Entscheidung genommen. Viele Patienten sind mit einer solchen Entscheidung überfordert.

GMEINER: Jeder ist da überfordert. Ich auch ...

DDR. JAHL: Was wir uns in der Zahnmedizin wirklich wünschen, ist mehr Information. Wir wünschen uns aufgeklärte Patienten, indem sie die Kommunikation mit ihrem Zahnarzt suchen. Das tun die Leute nicht. Manche kommen mit Informationen aus dem Internet mit all ihren Vor- und Nachteilen und wollen das haben, was sie gelesen haben. Weg von Dr. Google! Wir wollen Patienten motivieren, ihre eigenen Behandler zu fragen.

Wir wissen, dass 70 Prozent der Leute die Information von ihrem Zahnarzt haben möchten, und nicht aus dem Internet. Sie wünschen sich eine Lösung von ihrem persönlichen Zahnarzt. Die anderen 30 Prozent gehen andere Wege, sie informieren sich bevorzugt aus anderen Quellen oder verlegen die Behandlung ins Ausland. Kein Problem.

WAS ZU DENKEN GIBT ...

„Wir wünschen uns aufgeklärte Patienten, die sich eine Lösung von ihrem Zahnarzt wünschen und die Kommunikation mit ihm schätzen."

DR. ÖSTERREICHER: Grundsätzlich möchten wir sagen, dass wir diesen Beruf aus voller Leidenschaft machen. Wir wissen auch – und das möchten wir auch unseren Patienten mitteilen –, dass es nicht immer einfach ist, diese Behandlungen überhaupt durchzuführen.

Wir bitten darum, dass Patienten ein bisschen Verständnis dafür aufbringen, dass es auch einmal Zeiten geben kann, wo nicht beste Stimmung herrscht, weil der Zahnarzt auch nur ein Mensch ist und keine Maschine.

Grundsätzlich wäre es sehr wünschenswert, dass die Patienten auch wissen, dass sie nicht nur Rechte haben – und es ist großartig, dass sie diese Rechte haben! –, sondern dass sie auch ein wenig zur Pflicht zurückkehren. Dass sie wissen, dass sie ein Teil unseres Gesundheitssystems sind.

Das heißt, wenn Ihnen der Arzt Empfehlungen gibt, um die Mund-gesundheit zu verbessern, dann wäre das auch ganz großartig, wenn Sie das machen. Das bedeutet auch, die Termine einzuhalten. Es ist ein Nehmen und Geben in beide Richtungen, weil es für alle einen Nutzen hat.

WAS ZU DENKEN GIBT ...

„Wir wünschen uns, dass sich Patienten an die Empfehlungen des Zahnarztes halten – seien es Tipps zur Verbesserung der Mundgesundheit oder das Einhalten vereinbarter Termine."

DR. GUSERL: Mein Wunsch an die Patienten ist – und dahin geht auch der Trend in den letzten Jahren –, dass sie sich mehr trauen, kritisches Vertrauen zu haben.

Das soll heißen, sie sollen sich ruhig trauen, Kritik zu üben, Feedback zu geben, nicht nur negatives, auch positives. Sprechen Sie Dinge im persönlichen Gespräch an. Wenn man wirklich in Augenhöhe kommunizieren möchte, dann muss das in beide Richtungen sein.

Da sind wir wieder beim Thema Internetbewertungen und derglei-chen, anonymes Feedback irgendwo kann nicht die Lösung sein. Es ist viel sinnvoller, Probleme im persönlichen Gespräch abzuklären. Wir freuen uns auch über positives Feedback.

Von Patienten wünsche ich mir auch Vertrauen. Haben Sie Ver-trauen in die Ärzte, dass sie das Beste für Sie wollen. Ein Zahnarzt, ein Arzt will einfach eine gute medizinische Leistung bei Ihnen voll-bringen. Darauf muss man vertrauen. Er will seinen Job so gut wie möglich machen. Das ist sicher der Grundidealismus, den jeder von uns Ärzten in sich trägt, deswegen sind wir Arzt geworden, um eine Behandlung so gut wie möglich zu machen.

Kritik, Feedback geben, aber auch Vertrauen haben – das wäre aus meiner Sicht ein gutes Rezept für ein lebenslanges vertrauensvolles Arzt-Patient-Verhältnis.

WAS ZU DENKEN GIBT ...

„Dem Zahnarzt Kritik und Feedback geben, aber auch Vertrauen in den Arzt haben – das wäre ein gutes Rezept für ein lebenslanges vertrauensvolles Arzt-Patient-Verhältnis."

WÜNSCHE AN DIE ZAHNARZT-KOLLEGEN

GMEINER: Was wünschen Sie sich von Ihren Zahnarztkollegen?

DR. GUSERL: Mein Wunsch an die Kollegenschaft ist, eher das Gespräch zu suchen, zum Telefon zu greifen, eine E-Mail zu schreiben, Rücksprache zu halten.

Man muss immer aufpassen, wenn Information über mehrere Personen läuft, beispielsweise ein Patient, der mir erzählt, was der Kollege denn vorgehabt hätte – da spielt immer eine Art Stille Post mit und es ist unklar, was der Kollege tatsächlich gemeint hat. Deswegen: anrufen, Rücksprache halten.

Die Zahnärzte müssen auch im Sinne der Patienten mehr zusammenrücken, mehr kooperieren, mehr kommunizieren. Das wäre ganz wichtig. Weg von diesem Einzelkämpfertum, das früher vielleicht vorherrschend war, aber nicht mehr zeitgemäß ist. Man muss die Zusammenarbeit, die Kooperation suchen. Nicht jeder kann alles. Gerade im urbanen Gebiet gibt es viele Spezialisten. Das soll man ausnützen, auch unter den Fachärzten. Man muss einfach über seine Grenzen Bescheid wissen – und das ist kein Zeichen von Schwäche, wenn ich weiß, bis hier und nicht weiter. Wenn man weiß, wo der Patient hingehen kann, zu welchem Kollegen man jemanden schicken kann, dann ist das ein Zeichen von Kompetenz.

DR. ÖSTERREICHER: Perfekt.

WAS ZU DENKEN GIBT ...

„Die Zahnärzte müssen mehr kooperieren, mehr kommunizieren – auch im Sinne der Patienten. Die eigenen Grenzen zu kennen und Möglichkeiten zu vermitteln ist ein Zeichen von Kompetenz."

„Unser Appell an die Zahnärzte"
Darüber sprechen die Zahnärzte im Video:
https://youtu.be/Wjog0m4sMMo

WÜNSCHE AN DIE POLITIK

GMEINER: Was sind Ihre Wünsche an die Politik?

DR. GUSERL: Mein Wunsch wäre, dass es im Sinne der Kooperationen zwischen den Zahnärzten eine Erleichterung gibt, denn es gibt immer mehr Spezialisierungen. Dieser Praktiker, der alles kann und alles macht – da ist die Frage, ob es den je gegeben hat.

DDR. JAHL: Hat's gegeben.

DR. GUSERL: Ja, aber der Qualitätsstandard war ein anderer. Man kann nicht alles gleich gut können. Die Erwartung der Patienten ist zu Recht stark erhöht, das ist auch gut so. Die Vielfalt macht auch Spaß und das machen wir auch gerne.

Jeder Zahnarzt lernt alles, aber es finden irgendwann Spezialisierungen statt, und das ist gut. Denn das, was man gerne macht, das macht man gut. Es ist aber für den Patienten unangenehm, wenn er durch das ganze Bundesland oder durch die ganze Stadt fahren muss, um sich seine Fachrichtungen selber zu suchen. deswegen sind Kooperationen unter einem Dach oder zwischen Ordinationen gut und wichtig.

Es würde eine Erleichterung darstellen, wenn man zum Beispiel die Gesellschaftsgründung vereinfachen würde, die es am Papier zwar schon gibt, aber de facto kann man sie nicht umsetzen.

GMEINER: Sie meinen die Gesellschaftsgründung hinsichtlich zahnärztlicher Praxis?

DR. GUSERL: Genau. Es gibt Modelle, aber die sind wenig praxistauglich. Das ist eine Erschwernis für uns und im Endeffekt ist das ein Nachteil für den Patienten.

WAS ZU DENKEN GIBT ...

„Es sollte eine Erleichterung im Sinne der Kooperationen zwischen den Zahnärzten geben, denn es gibt immer mehr Spezialisierungen. Das wäre ein Vorteil für Patienten."

DR. ÖSTERREICHER: Ich habe einen Wunsch an die Standesvertretung. Unsere Standesvertretung hat sich ein bisschen in die Richtung entwickelt, uns zu sagen, was wir alles nicht machen dürfen. Deswegen führt sich der Begriff „Standesvertretung" zeitweise ad absurdum. Wir sollten da viel mehr kooperieren und kommunizieren, ähnlich wie wir uns das von unseren Kollegen wünschen. Ich kann nur sagen, in meinem Umkreis funktioniert es hervorragend, sich mit Kollegen auszutauschen, sich zu unterstützen, nicht schlecht über

den anderen zu reden – damit wir bei gewissen Themen Rückendeckung haben.

Mein Wunsch wäre Rückendeckung anstatt Einschränkungen von
Seiten der Standesvertretung. Man sollte uns eventuell schon früher
auf etwas aufmerksam machen und sagen: „Passt ein bisschen auf,
dass das und das nicht passiert." Stattdessen kommt oft leider erst
im Nachhinein die Keule: „Ihr habt das und das gemacht – das darf
nicht sein!" Das sollte man optimieren, damit das Wort „Standesvertretung" auch wieder das hält, was es verspricht. Das ist meine
Hauptkritik.

Die Standesvertretung ist in Österreich auf alle Bundesländer auf-
geteilt. Jedes Bundesland hat seine eigene Standesvertretung und
darüber steht die Österreichische Zahnärztekammer. Mir wäre
lieber, dass unsere Vertreter nicht Handlanger der Politik sind, die
sagen, was wir als Zahnärzte nicht dürfen, sondern einfach noch
aggressiver auftreten, um in unserem Interesse und im Interesse
unserer Patienten deutlichere Forderungen kundtun. Auch oftmals
im berühmten Clinch, in dem sie sowieso liegen, mit den Gebietskrankenkassen.

WAS ZU DENKEN GIBT ...

*„Mein Wunsch wäre Rückendeckung anstatt Einschränkungen von
Seiten der Standesvertretung."*

DDR. JAHL: Wir wollen, dass die Kassenmedizin in Österreich ihre ganz
wichtige Funktion der flächendeckenden Versorgung besser erfüllt.
Wir wollen, dass diese Kollegen einen fairen Kassenvertrag mit
modernen Positionen einer Abrechnung haben, auch was moderne
und zeitgemäße Behandlungen betrifft, weil die einfach zum
aktuellen Zeitpunkt nicht möglich sind. Wir wollen, dass es eine
bessere Honorierung für Prophylaxe und Vorbeugung gibt. Das

schwedische Modell zeigt, dass dies in Bezug auf Prophylaxe in der EU durchaus machbar ist.

Unsere Wünsche sind, dass sich die zuständigen Krankenkassen für ihre versicherten Leistungen neue Lösungen einfallen lassen, um die Tendenz der Zeit zu berücksichtigen, und das ist bei fehlenden Zähnen ein festsitzender Zahnersatz.

Das wären ganz grob die Visionen, die ich als sehr wichtig erachten würde.

WAS ZU DENKEN GIBT ...

„Die Vision ist ein fairer Kassenvertrag für Zahnärzte. Moderne und zeitgemäße Behandlungen, bessere Honorierung, mehr Prophylaxe und Vorbeugung."

GMEINER: Moderne und zeitgemäße Behandlungen, mehr Prophylaxe und Vorbeugung – das versteht man als Patient sofort. Warum ist bessere Honorierung durch die Kassen aus Patientensicht nützlich?

DDR. JAHL: Wir haben besprochen, wie viel – oder vielmehr wie wenig – Honorar der Kassenarzt für seine Leistungen bekommt. Ich glaube, da muss sich etwas ändern, weil er mit Honoraren wie beispielsweise 19,10 Euro für eine Extraktion einfach nicht wirtschaften kann und seine Angestellten nicht bezahlen kann. Deswegen ist er auch gezwungen, so viele Leistungen wie möglich durchzuführen, um einen adäquaten Umsatz zu erzielen, der wirtschaftlich notwendig ist. Das bedeutet, er hat weniger Zeit für den einzelnen Patienten.

Um aus dieser Krux herauszukommen wird es notwendig sein, das Honorierungssystem der Krankenkassen zu verbessern, damit der Zahnarzt nicht gezwungen ist, seinen Lebensunterhalt durch die Quantität bestreiten zu müssen. Darum geht es, einfach um eine faire Bezahlung. Das wäre, glaube ich, dringend notwendig.

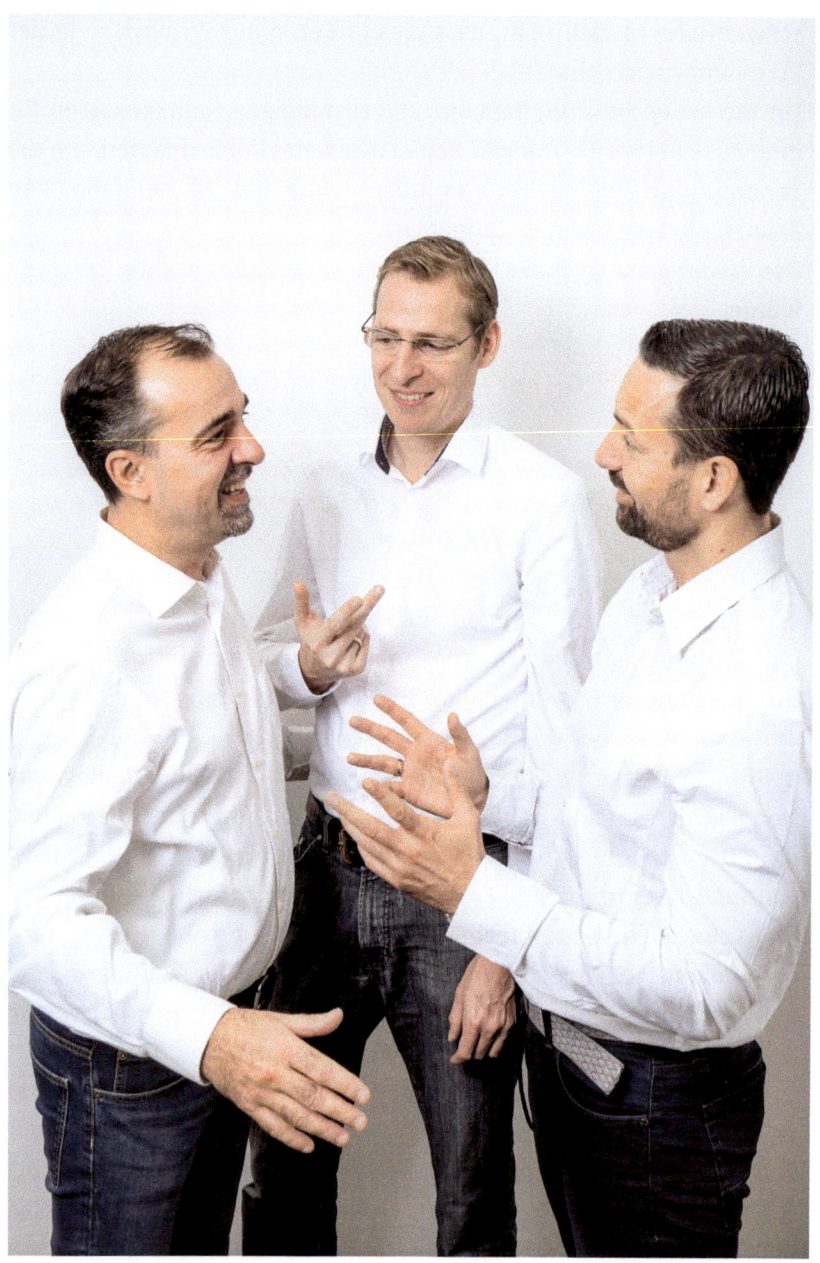

KRITISCHES INTERVIEW MIT DEM WELTRAT DER WEISEN

GMEINER: Faire Bezahlung ist ein Stichwort, das uns zum Weltrat der Weisen und seinen Konzepten für ein besseres Gesundheitssystem führt. Der Weltrat der Weisen, dessen Sitz in Deutschland ist, hat interessante Reformvorschläge. Aus Sicht des Weltrates muss sich das System ändern, damit Gesundheit, Lebensqualität, Langlebigkeit, Lebensfreude und Sicherheit jedes Menschen in unserer Gesellschaft gefördert werden.

Weltrat der Weisen

Der im Sommer 2018 neu entstandene Rat der Weisen ist ein Zusammenschluss von (aktuell 24) Wissenschaftlern und offeriert konkrete Modelle für eine bessere Welt.

Ziel des Zusammenschlusses ist es, konkrete Reformkonzepte den Regierungen, Parteien, der UNO, Unternehmen etc. zur Verfügung zu stellen. Inhaltlich bezieht sich der Rat stark auf Charles Darwin und Richard Dawkins sowie auf ca. 70 weitere Professor/innen und die Memetisch-Genetische Evolutionsbiologie zwecks Aufzeigen der Ausbreitung immens schädlicher Irrtums-Meme und des Aussterbens von Wahrheits-Memen, bezogen auf die jeweilige ungünstige gesellschaftliche ökologische Nische.

Quelle: https://www.ratderweisen.net

GMEINER: Herr Weber, Sie sind Assistent des Weltrates. Vielen Dank, dass Sie sich zu diesem Interview bereit erklärt haben, um die Position des Weltrates zum Thema Gesundheit in diesem Buch zu präsentieren. Wie könnte es aus Sicht des Weltrates in Zukunft grundsätzlich besser in der Zahnmedizin laufen?

WEBER: Unsere allgemeinen Reformen beziehen sich darauf, dass sich der Weltrat tiefe Sorgen um den Bezahlungsschlüssel im Gesundheitswesen und dessen Auswirkungen auf die Gesellschaft macht. Man könnte wohl pauschal sagen, dass der Bezahlungs-schlüssel in den meisten Gesundheitssystemen Europas, auch in den USA, sehr unvorteilhaft aussieht, wenn man ihn aus dem Blickwinkel der Evolutionsbiologie betrachtet.

Als Weltrat stützen wir uns insbesondere auf Sir Charles Darwin (1809-1882), der uns die geistigen Grundlagen der genetischen Evolutionsbiologie geliefert hat, und Prof. Richard Dawkins (* 1941), der den Begriff „Mem" eingeführt hat und die Evolution von der Genetik auf die kulturellen Aspekte erweitert hat, sodass wir heute von einer memetisch-genetischen Evolutionsbiologie sprechen müssen. „Mem" kommt von „Memory" und bezeichnet verhaltens-steuernde Gedächtnisinhalte. Alles, was wir in der Wissenschaft Kognitionen oder Attributionen oder Einstellungen nennen, bezeich-net man heute als Mem.

Das Alleinstellungs-Merkmal des Weltrates ist, dass er Beweisführungen vorlegt, die aufzeigen, dass unsere Systeme uns (nicht bewusst, bei allerbesten bewussten Absichten aller Beteiligten) allen mittlerweile notwendigerweise extrem großen Schaden (auch gewaltige finanzielle Verluste) zufügen. Und dass alle unsere Systeme uns alle daran hindern, ein kerngesundes Leben bis 110 Jahre in extrem viel höherer Lebens-Qualität, Lebens-Freude, Sicherheit und Frieden führen zu dürfen wie es sich für eine erfolgreichste Art eines Planeten gehört, – und dann mit 120 Jahren nach einem wirklich erfüllten Leben friedlich einzuschlafen zu dürfen.

Quelle: https://www.ratderweisen.net

WEBER: In der memetisch-genetischen Evolutionsbiologie untersucht man ökologische Nischen in Gesellschaften – also zum Beispiel die Rahmenbedingungen, Anreize, Bezahlungsschlüssel, die sich einem Arzt oder Zahnarzt stellen – und welche Evolutionsprozesse das auslöst. Da macht man sich riesige Sorgen, denn die Analyse der memetisch-genetischen Evolution sagt, dass diese sogenannte ökologische Nische, die sich der Ärzteschaft stellt, mit diesem

Bezahlungsschlüssel äußerst unvorteilhaft ist – für alle Beteiligten. Sie schadet den Ärzten und der Ärzteschaft, sie schadet aber auch den Patienten. Durch den Bezahlungsschlüssel wird zum Beispiel im Bereich der Kliniken das Verkaufen von teilweise unnötigen, nicht wirklich indizierten Operationen regelrecht erzwungen, denn wenn ein Krankenhaus am Markt bestehen will, muss es sozusagen durch eine pekuniäre Indikation manchmal die medizinische Indikation übergehen.

WAS ZU DENKEN GIBT ...

„Die Analyse der memetisch-genetischen Evolution zeigt, dass der Bezahlungsschlüssel im Gesundheitssystem äußerst unvorteilhaft ist – für alle Beteiligten. Das System schadet Ärzten ebenso wie Patienten."

GMEINER: Der Weltrat setzt sich dafür ein, dass die Ärzte für die Gesunderhaltung des Menschen bezahlt werden und nicht für die Heilung von Krankheiten. Derzeit ist es ja so, dass man dann zum Arzt geht, wenn Feuer am Dach ist und der Arzt „reparieren" muss. Eigentlich wäre es umgekehrt besser: Die Ärzte sollte man dafür bezahlen, dass sie uns gesund erhalten.

WEBER: Vollkommen richtig. Genau das ist der Therapieansatz des Weltrates für das kranke System. Die Therapie sieht so aus, dass Gesundheitsförderung oder das Erhalten der Gesundheit fürstlich honoriert werden muss.

WAS ZU DENKEN GIBT ...

„Es braucht ein Umdenken von Seiten des Systems: Gesundheitsförderung oder das Erhalten der Gesundheit muss fürstlich honoriert werden."

WEBER: Das muss natürlich präzise und von Staats wegen gemessen werden, es müssen Daten erhoben werden. Man muss sehen, wie der Staat in Kooperation mit den Krankenversicherungskonzernen sozusagen sichere Daten erhebt und dann auf dieser Basis für eine Vorsorge, die wirklich diesen Namen verdient, für eine echte Prävention fürstliche Honorare ausschütten kann.

Echte Prävention in der Zahnmedizin wäre, dass das Hauptanliegen das Verhindern von Karies und anderen Zahnerkrankungen ist und der Schwerpunkt weniger darauf liegt, möglichst viele Plomben zu setzen, Kronen oder Brücken zu bauen und ähnliche Dinge.

DDR. JAHL: Da sind wir d'accord. Es ist natürlich ein wirtschaftliches Problem. In ganz Europa und weltweit arbeiten Millionen von Menschen in der Gesundheitsbranche, die ihr Geld damit verdienen. Daher wird das nicht so einfach umzusetzen sein, nehme ich an, denn das betrifft nicht nur Ärzte, sondern ungleich mehr andere, die in Gesundheitsinstitutionen tätig sind.

WAS ZU DENKEN GIBT ...

„Millionen von Menschen arbeiten in der Gesundheitsbranche und verdienen damit ihr Geld, daher wird eine Veränderung des Systems nicht so einfach umzusetzen sein."

WEBER: Genau. Das ist ein Riesenpunkt.

DR. GUSERL: Es ist auch wichtig, dass das Mindset der Patienten ein ganz anderes sein muss. Der Patient kommt häufig erst dann zu uns in die Praxis, wenn der Hut brennt. Da kann natürlich in erster Linie nur noch Reparaturmedizin betrieben werden. Heilung muss herbeigeführt werden. Von Prophylaxe kann man da noch nicht reden. Das heißt, der Patient muss auch den Anreiz haben, gesund bleiben zu wollen. Das ist ein ganz anderes Gedankengut, anstatt in Heilung von Krankheit in erster Linie darin zu investieren gesund zu bleiben.

WAS ZU DENKEN GIBT ...

„Es braucht ein Umdenken von Seiten der Patienten:
In erster Linie sollte man darin investieren gesund zu bleiben. Derzeit
gehen die meisten erst zum Arzt, wenn der Hut brennt und Krankheit
geheilt werden soll."

DR. GUSERL: Wir sind als Ärzte natürlich in erster Linie dazu da, jemanden gesund zu machen. Das ist unser Handwerk und dafür werden wir bezahlt. Völlig richtig: Hier muss es ein Umdenken geben, dass wir nämlich auch dafür bezahlt werden, jemanden gesund zu halten.

Aus fachlicher Sicht ist es natürlich nicht mehr das, was wir ursprünglich als unser Handwerk als Zahnarzt gelernt haben. Ein Umdenken in Richtung Bezahlung für Gesunderhaltung bedeutet auch fachlich eine Herausforderung. Als Zahnarzt brauche ich nicht nur Fähigkeiten im Bereich des Manuellen, des Handwerklichen, sondern auch auf einer ganz anderen Ebene: Es geht um die Führung des Patienten, das heißt, seine Umstände so zu ändern, dass er gesund bleibt.

Das bedeutet, dass Ärzte viel mehr über den Tellerrand hinausschauen müssen. Zusätzlich zu ihren bisherigen manuellen, handwerklichen Fähigkeiten müssen sie viel mehr wissen und in das ganze Drumherum Zeit investieren. Es geht nämlich nicht nur um den Zahn, sondern um das, was am Zahn dranhängt: der Patient, der Mensch und damit verbunden die Lebensumstände.

Die Veränderungen, die jetzt herbeigeführt werden müssen, sind also sehr weitreichend.

„Es braucht ein Umdenken von Seiten der Zahnärzte: Es geht nicht nur um den Zahn und handwerkliche Fähigkeiten, sondern in erster Linie um den Patienten: den Menschen und seine Lebensumstände. "

GMEINER: Ist der Patient überhaupt schon so weit, dass er zum Zahnarzt oder zum Arzt geht noch bevor er Beschwerden hat?

WEBER: Nein, der Patient ist jetzt noch nicht so weit, denn es ist ja im Moment faktisch so, dass die Versicherung für die Behandlung von Krankheit bezahlt.

Es ist eine staatliche Aufgabe, den Boden für neue Systeme im Gesundheitssystem zu bereiten. Im Weltrat sprechen wir von sogenannten Gesundheitsversicherungstarifen im Gegensatz zu Krankenversicherungstarifen der Vergangenheit. Die politisch Verantwortlichen müssen solche Systeme nicht nur in ständig wiederholten Ansprachen an die Bevölkerung vorstellen, sondern auch mit der Versicherungswirtschaft zusammenarbeiten.

Diese neue Mentalität muss der Staat auch dadurch erzeugen, indem er Dinge wie Prämien einführt, die ein Versicherter bekommt, wenn er übers Jahr mit Hilfe seines Zahnarztes und seines Hausarztes zum Beispiel nicht nennenswert kränker geworden ist, sondern wenigstens den Zustand hat halten können und nicht noch zusätzliche Krankheiten erworben hat. Dann bekommen nicht nur die Ärzte fürstliche Ausschüttungen errechnet, sondern der Versicherte erhält auch eine Beitragsrückerstattungssonderbelohnungsprämie.

In erster Linie müssen die Regierungschefs die Bevölkerung aufklären, dass sie mit einer völlig neuen Mentalität ihren Hausarzt und ihren Hauszahnarzt besuchen sollten, nämlich mit der Mentalität, dort wichtige Tipps für die Gesundheit zu erfahren.

Gesunde Ernährung könnte eine der Brücken sein, wo sich Hausarzt und Zahnarzt und am Ende auch Lebensmittelhändler der Wahl sozusagen treffen und gemeinsam an der zukünftigen Zahngesundheit und körperlichen Gesundheit des Gesamtsystems Mensch arbeiten, zusammen mit dem Versicherten, der sich seine Prämie verdienen möchte.

WAS ZU DENKEN GIBT ...

„Es braucht eine neue Mentalität: Es ist Aufgabe des Staates, das System von Krankenversicherungstarifen auf Gesundheitsversicherungstarifen umzustellen. Aufklärung der Bevölkerung steht dabei an erster Stelle."

WEBER: Das neue System, das wir vorschlagen, würde Ärzte von ihrer jetzigen Verpflichtung zur bürokratischen Dokumentation und ähnlichen Dingen weitgehend entlasten. Wir sind der Meinung, Papierkram ist nicht das, wofür der Arzt oder Zahnarzt ein Jahrzehnt lang studiert und sich weitergebildet hat, sondern sein Einsatzgebiet liegt im Kontakt mit dem Versicherten, im Kontakt mit dem Kunden oder Klienten oder zukünftigen Patienten oder Hoffentlich-noch-nicht-Patienten. Darin liegt seine Aufgabe. Er muss mit Menschenkontakt arbeiten, dafür ist er ausgebildet. Dafür muss er in Zukunft noch stärker präventiv orientiert ausgebildet und weitergebildet werden. Wir erlauben den Zahnärzten auch Kooperation, zum Beispiel mit dem Hausarzt, aber auch mit Präventivspezialisten, die nicht Ärzte sein müssen.

WAS ZU DENKEN GIBT ...

„Ein Arzt oder Zahnarzt muss von bürokratischer Dokumentation entlastet werden. Sein Einsatzgebiet liegt im Kontakt mit dem Menschen. Schwerpunkt soll Prävention und Kooperation sein."

GMEINER: Wie ist die aktuelle Lage? Gibt es Verbindungen von Hausarzt, Facharzt hin zum Zahnarzt und zum Implantologen? Ist das üblich?

DDR. JAHL: Nein, das ist sehr zurückhaltend. Es gibt schon Begegnungspunkte, zum Beispiel orthopädischer Natur: Probleme in der Halswirbelsäule, im Kiefergelenk, im Haltungsapparat, in der Wirbelsäule, die ihre Ursachen oft im Kieferbereich haben, aber es sind sehr wenige Berührungspunkte, die zum Zahnarzt führen.
Ein anderer Berührungspunkt liegt im Bereich der Herzchirurgie. Vor Operationen am offenen Herzen – ob das ein Bypass oder eine Herzklappe ist – muss man auf sogenannte Keimfreiheit achten und da spielen kaputte oder beherdete Zähne durchaus eine Rolle. Herzchirurgen verlangen vor herzchirurgischen Eingriffen auch eine zahnärztliche Sanierung. Sonst sind die Berührungspunkte relativ gering.

WEBER: Unsere Formel lautet: Wir wollen nur ein einziges Gesundheitssystem haben.
Im Moment haben wir ja mehrere Gesundheitssysteme. Denken Sie nur an die Heilpraktiker in Deutschland oder in der Schweiz, denken Sie nur an die vielen esoterischen Angebote – manche werden Scharlatane sein, manche werden auch was können, das wissen wir nicht so genau. Wir wollen den Wildwuchs einem einzigen Messsystem von staatlicher Seite aus unterziehen, sodass wir dann unseriöse Anbieter wegfiltern können.
Filtern bedeutet im neuen System, dass Ranglisten entstehen. In Wien hätten Sie quasi eine Wiener Rangliste aller Zahnärzte, aller Hausärzte, aller Fachärzte der verschiedenen Fachrichtungen, die daraus resultiert, wie sich die Gesundheitsentwicklung der Versicherten verhält. Wenn alles so klappt, wie wir es idealerweise konzipiert haben, bekommt jeder Versicherte eine Kostenerwartungskurve. Wenn ein Versicherter beispielsweise schwer krank ist,

lässt sich an ihm aus ärztlicher Sicht mehr verdienen, er hat also eine sehr hohe Erwartungskurve, weil er ja schon viele Vorerkrankungen mitbringt.

Das könnte man sicherlich auch auf den Zahnbereich übertragen. Wenn ein Versicherter hohe Vorschäden bei den Zähnen mitbringt, dann ist die Kurve natürlich hoch, weil er in der Zukunft innerhalb der Versicherung erwartungsgemäß deutlich mehr Kosten verursachen wird. Diese hohe Erwartungskurve ermöglicht einem Zahnarzt, dass er nicht bloß repariert, sondern dass er dabei auch immer präventiv repariert, also mit Hinblick darauf, dass die zukünftige Entwicklung der Zahngesundheit dieses Patienten möglichst gesünder läuft und nicht in einem halben Jahr schon wieder neue Reparierprozesse anstehen.

Der Zahnarzt bekommt mehr Honorar, wenn dieser Versicherte nach den Reparievorgängen zukünftig eine erstaunlich gute Zahngesundheit aufweist. Das höchste Honorar, das ausgeschüttet wird, bekommt er für die Versicherten, die gar nicht mehr zahnkrank werden, weil eine hervorragende Prävention geleistet wurde – durch präventive Kursbegleitung, Kursangebote zur Zahnpflege, die so viel Spaß und Freude gemacht haben, dass zum Beispiel die korrekte Anwendung von Zahnseide richtig professionell gelernt wurde. Meiner Erfahrung nach ist Zahnseide eines der Schlüsselinstrumente zur Erhaltung der Zahngesundheit. Zahnseide sollte unbedingt regelmäßig zwei- bis dreimal täglich eingesetzt werden, um wirklich gute Ergebnisse zu erzielen.

So hätte mit diesem neuen Bezahlungsschlüssel quasi jeder Arzt ein Interesse daran, dass die Schwerkranken zu ihm kommen, weil er dort die größten Verdienstmöglichkeiten hat. Er kann sehr hohe Erwartungskurven untertreffen und aus dieser Diskrepanz zwischen aktueller tatsächlicher Kurve und zu erwarten gewesener höherer Kurve wird das Honorar berechnet, und zwar pauschal.

WAS ZU DENKEN GIBT ...

„Ein Arzt oder Zahnarzt bekommt nach dem Weltrat-Gesundheitssystem umso mehr Honorar, je weniger Folgekosten der Versicherte verursacht. Reparieren ist natürlich notwendig, das Ziel ist jedoch Prävention.“

GMEINER: Das ist also die Theorie. Damit das funktionieren kann, braucht es einen Paradigmenwechsel, das ist klar. Wenn Sie als Praktiker den Vorschlag hören, könnte das funktionieren?

DDR. JAHL: Ich glaube, es würde nicht funktionieren, weil es das Ende der freien Arztwahl bedeutet. Ein Patient müsste sich bereits am Beginn seines Lebens an einen Arzt oder Zahnarzt binden, weil nur dieser durch Prävention genau dieses Konzept, das gerade vorgeschlagen wurde, durchführen kann. Das bedeutet eigentlich das Ende der freien Arztwahl, das wird nicht funktionieren.

WAS ZU DENKEN GIBT ...

„Das vorgeschlagene System bedeutet anscheinend das Ende der freien Arztwahl. Denn nur ein Arzt oder Zahnarzt, an den man sich bereits am Beginn des Lebens bindet, kann die geforderte Prävention durchführen.“

WEBER: Das ist ein Missverständnis. Der Weltrat will in keinster Weise irgendeine Form der freien Arztwahl beschränken. Außerdem gehen manche Leute wegen des Berufes oder aus anderen Gründen von einer Stadt in die andere und müssen sich automatisch einen neuen Hauszahnarzt und einen neuen Hausarzt suchen. Es gibt aber auch viele Versicherte, die von sich aus bei den gleichen Ärzten sind und bleiben, das ist für die Statistik und die darauf basierende Verrechnung ausreichend.

Das heißt, wir haben immer Schwierigkeiten in der Statistik. Das zu lösen ist aber der Job der Statistiker. Wenn ein Mensch innerhalb eines Jahres zehnmal seinen Zahnarzt wechselt, also viel freie Arztwahl praktiziert, dann muss das natürlich statistisch zugeordnet werden. Natürlich ist das schwierig, denn der erste Zahnarzt macht vielleicht einen guten Präventivkurs, an dem der Versicherte teilgenommen hat, und der zweite Zahnarzt profitiert davon – aber genau das ist die Kunst von hochklassigen Statistikern.

Wir sprechen manchmal vom Instrument der Faktorenanalyse. Wenn Versicherte ständig die Ärzte oder den Zahnarzt wechseln, dann kann es sein, dass man an die Grenzen der Auswertbarkeit einzelner Personen kommt. Aber vor allem bei den Personen, die über Jahre konstant bei bestimmten Ärzten bleiben, lässt sich doch eine ziemlich eindeutige Datenzuordnung herstellen. Wenn die Statistiker sagen, dass es für diesen einen, der so häufig wechselt, nur pauschale Ausschüttungen gibt, die dann auf die Ärzte verteilt werden, dann kann man eventuell an den statistischen Daten erkennen, dass ein bestimmter Zahnarzt vielleicht einen größeren Präventivbeitrag geleistet hat, weil in der Folge die Kosten insgesamt oder die Aufwendungen für Behandlungen gesunken sind. Das heißt, bei Statistiken, die insgesamt Millionen von Menschen einbeziehen, muss man nicht die freie Arztwahl einschränken, nur um an gute Daten und an gute Honorarabrechnungen zu kommen.

WAS ZU DENKEN GIBT ...

„Die freie Arztwahl soll keinesfalls eingeschränkt werden. Damit das vorgeschlagene Honorarsystem funktioniert, müssen die Statistiker einfach einen guten Job machen."

DR. GUSERL: Wenn ich das so höre, stellen sich meine Nackenhaare auf. Wenn ich da von Listen höre, Ausfiltern und Kontrolle über

Kurven, Versicherungen und dergleichen, dann ist das für mich aus einem ersten Gefühl heraus nicht das, worauf es mir ankommt.

Es stimmt, Prävention, Präventivmaßnahmen, Gesunderhalten gehören belohnt. Man muss aber aufpassen, denn das ist ein sehr sensibler Bereich, weil im Umkehrschluss Krankheit praktisch bestraft wird. Es ist nicht so einfach zu sagen: Du bist der Gute, wenn du gesund bleibst, und du wirst bestraft, wenn du krank wirst.

GMEINER: Da spielt auch die genetische Veranlagung eine Rolle, ob man mehr oder weniger anfällig für bestimmte Krankheiten ist ...

DR. GUSERL: Die Lebensumstände sind ein zentraler Punkt. Da spielen auch finanzielle Aspekte eine Rolle. Was kann man sich leisten? Wie sehen die Lebensumstände aus? Woher kommt man? Auch das ist ein Thema, Stichwort Flüchtlinge. Wie würde das geregelt? Diese Kontrolle von oben, Versicherung, Staat ...

WAS ZU DENKEN GIBT ...

„Kontrolle von oben, Versicherung, Staat – das klingt beklemmend. Prävention belohnen darf nicht bedeuten, Krankheit zu bestrafen. Denn Gesundheit hängt wesentlich von den Lebensumständen ab."

DR. GUSERL: Mein Ansatz wäre ein anderer. Tatsache ist, dass die meisten Ärzte leider schlechte Unternehmer sind. Warum? Weil sie das nie gelernt haben. Dementsprechend oft müssen sie aufs Geld schauen, weil es einen Mangel an Unternehmensbewusstsein gibt. Denn wenn ich ein guter Unternehmer bin und eine wirtschaftlich gut geführte Ordination habe, wo ich gut verdiene, dann habe ich auch mehr Zeit. Zeit für den Patienten, Zeit für Kommunikation. Das wäre mein Ansatz.

GMEINER: Sie meinen, wenn die Organisation meiner Praxis gut ist, dann habe ich als Arzt auch mehr Zeit für die Patienten?

DR. GUSERL: Organisation ist zu wenig. Ich muss ein guter Unternehmer sein. Ich muss meine Ordination gut führen können.

WAS ZU DENKEN GIBT ...

„Gute Organisation der Praxis ist zu wenig. Ein Arzt muss ein guter Unternehmer sein und seine Ordination gut führen können. Stimmt die wirtschaftliche Basis, ist mehr Zeit für den Patienten und für Kommunikation."

GMEINER: Sie sind Wahlärzte und können Ihre Ordination entsprechend gestalten. Wie aber sieht das bei Kassenärzten aus, die Leute durchschleusen müssen, weil die Krankenkassen so geringe Honorare zahlen?

DR. GUSERL: Da hat das System ein großes Manko, das ist klar. Leistungen werden zu schlecht bezahlt. Das Hochwertige, besser Bezahlte schafft langfristige, nachhaltige Gesundheit. In der Zahnmedizin brauchen wir ein komplettes Umdenken von Seiten des Kassensystems, das ja völlig veraltet ist und sich nicht mehr am aktuellen Stand der Dinge orientiert. Aber das alte System durch etwas abzulösen, wo wiederum Kontrolle ausgeübt wird?
Kontrolle ist ja nichts Neues. Das wird ja schon über die Kassenleistungen versucht, auch von Seiten der Zahnärztekammer wird immer wieder kontrolliert. Das Unternehmerbewusstsein – auf die Ordination schauen, auf sich selber schauen, auf seine Mitarbeiter schauen und damit Zeit und Energie für die Patienten zu haben – ist ein Ansatz, der nicht einmal ansatzweise angedacht wird. Das muss jeder Arzt für sich selber herausfinden, das wird nicht gefördert.

Es gäbe noch weitere Ansätze. Spezialisierungen sind gut – auch das wird nicht gefördert. Spezialisierungen sind vorteilhaft, denn das, was der Arzt gerne macht, macht er auch gut. Ein weiterer Bereich ist die Zusammenarbeit von Zahnärzten – gerade in Österreich ist das ein großes Problem, sehr schwierig, auch da wird ein Riegel vorgeschoben. Offensichtlich wollen sie Einzelkämpfer, die sich am besten als Konkurrenten sehen.

WAS ZU DENKEN GIBT ...

„Kontrolle ist nichts Neues im System.
Stattdessen sollte man andere Ansätze fördern:
1. das Unternehmerbewusstsein, 2. Spezialisierungen und 3. die
Zusammenarbeit der Zahnärzte."

GMEINER: Würde das System des Weltrates überspitzt gesagt in Richtung Diktatur gehen?

WEBER: Nein. Es ist so, dass wir Marktwirtschaft wollen. Der Weltrat sagt, dass wir in all unseren Systemen bisher keine Marktwirtschaft haben.
Marktwirtschaft besteht immer daraus, dass jeder Kunde einen klaren Überblick über die Leistungsfähigkeit des jeweiligen Produktes oder des Angebotes oder der Dienstleistung hat. Diesen klaren Überblick würde er durch die bereits erwähnten Ranglisten sozusagen bekommen. Der Kunde könnte dann zum Beispiel sagen: „Ich suche eine Zahnarztpraxis im Umkreis von 300 Metern." Er gibt die Suche in den Computer ein und sieht sich an, welche Ranglistenposition die Zahnärzte in Wien einnehmen. Dann sucht er sich zum Beispiel den mit der Nummer 50 in Wien aus, weil die anderen eher mit der Nummer 130 und der nächste mit der Nummer 170 geführt sind.

Diese Marktwirtschaft wollen wir, die halten wir für zwingend nötig. Wir lehnen jedoch jeden Ansatz von Diktatur ab. Wir wollen offene Transparenz. Die kann aber nicht so funktionieren, wie es jetzt im Internet ist. Diese sogenannten Bewertungsportale lehnen wir rundweg ab, denn da wird mehr nach Sympathie als nach sonstigen Kriterien bewertet. Da wird mitunter jemand, den man nicht mag, beleidigt, diffamiert, rufgeschädigt und so weiter.

WAS ZU DENKEN GIBT ...

„Der Weltrat will offene Transparenz und lehnt jeden Ansatz von Diktatur ab. Marktwirtschaft ist zwingend notwendig – aber in anderer Weise als jetzt, denn aktuell haben wir keine echte Marktwirtschaft."

GMEINER: Dem Thema Bewertungsportale ist in diesem Buch ein eigener Abschnitt gewidmet: „Zahnarztplattformen: Wer ist der beste Doc?"

WEBER: Von den aktuellen Bewertungsportalen halten wir überhaupt nichts. Das muss eine staatliche Instanz in seriöser Zusammenarbeit mit der jeweiligen Krankenversicherung des Versicherten machen. Dabei muss man im Blick behalten, dass der Kunde natürlich auch jederzeit seine Krankenversicherung wechseln darf.

GMEINER: Hier ist die aktuelle gesetzliche Lage in Deutschland anders als in Österreich. In Deutschland kann man sich den Versicherungsträger aussuchen, in Österreich nicht.

WEBER: Wir unterscheiden eine Marktwirtschaft, in der das Messkriterium das ist, was sich der Bürger wünscht, und eine Marktwirtschaft, die eher das anzieht, was sich der Bürger nicht wünscht. Der

Kunde wünscht sich Gesundheit, Freiheit von Operationsnotwendigkeit, Freiheit von Zahnbehandlungsnotwendigkeiten. Es ist nicht in unserem Sinne, wenn zum Beispiel Operationen marktwirtschaftlich viel Geld bringen oder im Sinne einer individuellen Gesundheitsleistung Untersuchungen angeboten werden, sodass sich der Versicherte manchmal unter Druck fühlt, diese Dinge kaufen zu sollen und zu müssen.

Marktwirtschaft in unserem Sinne bedeutet, dass wir den Markt dahingehend optimieren, dass jeder Beteiligte im System ein vitales finanzielles Interesse genau an dem hat, was auch das Interesse des Kunden ist, nämlich möglichst wenig Behandlungsnotwendigkeiten in seinem Lebensverlauf zu haben. Insofern ist es eine völlig neue Form der Marktwirtschaft.

Die memetisch-genetische Evolution sieht den Menschen in seiner historischen Entwicklung. Der Mensch ist nicht einfach so, wie er ist, sondern er ist durch Evolutionsprozesse verändert. Dabei werden sowohl Wahrheits-Meme als auch Irrtums-Meme wirksam. Irrtümer häufen sich in Systemen immer mehr an, weil Irrtums-Meme weitergegeben werden.

Der Mensch möchte zum Beispiel nicht einfach so Süßigkeiten haben, er braucht sie nicht einfach so. Dass Süßigkeiten heute als Seelentröster angesehen werden, ist aus memetisch-genetischer Perspektive historisch bedingt. Generationen vor uns hat der Tauschhändler sozusagen Evolutionsprozesse ausgelöst, denn der unglücklich werdende Mensch, der durch bestimmte Meme, Ängste, Verbote oder Einstellungen in seinem Lebensglück reduziert ist, erweist sich als der bessere Kunde, weil er mehr Konsumgüter im Sinne einer Kauf- oder Konsumsucht konsumiert.

Er konsumiert mehr Süßigkeiten und andere zahnschädigende Lebensmittel, weil er sie seelisch braucht, um seinen Endorphinspiegel oder allgemeiner gesagt seinen Glückshormonspiegel, der durch die memetisch-genetische Evolution in unseren Kulturen drastisch reduziert ist, auszugleichen, zum Beispiel durch Schokolade, die dann wieder eine positive Wirkung auf den Glückshormonzustand hat. Er ist quasi zum Konsumsüchtigen geworden, weswegen wir diese memetisch-genetische Evolution gründlich untersuchen und feststellen mussten, wie genau sich in der Kultur Irrtums-Meme unter falschen Anreizen und falschen Anreizbedingungen ausbreiten und Schäden anrichten und Wahrheits-Meme zurückgedrängt werden.

GMEINER: In den 1950er und 60er Jahren waren die Leute hochzufrieden mit dem Gesundheitssystem, aber weil das System immer länger andauert, werden die Menschen unzufriedener. Systeme fressen sich sozusagen nach einer gewissen Zeit selbst auf. Ich würde es so formulieren, dass jeder im System lernt, das System in allen möglichen Varianten auszunutzen, sowohl positiv als auch negativ.

WEBER: Und zwar nicht bewusst, sondern durch Weitergabe von Memen.

GMEINER: Je länger ein System existiert, umso mehr Nutznießer gibt es, die verstehen, wie das System funktioniert und davon profitieren. Ein Arzt muss heute im Gesundheitssystem Probleme finden, um seine Existenz zu sichern. Ich zitiere den Weltrat: „Das System erzeugt Ärzte, die etwas erfinden müssen, um Geld verdienen zu können."

WEBER: In Deutschland sprechen wir von IGeLisierung. Individuelle Gesundheitsleistungen, kurz IGeL genannt, sind Untersuchungen, die von den Krankenversicherungen als nicht vorteilhaft eingeschätzt und daher nicht bezahlt werden. Infolgedessen werden sie einfach als individuelle Gesundheitsleistung angeboten und der

Patient bezahlt sie aus eigener Tasche. Somit werden IGeL zum Zuverdienst des Arztes – systembedingt.

WAS ZU DENKEN GIBT ...

„Der Weltrat meint: ‚Das System erzeugt Ärzte, die etwas erfinden müssen, um Geld verdienen zu können.' Wir brauchen eine Marktwirtschaft, in der das Messkriterium das ist, was der Bürger wünscht: Gesundheit."

DDR. JAHL: Ich sehe ein großes Problem in der Entwicklung der Zahnmedizin, die sich immer weiter von der Medizin entfernt hat.

GMEINER: Die Zahnmedizin entfernt sich von der Medizin? Was heißt das?

DDR. JAHL: Der Sinn der Medizin ist Heilung und Prävention. Beides ist immer vorhanden. Das wird in Spitälern gemacht, das wird in niedergelassenen Praxen gemacht, das funktioniert ja auch ganz gut. Hier übernimmt unser Krankenkassensystem einen wirklich großen Teil. Weil wir in einem reichen Staat leben – das trifft sowohl für Österreich als auch für Deutschland zu –, funktioniert das meiner Meinung nach auch gut.

Das Problem, das ich in der Zahnmedizin sehe, ist, dass sie mehr und mehr sozusagen zu einer „Finanzmedizin" verkommt, denn mittlerweile ist es so, dass die österreichischen Patienten mehr privates Geld für zahnärztliche Leistungen ausgegeben haben als die Krankenkassen für zahnmedizinische Leistungen ausgeschüttet haben. Darauf haben wir bereits 2017 in unserem ersten Buch „Zahn Zukunft Österreich" hingewiesen. Da sehe ich eine Entwicklung, die irgendwie bedrohlich ist, weil sich die Zahnmedizin natürlich immer mehr verbessert. Das heißt, zukünftige Therapien werden von den

Krankenkassen voraussichtlich gar nicht mehr übernommen. Dadurch haben wir eine soziale Kluft in der Zahnmedizin. Da sehe ich ein großes Problem.

WAS ZU DENKEN GIBT ...

„Die soziale Kluft in der Zahnmedizin wird größer.
Patienten zahlen immer mehr für private Leistungen, die
Krankenkassen finanzieren weniger. Werden die Kassen neue
Therapien künftig überhaupt noch bezahlen?"

DDR. JAHL: Ich denke, dass wir in Europa in der glücklichen Lage sind, durch und durch eine gute soziale Versorgung zu haben. Wir jammern natürlich auch auf einem hohen Niveau. Dennoch ist es gut, dass es immer wieder Kritik auch von Ärzten gibt.
Ich muss Herrn Weber Recht geben, es geht um den marktwirtschaftlichen Gedanken. Das gesamte Gesundheitssystem ist mittlerweile marktwirtschaftlich dominiert. Aus dieser Situation werden wir in den nächsten Jahrzehnten auch nicht herauskommen. Das ist Fakt, wir müssen nur schauen, dass wir die Situation so gut wie möglich und so sozial verträglich wie möglich erhalten können.

WEBER: Der Spiegel hat schon vor Jahrzehnten eine brisante Statistik publiziert: In den USA wurde pro Kopf mehr Geld für Gesundheit ausgegeben als in jedem anderen Land der westlichen Welt, mit großem Abstand gefolgt von Deutschland und dann von den anderen Ländern der Welt. Die USA hatten gleichzeitig die schlechteste Gesundheits- und Lebenserwartung aller Industrienationen, gefolgt von Deutschland. Deutschland hatte am zweitmeisten Geld für Gesundheit ausgegeben und die zweitschlechteste Lebenserwartung zur damaligen Zeit. Wahrscheinlich ist das auch heute noch so.

„Die internationale Statistik zeigt: Obwohl in Deutschland viel Geld für Gesundheit ausgegeben wird, haben die Menschen eine schlechte Gesundheits- und Lebenserwartung."

WEBER: Musterbeispiel der sogenannten Blue-Zone-Forschung ist Japans Insel Okinawa. Als „Blue Zones" werden jene Regionen bezeichnet, in denen die Menschen besonders gesund besonders alt werden. Auf Okinawa gab es viele Menschen, die 100 Jahre alt wurden, ohne überhaupt Krankheitszeichen aufzuweisen. Erst nach dem Einzug der westlichen Schnellrestaurant-Ernährungsstile und dem gleichzeitigen Einziehen der westlichen Medizin ging die Lebenserwartungskurve zurück.

GMEINER: Ich möchte auf die Irrtums-Meme zurückkommen, die Sie vorhin beschrieben haben.
Derzeit ist fluoridierte Zahnpaste sehr umstritten. Diesem Thema haben wir einen eigenen Punkt gewidmet: „Mythos 2: Fluor – ja oder nein?" Dr. Österreicher stellt klar, dass Fluor und Fluorid zwei verschiedene Elemente sind – Fluor ist hochgiftig, Fluorid hingegen ist für die Zähne wichtig. Aktuell wird aber häufig von fluoridierten Zahnpasten abgeraten. Auch wenn der Zahnarzt sagt, dass man Fluorid verwenden muss, tun das manche Patienten trotzdem nicht, weil sie etwas anderes zu diesem Thema im Internet gelesen haben. Ist die aktuell kursierende Meinung „Fluor ist schädlich" ein Irrtums-Mem?

WEBER: Da sagt der Weltrat ganz klar: Wir sehen überall das Hin und Her. Die eine Zahnärztin sagt, dass die Kinder viel bessere Zähne hatten, nachdem sie das Fluorid weggelassen haben. Die andere sagt wiederum, nein, Fluorid ist nötig. Mittlerweile gibt es zu fast jeder Sache mindestens zwei Meinungen. Fluor ja, Fluor nein. Impfen ja, impfen nein. Überall gibt es diesen Streit. Was aus Sicht des Weltrates fehlt, sind statistisch klare Untersuchungen von Staats wegen, wie sich Kinder langfristig tatsächlich gesundheitlich entwickeln.

WAS ZU DENKEN GIBT ...

„Fluor ja, Fluor nein? Es gibt zu fast jeder Sache mindestens zwei Meinungen. Aus Sicht des Weltrates fehlen statistisch klare Untersuchungen von Staats wegen zur langfristigen gesundheitlichen Entwicklung."

WEBER: Für den Weltrat fängt die Medizin, die Behandlung des Kindes quasi schon im ungeborenen Dasein an, die Mutter wird schon im Hinblick auf die zukünftige Gesundheit des Kindes beraten.

GMEINER: Aber auch da entscheidet die Mutter, ob sie raucht, ob sie trinkt oder ob sie gut für ihre eigene Gesundheit und die des ungeborenen Kindes sorgt. Man kann das Beste für den Menschen wollen, aber wenn er nicht will, dann hilft alles nichts.

WEBER: Ja. Aber entscheidend war vorhin dieser Streit der unterschiedlichen Meinungen, was medizinisch positive und negative Wirkungen hat. Genau diesen Streit wollen wir beenden, denn über die große Statistik über Millionen von Menschen hinweg wird sich ganz klar herausfiltern, ob Menschen, die zum Beispiel regelmäßig Fluorid anwenden langfristig insgesamt eine bessere Zahnentwicklung aufweisen.

GMEINER: Aber diese große Statistik gibt es doch schon, oder?

WEBER: Die kann es nicht geben. Es gibt einzelne Studien, aber keine groß angelegte Studie über die Gesamtbevölkerung. Das, was Universitäten höchstens leisten können, sind Studien über ein paar Tausend.

GMEINER: Selbst wenn es solche Studien gäbe bin ich überzeugt, dass es immer Leute geben wird, die das trotzdem ablehnen, weil es irgendwelche Heiler sagen.

WEBER: Deswegen wollen wir ja den Wildwuchs der Scharlatanerie begrenzen, indem wir unseriöse Anbieter statistisch ausfiltern.

DDR. JAHL: Es gibt durchaus Unterschiede zwischen Österreich und Deutschland. In Österreich gibt es keine Heilpraktiker. Dieser Berufsstand, der in Deutschland ganz stark vorhanden ist und vielleicht auch ein bisschen ausufert, wie ich das manchmal den Medien entnehme, ist in Österreich gar nicht zugelassen.

GMEINER: Es gibt auch in Österreich Leute, die mit Alternativen arbeiten.

DR. GUSERL: Aber die Bezeichnung ist eine andere. Es ist keine therapeutische Behandlung.

DDR. JAHL: Bei uns wird diskutiert, dass zum Beispiel Osteopathen nur noch auf ärztliche Anordnung arbeiten dürfen. Sogar der Osteopath soll von der Bildfläche verschwinden. Wir sind in Österreich sehr limitierend in unserem Gesundheitssystem.

DR. GUSERL: Zu sehr, meiner Meinung nach.
So weit ich das mitbekommen habe sind in China die Traditionelle Chinesische Medizin und die westliche Medizin auf Augenhöhe. Da

wird sowohl nach westlicher Medizin diagnostiziert, als auch nach den dort üblichen traditionellen Methoden, die kulturell verankert sind. Mittlerweile befinden sich beide auf sehr gesunder Augenhöhe.

Bei uns ist es zur Zeit eher so, dass das Pendel entweder in die eine oder in die andere Richtung ausschlägt. Die einen sagen: Kein Fluor, kein Impfen, und so weiter, und lehnen die westliche Medizin eher ab. Die anderen sind sehr stark in der westlichen Medizin verankert und lehnen Alternativen eher ab.

Viel gesünder wäre es, das gleichrangig zu sehen. Man müsste viel mehr aufklären, aber nicht nur den Patienten. Zuallererst müssen die Ärzte aufgeklärt werden. Das Wissen über Alternativen gehört bereits in die Ausbildung mit hinein genommen. Ich sehe ein Hauptproblem bereits in unserer Ausbildung an der Universität – es beginnt schon in der Schule, aber das würde jetzt zu weit führen. Unsere universitäre Ausbildung als Mediziner ist zwar sehr gut und fundiert, sie schränkt uns aber aus meiner Sicht leider auch stark ein. Über den Tellerrand wird da nicht viel hinausgeschaut, das muss man leider sagen. Es wäre viel vernünftiger, dass die Ärzte in den eigenen Reihen Aufklärung betreiben darüber, was es an Methoden und Möglichkeiten gibt. Was gibt es? Was ist sinnvoll? Wo haben wir gute Ergebnisse?

WAS ZU DENKEN GIBT ...

„Ärzte sollten über den Tellerrand hinausschauen und in den eigenen Reihen Aufklärung betreiben: Welche Alternativen gibt es? Was ist sinnvoll? Wo haben wir gute Ergebnisse? Interdisziplinarität ist sinnvoll."

WEBER: Interdisziplinarität geht überall verloren und es wird überall Spezialistentum erzeugt. Sogar in der Medizin gibt es Spezialisten, die nichts mehr sehen können außer ihre Fachdisziplin.

DR. GUSERL: Es stimmt, Spezialisierung hat Vor- und Nachteile. Ein Spezialist, der nicht mehr nach links und rechts schauen kann und nur noch das machen kann, wofür er Spezialist ist, das ist für mich nicht die richtige Entwicklung. Ich sage sehr wohl: Jeder soll das tun, was er gerne macht, und sich darauf spezialisieren.

Ein guter Spezialist ist für mich nicht derjenige, der nur noch den linken oberen Backenzahn saniert und sonst nichts und sich drumherum nicht auskennt. Ein guter Spezialist ist für mich jemand, der sein Thema hat, in dem er sich besonders gut auskennt, aber sehr wohl um das Drumherum Bescheid weiß. Er sagt dann einfach, was oder wen er empfehlen kann, wenn er ein spezielles Thema nicht selbst abdeckt. Es endet also nicht bei seinem Spezialgebiet und dann kommt irgendein Nirwana, sondern der Spezialist weiß sehr wohl, wo es weitergeht, bei wem es weitergeht. Manches macht er eben nicht mehr selbst, sondern da gibt es einen anderen Spezialisten dafür.

Wenn man allerdings bei Zahnschmerzen zu acht Spezialisten gehen muss, dann ist dieses System natürlich schiefgegangen. Ich habe viele Patienten, die in Amerika wohnen, aber zur Zahnbehandlung und generell zur medizinischen Versorgung auf Heimaturlaub nach Österreich kommen. Sie lassen sich hier medizinisch versorgen, weil das System dort einige Nachteile hat. Abgesehen von den Preisen, die sie dort zahlen müssen – unglaublich –, wird mir erzählt, dass sie wegen einer Wurzelbehandlung durch die ganze Stadt zu einem anderen Zahnarzt geschickt und dann wegen der Füllung wieder zurückgeschickt werden. Der Patient fährt den ganzen Tag mit dem Taxi hin und her, um einen Zahn versorgen zu lassen. Das kann es auch nicht sein.

Die Spezialistenentwicklung ist mit Argusaugen zu beobachten. Da gibt es gute Entwicklungen und welche, die für den Patienten nicht so ideal sind.

WAS ZU DENKEN GIBT ...

„Ein guter Spezialist hat sein Thema, in dem er sich besonders gut auskennt, und weiß um das Drumherum Bescheid. Wenn er ein spezielles Thema nicht selbst abdeckt sagt er, was oder wen er empfehlen kann."

GMEINER: Die Entwicklungen in letzter Zeit gehen in die Richtung, Konsumenten vor schädlichen Substanzen zu warnen. Ein Beispiel ist das Rauchen: Abschreckende Fotos auf den Zigarettenpackungen – auch ein Horrorbild von schlechten Zähnen – sollen die Menschen vom Rauchen abhalten. Trotzdem rauchen die Leute weiter. Überall steht heute riesengroß auf Verpackungen, dass Zucker enthalten ist – man weiß, der ist nicht gut. Trotzdem trinken die Leute zucker-haltige Getränke und nehmen zuckerhaltige Lebensmittel zu sich.
Was sagen Zahnärzte? In welche Richtung sollte es gehen, damit die Zahnsubstanz besser wird?

DDR. JAHL: Ich glaube, die Zahnsubstanz wird immer besser. Wenn wir uns die Situation nach dem Zweiten Weltkrieg im Vergleich zu heute anschauen, dann hat sich die Zahngesundheit mehr als deutlich verbessert.
Dass der Mensch dazu neigt, Sachen zu sich zu nehmen, obwohl er weiß, dass es eventuell ungesund wäre, das ist das Wesen des Menschen. Aber die Dosis macht das Gift. Du wirst die Menschen nicht davon abhalten können, Kohlehydrate zu sich zu nehmen. Das ist ja auch nicht der Sinn, dass wir die Ernährung quasi limitieren oder etwas verbieten. Denn dann ist der Reiz des Verbotenen da.

Dass Zucker auch gut tut, der Psyche und dem Gehirn, das weiß jeder von uns.

WAS ZU DENKEN GIBT ...

„Verbote bringen nichts. Der Mensch neigt dazu, Sachen zu sich zu nehmen, obwohl er weiß, es wäre eventuell ungesund. Das ist das Wesen des Menschen. Aber die Dosis macht das Gift."

WEBER: Die Reformkonzepte des Weltrates der Weisen sind sehr freiheitlich. Niemals würde irgendjemand wagen, auch nur im Entferntesten daran zu denken, jemandem seine Schokolade, seine Zuckerwaren oder was auch immer in irgendeiner Weise zu verbieten.

GMEINER: Wo sollte sich Ihrer Meinung nach die österreichische Zahngesundheitspolitik ändern, damit sie in 10, 20 oder 30 Jahren besser dasteht als jetzt? Was wären Ihre Wünsche an das System?

DR. GUSERL: Natürlich ist es am wichtigsten, jemanden gesund zu machen, gesund zu erhalten und Prävention zu betreiben. Das ist klar. Das zu gewährleisten ist sicher nicht so leicht.
Einer der Schlüsselfaktoren dafür ist die Zeit mit dem Patienten, und zwar nicht nur, um ihn zu reparieren, sondern auch, um ihn zu informieren. Kommunikation mit dem Patienten rückt sicher in den Vordergrund. Die Zeit wird stark limitiert durch den Kostenfaktor, sprich die geringe Honorierung durch die Kassen. Da gäbe es sicher Verbesserungsbedarf.
Zahnärzte sollten meiner Meinung nach bessere Unternehmer werden, aber sie sollten auch mehr darauf achten, wie man mit dem Patienten kommuniziert, was der Mensch als Ganzes darstellt.

Das Hauptschlüsselwort für eine bessere Gesundheit ist für mich: Zeit. Zeit mit dem Patienten, Zeit für Information, Zeit für Aufklärung.

WAS ZU DENKEN GIBT ...

„Der Wunsch an das System: Zeit.
Zeit mit dem Patienten, Zeit für Information. Dazu muss das aktuelle
Honorarsystem der Krankenkassen geändert werden."

WEBER: Genau das will der Weltrat der Weisen ermöglichen. Das Kernstück ist die memetisch-genetische Evolution. Wenn die Menschheit es nicht schafft, von Charles Darwin und Richard Dawkins zu lernen, dann wird das nichts mit der Menschheit. Ich will es mal so hart sagen.

GMEINER: Je länger ein System besteht, desto mehr frisst es sich auf. Spielt sich im System Zahnmedizin ein memetischer Prozess dieser Art ab?

DDR. JAHL: Ja, natürlich. Aber das gehört zum Wesen des Menschen dazu.
Wir leben immer länger. Der Wunsch nach weniger Operationen wird durch die steigende Lebenserwartung einfach nicht zu erfüllen sein. Die Zahl der Operationen wird zunehmen. Herzchirurgische Eingriffe, Operationen an der Hüfte etc. werden zunehmen, weil wir immer älter werden und unser Organismus auf dieses hohe Alter gar nicht vorbereitet ist. Dementsprechend werden wir durch korrigierende, chirurgische, medikamentöse Maßnahmen versuchen, immer mehr Einfluss zu nehmen, was uns auch gelingt. Ab einem gewissen Alter ist es nicht nur eine Frage der Gesamtgesundheit, sondern auch eine ethische Frage, ob eine Operation noch machbar ist. Es

wäre aber ein Fehler zu sagen: Du bist zu alt für diese oder jene Operation.

GMEINER: Sie haben von einem Ihrer Patienten berichtet, einem 92-jährigen Herrn, der gemeint hat: „Meine Kinder haben immer gesagt, Zahnimplantate haben keinen Sinn, weil ich schon so alt bin." Er wollte dennoch Implantate haben.

DDR. JAHL: Genau. Schauen wir uns die Statistik an. Wir führen bei 86-jährigen, 88-jährigen, 90-jährigen Patienten Herzklappenoperationen durch, weil das Herz und die Herzklappe nie dafür gebaut wurden, 90 Jahre alt zu werden.
Der Wunsch nach weniger Operationen und nach Prävention ist absolut verständlich, allerdings führt uns das Alter der Patienten dazu, dass sich die Altersmedizin immer weiter entwickeln wird. Das hat natürlich auch marktwirtschaftliche Auswirkungen.

WAS ZU DENKEN GIBT ...

„Der Wunsch nach weniger Operationen wird durch die steigende Lebenserwartung nicht zu erfüllen sein, weil unser Organismus nicht für dieses hohe Alter gebaut ist."

WEBER: Eine Studie an einem der letzten noch nicht von unserer Kultur berührten Indiovölker in Südamerika belegt, dass Bluthochdruck und daraus folgende Herz-Kreislauf-Probleme keine genetische Alterserscheinung sind, sondern vielmehr eine Folge des lebenslangen westlichen Lebensstils.
Der Volksstamm der Yanomami pflegt keinen Kontakt mit der westlichen Kultur. Man hat den Blutdruck bei 153 Bewohnern im Alter von 1-60 Jahren gemessen und festgestellt, dass die Blutdruckwerte lebenslang niedrig blieben. Diese Kurven hat man mit amerika-

nischen Kurven verglichen. Dort beginnt der Anstieg des Blutdrucks bereits im Kindesalter.

Was sie mit den sichtbaren und messbaren Daten festgestellt haben ist, dass die Yanomami mit dem von unserer westlichen Zivilisation völlig entfernten Lebensstil trotz des Alters null Anstieg des Blutdrucks haben, während die Kurve in den USA raketenartig nach oben steigt. Auch die Bewohner Okinawas mit ihren 110 Jahren zeigen, dass unsere Herzklappen durchaus für 110 Jahre gebaut sind.

Wir gehen im Weltrat davon aus, dass wir bis 120 alle medizinischen Leistungen bezahlen wollen. Das heißt, dass auch 110-Jährige noch operiert werden sollen. Wenn es so sein sollte, dass die Menschen genetisch bedingt tatsächlich mehr Operationen brauchen, dann bekommen sie diese auch. Denn unser Motto lautet: Erst ab 120 würde das Sterben nicht mehr zur maximal schlechtesten Note führen.

In unserem Modell, das wir für die Gesundheitsversorgung vorschlagen, bedeutet der Sterbefall eines Versicherten den größten Negativwert in der Errechnung des Honorars. Das heißt, wenn ein Arzt einen 119-Jährigen operiert und wenn er danach gute Wohlfühlnoten abgibt, ist das nach unserem Modell sinnvoll.

Wir würden in keinster Weise irgendwelche Behandlungen verweigern wollen. Wir wollen, dass die Leute 120 werden und das mit der bestmöglichen Versorgung. Wenn die bestmögliche Versorgung schon präventiv beim Ungeborenen und beim Neugeborenen beginnt, werden wir trotzdem die Kosten in den Griff kriegen, weil wir dann vieles präventiv verhindern können. Unser System kann beides: Es gönnt zwar jedem 119-Jährigen seine Hüftoperation, aber es versucht schon beim Säugling, die Hüftoperation mit 119 möglichst unwahrscheinlich zu machen.

GMEINER: Diese Diskussion existiert, das muss man an dieser Stelle sagen. Es gibt eine Diskussion, dass ab einem bestimmten Zeitpunkt keine Hüfte mehr operiert wird, damit die Krankenkassen weniger Geld ausgeben.

WEBER: Der Vorteil unseres Systems, das wir vom Weltrat vorschlagen, ist, dass wir uns das leisten können. Denn wenn wir durch die Prävention volkswirtschaftlich gesehen so viele Einsparungen machen können, dann können wir auch jedem 119-Jährigen seine Hüftoperation gönnen.

GMEINER: Oder die Implantate, die DDr. Jahl auch hochbetagten Patienten gönnt.

WAS ZU DENKEN GIBT ...

„Das System, das der Weltrat der Weisen für die Gesundheitsversorgung vorschlägt, kann medizinische Leistungen bis ins Alter von 120 finanzieren. Die Leute sollen mit der bestmöglichen Versorgung 120 werden."

WEBER: Unser System gibt dem Arzt auch das, was Dr. Guserl vorher angesprochen hat, nämlich Zeit. Wir geben dem Arzt viel Zeit, um mit dem Versicherten zu sprechen. Er kann in Großgruppenkursen viel persönliche Zeit mit den Versicherten verbringen und dort Lebensstil, Ernährungsstil, Zahnumgangsstil, Zahnseidepraxis und ähnliche Dinge ganz differenziert unterrichten.
Der Arzt kann in ganz persönlichem Kontakt mit dem Versicherten vermitteln, wie er gesundheitlich den richtigen Weg einschlagen kann. Dadurch können so viele Gelder eingespart werden, dass wir sehr großzügig mit den 119-Jährigen sein können und ihnen die Hüftoperation gönnen können. Das kann das jetzige System nicht,

weil es durch den Mangel an Prävention und den Mangel an Zeit zwischen Arzt und Versicherten auf immer höhere Kosten hinausläuft. Genau das würde sich bei uns umdrehen.

DDR. JAHL: Ich habe ein interessantes Buch einer Journalistin gelesen, die der deutschen Gesundheitspolitik sehr kritisch gegenübersteht, und habe dabei erkannt, dass wir in der Zahnmedizin eigentlich dieselben Probleme haben. Denn der Arzt wird belohnt, je mehr Kassenpositionen er macht. Je schlechter er etwas behandelt, desto mehr Geld wird er lukrieren. Natürlich verdient der Zahnarzt auch mit dem schlecht behandelten Zahn. Anschließend verdient er ungleich mehr mit der Entfernung des schlecht behandelten Zahnes. Diesen Anreiz bietet das aktuelle System.

Natürlich können wir das der Zahnärzteschaft nicht generell vorhalten, aber es sollte uns vielleicht als Gedankenbeispiel dienen: Je schlechter man Zähne behandelt, desto mehr wird man am Ende verdienen. Aus dieser Schleife müssen wir uns letztendlich entfernen. Das wäre interessant aufzugreifen und das ist sicherlich Aufgabe der Kassenmedizin und damit der Politik, weil es natürlich unethisch ist, durch schlechte Behandlungen mehr Geld zu verdienen als durch gute Behandlungen.

WAS ZU DENKEN GIBT ...

„Das aktuelle System gibt einen falschen Anreiz:
Durch schlechte Behandlungen verdient der Zahnarzt mehr Geld als
durch gute Behandlungen. Das sollte sich ändern – eine Aufgabe für
Kassenmedizin und Politik.“

WEBER: Ich finde, Sie haben etwas zentral Wichtiges gesagt. Dazu brachte der „Spiegel" in Deutschland bereits 1994 einen großen Artikel mit dem Titel „Murks im Mund". Genau das, was Sie eben angesprochen haben, war schon damals statistisch erfasst. Tatsächlich hatte sich der Zahnarzt mit der schicksten und teuersten Praxis sowie dem besten Ruf bei den Versicherten diese schicke und teure Praxis häufig erwirtschaften können, indem er oft versteckte kleine Schäden gesetzt hat, deren Nachfolgebehandlung und Reparatur er wiederum fürstlich vergütet bekam.

Die relativ größere Entspanntheit und dementsprechend größere Freundlichkeit des gut verdienenden Zahnarztes führte logischerweise dazu, dass die Leute ihn empfohlen haben, eben auch, weil sie die kleinen versteckten Schäden nicht als solche einstufen konnten. Die Empfehlungen gingen sozusagen ins Gegenteil, da quasi immer der schlechteste Zahnarzt empfohlen wurde, weil er den besten Eindruck machte, weil er am entspanntesten war. Natürlich war er entspannter, freundlicher und höflicher, weil er auch am meisten Geld verdient hatte. Diese Paradoxie müssen wir korrigieren.

Wir haben begründeten Anlass, dass wir vielleicht demnächst von Herrn Bundeskanzler Kurz eingeladen werden, um unsere Reformkonzepte zu diskutieren. Aus Sicht des Weltrates müssen wir die Fachleute, die dann jeden Tag das erleiden müssen, was eine Gesundheitsreform in der Folge bringt, mit der memetisch-genetischen Evolutionsanalyse des Systems zusammenbringen.

Wir müssen ein System finden, das dem Zahnarzt die Zeit und die Ruhe gibt, sich um die Menschen und deren präventive Gesundheitsentwicklung großzügig kümmern zu können.

Wir müssen Raum schaffen, um die Ärzte von all der manchmal unnötigen Bürokratie zu entlasten.

Wir müssen diese neue Form der verbesserten Marktwirtschaft in das System einführen, aber zum Nutzen sowohl der Ärzte als auch der Versicherten und der Volkswirtschaft insgesamt.

WAS ZU DENKEN GIBT ...

„Der Weltrat der Weisen schlägt vor, eine neue Form der verbesserten Marktwirtschaft in das System einzuführen, zum Nutzen sowohl der Ärzte als auch der Versicherten und der Volkswirtschaft insgesamt."

DDR. JAHL: Ich glaube einfach, dass eine Gesundheitsreform vernünftig erarbeitet werden muss. Ich bin nicht die Person, die ad hoc die wichtigsten Punkte in der Gesundheitsmedizin aus dem Hut zaubern kann.

Es sollte vielleicht eine Art Task Force geben. Wir müssen versuchen, die Spezialisten der jeweiligen Gebiete gemeinsam mit der Politik arbeiten zu lassen. Das bedeutet, in der Zahnmedizin oder in der Medizin im Allgemeinen sollten viel mehr Ärzte ein Mitspracherecht haben und natürlich in den Ministerien vertreten sein. Wir laufen Gefahr – auch im Gesundheitsministerium – von Leuten, die nicht von der Basis kommen und dementsprechend die Hintergründe nicht kennen, mehr oder weniger in eine Richtung geführt zu werden. Da sehe ich ein Problem. Ich glaube, Grundlagenwissen der Entscheidungsträger wäre gut und natürlich das Einbinden von Experten und das Errichten von Gremien, die Themen und Lösungen erarbeiten können.

GMEINER: Ist die Zahnärztekammer in Österreich derzeit bereit für Reformen? Oder versucht sie, Bestehendes einfach zu belassen?

DDR. JAHL: Letzteres ist generell die Tendenz. Sie sagen zum Beispiel, es sei jetzt nicht die Zeit für Reformen, die notwendig wären. Man darf natürlich auch nicht unverschämt sein und innerhalb kürzester Zeit irgendwelche radikalen Lösungen in unserem Gesundheitssystem erwarten. Das wird nicht eintreten.

Aber es ist gut, dass auch immer wieder und immer häufiger Kritik geübt wird, weil dadurch die Hoffnung besteht, dass sich vielleicht doch irgendwelche verantwortungsvollen Politiker Gedanken machen, wie wir in Zukunft mit dem Gesundheitssystem umgehen.

WAS ZU DENKEN GIBT ...

„Veränderungen des Gesundheitssystems müssen fachlich und politisch wohl überlegt werden. Bitte keine überhasteten Reformen! Kritik am bestehenden System ist jedoch wichtig, damit Verbesserungen möglich sind."

SCHLUSSWORT EINES GASTAUTORS:

ÜBER DIE ZAHNFEE UND DAS ZAHNGESCHÄFT
Beitrag eines kritischen österreichischen Zahnarztes

Der folgende Beitrag stellt die persönliche Meinung des Gastautors und nicht zwingend die Meinung der drei Autoren dieses Buches dar.

Tja, wo liegt eigentlich die Zukunft in der Zahnmedizin, wenigstens die nahe Zukunft? Was läuft falsch in der österreichischen Zahnmedizin? Wo liegen die zukünftigen Probleme? Wie ist das mit der Zahnfee und was bedeutet „Zahngeschäft" (an sich ein wirklich hässliches Wort)? Genau das wurde ich als Zahnarzt von den drei Autoren gefragt, weil man mir nachsagt, ein kritischer Geist zu sein.

Was erwarten wir uns als Behandler, was können sich Patienten erwarten und wo liegen die Herausforderungen der Zukunft, die es zu meistern, vorher aber erst einmal zu erkennen gilt? Bevor wir uns um die Zukunft kümmern, müssen wir uns um die Gegenwart kümmern und diese beleuchten, denn die Gegenwart ist ja der Beginn der Zukunft.

Das vorliegende Buch hat viele Facetten und beleuchtet zahlreiche Aspekte zum Thema Zahnmedizin in Österreich. Dieses Schlusswort soll zu gewissen Themen eine Weiterführung sein und auch ein paar neue Gedanken beinhalten. Vielleicht ist es manchmal ein wenig provokant, aber es soll ja Dinge beim Namen nennen und manches schonungslos darstellen. Dieses Buch braucht ein würdiges Ende, welches Platz für Diskussionen schafft, um die Zahnmedizin an sich verbessern zu können. Denn: Die Zahnmedizin ist wichtig, auch wenn die Politik es anscheinend so haben will, dass sie der extrem unwichtige und kleine Teil der ansonsten wichtigen und wahren Medizin ist.

Zähne und die Medizin des Mundes sind wichtig!

Nicht nur die Politik, auch viele Patienten meinen leider, dass es „ja nur Zähne" sind, also einfach nicht so wichtig. Es geht aber nicht nur um Zähne, jene 32 Körperteile, die beim Kommen als Kind wehtun und beim Entfernen dann wieder schmerzen. Es geht in Wahrheit um den Mund als komplexes Ganzes, die beiden Kiefer und eben auch um die 32 Zähne, zusammen der zentrale und ins Auge springende Teil unseres Gesichts. All das brauchen wir zum Sprechen, Essen, Trinken und zum Wohlfühlen.

Der Mund ist ein Stressorgan, aber auch ein Ausdrucksorgan. Wir können nur anhand der Zähne, oder manchmal auch fehlender Zähne, ein Gesicht und damit einen Menschen attraktiv oder unattraktiv finden – eine Entscheidung mit weitreichenden Folgen und Konsequenzen in unserem menschlichen Dasein.

Der Mund ist eine intime Zone in unserem Körper. Nach dem Genitalbereich handelt es sich sicher um die zweitintimste Zone, die wir besitzen, und ist als solches schon einmal ganz und gar nicht unwichtig für uns Menschen. Da geht es nicht nur um das Küssen und um körperliche Nähe, der Mund in seiner Gesamtheit ist extrem wichtig für uns Menschen.

Worauf ich hinaus will? Patienten müssen erkennen, wie wichtig diese Region überhaupt ist und wie wichtig die gute und effiziente Medizin jener Region für uns Menschen ist – eben die Zahnmedizin.

Der Pensionierungstsunami

Eines ist klar: Die laufende Pensionierungswelle der Ärzte betrifft auch die Zahnärzte. Nur – darüber wird in den Medien kaum gesprochen, weil Zähne anscheinend ja nur Zähne sind, und weil das nicht so wichtig scheint. Man redet und liest immer nur über die Situation der Praktischen Ärzte in Österreich.

Es gibt in Österreich derzeit aber leider schon viele Probleme in punkto Nachbesetzung von zahnärztlichen Ordinationen am Land, und diese Problematik wird sich gewiss noch steigern und zunehmen. Junge Ärzte und Zahnärzte haben zunehmend keine Lust mehr auf eine Übernahme von Praxen auf dem Land, das ist Fakt.

Wir erleben derzeit zur Genüge, dass Kassenpraxen, vor allem am Land, schwer bis gar nicht mehr nachbesetzt werden können. Auf einen Kassenzahnarzt in Niederösterreich – das in ganz Restösterreich absolut ähnlich – kommen mittlerweile 3720 Patienten, vor 10 Jahren versorgte ein Arzt noch 300 Personen weniger. Seit 2009 stieg die Zahl der Wahlärzte in NÖ um weitere 41 Ordinationen, die Anzahl der Ordinationen mit Kassenvertrag ist hingegen um 15 % gesunken. Bis dato kann das mit den bestehenden Ordinationen ganz gut kompensiert werden, die dadurch einfach mehr Patienten zu betreuen haben, aber irgendwo und irgendwann wird das seine Grenzen erreichen, was man an den Wartezeiten auf einen Termin mittlerweile ohnehin schon bemerken kann.

Vorbei sind die Zeiten, wo sich noch unzählige Bewerber um eine Kassenstelle fast „stritten", nun müssen die Gemeinden und Bezirke froh sein, wenn sich überhaupt noch jemand bewirbt und bereit ist, dort zahnärztlich im Sinne der Basisversorgung tätig zu sein. Vorbei sind die Zeiten, wo es möglich war, den dafür am besten geeigneten oder einfach nur den wirklich besten Kandidaten nehmen zu können. Mittlerweile muss man nehmen, was man bekommt – und das kann nicht gut sein, oder?

Mittlerweile ist es auch üblich geworden, dass diese Bewerber die Ordinationen gar nicht mehr die seitens der Kassen vorgeschriebenen 20 Stunden an 4 Werktagen betreiben wollen. Nein, notgedrungen wird ein Kompromiss gemacht und die wöchentliche Arbeitszeit einvernehmlich herabgesetzt, wobei besonders die Gemeinden froh sind, dass überhaupt noch eine Versorgung stattfindet und sich damit wortwörtlich zähneknirschend begnügen müssen.

Nur blöd, dass sich Zahnschmerzen und andere Notfälle nicht an Wochentage halten und schon gar nicht wissen, dass der gute Zahnarzt nur dann und dann vor Ort ist, um helfen zu können. Die bestehenden Notdienste am Wochenende, die die wahren Bedürfnisse der Patienten leider nicht annähernd befriedigen können, sind auch keine tatsächlich verfügbare echte Hilfe für Patienten, weil die derzeit bestehende Notdienstregelung für Patienten tatsächlich nur notdürftig ist. Ein notdürftiger Notdienst also. Echt blöd, dass Zahnschmerzen so höllisch wehtun können – aber es sind „ja nur Zähne", alles nicht so wichtig, meinen offenbar die Verantwortlichen. Die Behandlung kann doch sicher bis Montag warten, ist ja nicht so schlimm.

Woran liegt das eigentlich, dass immer weniger Zahnärzte aufs Land wollen? Einerseits hat sich die gesamte Gesellschaft über die Jahre verändert und „Work-life-balance", was ja gerade in allen Sparten und Berufen in der Arbeitswelt sehr modern ist, hat auch vor den Zahnärzten nicht Halt gemacht. Junge Menschen erwarten sich nach ihrer Studienzeit mehr vom Leben und sind nicht mehr bereit, diese Art von Tretmühle einfach so zu akzeptieren. Sie wollen anders als die vorige Generation leben, und das muss man akzeptieren. So eine Kassenpraxis ist für junge, modern und nunmehr auch zunehmend digital ausgebildete Zahnärzte – was allerdings nicht automatisch eine wirklich gute Ausbildung bedeutet – einfach nicht mehr das Gelbe vom Ei.

Die neue Generation von Zahnärzten will die gelernte moderne Zahnheilkunde unbedingt leben und tatsächlich anwenden – nicht die Zahnmedizin wie vor 50 Jahren, aber genau diese alte und veraltete Medizin ist die heutige Kassenzahnmedizin.

Der Kassenvertrag samt all seinen Leistungen hat sich leider, aber auch unverständlicherweise und politisch völlig inakzeptabel einfach nicht weiterentwickelt. Die abrechenbaren Positionen und Leistungen kommen aus der Nachkriegszeit, und damals hatte man in der Tat andere Sorgen als schöne und gut versorgte Zähne. Damals war die Vollprothese eine Standardtherapie für 40-jährige Menschen. Alle damaligen und jetzt noch immer vorhandenen Kassenleistungen in der Zahnheilkunde sind einfach nur Basisbehandlungen, die nur das wirklich Notwendigste abdecken, und nicht mehr.

Genau das ist das Problem.

Zusätzlich hat sich die Zahnmedizin in eine Richtung entwickelt, die es nicht mehr erlaubt, dass man mit diesen nicht nur veralteten, sondern auch unterbezahlten Positionen der Kassenleistungen als Zahnarzt sein finanzielles Auskommen finden könnte, zumal eine zeitgemäße Ausstattung einer Ordination viel Geld kostet. Ein junger Zahnarzt muss wirklich viel Geld als notwendige Investition aufbringen, wenn er plant, eine Praxis zu eröffnen.

Die Leistungen, die die Kassa übernimmt, entsprechen nicht mehr den Möglichkeiten einer zeitgerechten Therapie. Der Zahnarzt ist aber verpflichtet und auch bemüht, seine Patienten entsprechend der gültigen Lehrmeinung und der besten verfügbaren Therapie zu behandeln. Der Zahnarzt will seine Patienten bestens und zeitgemäß optimal behandeln und therapieren, umgekehrt will und muss er aber auch Geld verdienen. Das ist in jedem Beruf so, in jeder Sparte haben sich die Dinge und Verhältnisse in den letzten 20 Jahren massiv geändert, auch die Rahmenbedingungen und die technischen Möglichkeiten. Das hat die Kassenmedizin leider komplett verschlafen. Man hat nicht mitgedacht und sich stur geweigert, die Veränderungen im ärztlichen und zahnärztlichen Schaffen zu registrieren und Gegenmaßnahmen zu ergreifen.

Erst Anfang 2019 wurde seitens der Gesundheitspolitik der Vorschlag gemacht, die Honorare um 10 % zu erhöhen, um auf die drohenden Versorgungsausfälle zu reagieren und den Beruf des praktischen Arztes wieder attraktiv zu machen. Meine lieben Freunde in der Politik und in den Krankenkassen, eines sei euch gesagt: Das wird das Problem nicht lösen können. Es geht nicht um 10 % mehr Umsatz, es geht um Lebensqualität, um berufliche Herausforderungen und um Berufsehre, die das Kassensystem zum derzeitigen Zeitpunkt nicht erlaubt.

Um halbwegs so arbeiten zu können, wie sich moderne Zahnärzte das vorstellen, bieten sie viele verschiedene gute, moderne und hervorragende Behandlungen an – mit dem Problem, dass sich all diese zeitgemäßen Behandlungen leider nicht im Leistungskatalog der Kassen befinden und damit für den Patienten kostenpflichtig sind. Der Patient muss selbst bezahlen, weil in vielen Fällen auch in Kassenordinationen für diverse Problemstellungen gar keine anderen kassenfinanzierten Behandlungen mehr angeboten werden oder angeboten werden können. Vom zahnärztlichen Standpunkt ist es zu verstehen, vom Grundgedanken der kassenzahnärztlichen Basisversorgung in der Solidargemeinschaft ist es eher abzulehnen, aber es ist eben Produkt der heutigen Zeit.

Die kassenzahnärztliche Basisversorgung und das Zahngeschäft

Die Zahnmedizin ist mittlerweile zur reinen Finanzmedizin – zum Zahngeschäft, wie im Titel des Buches zu lesen – verkommen, das steht fest. Finanzmedizin trifft die Problematik ziemlich gut. Die gesamte Medizin hat sich in diese Richtung entwickelt, bei den Zahnärzten ist es aber am augenscheinlichsten. Traurig, aber wahr.

Der junge Zahnarzt muss möglichst viel Umsatz machen, einfach weil eine heutige moderne Basisausstattung unverhältnismäßig viel mehr Geld kostet als eine Ordinationsgründung in den 70er Jahren. Diese große Investition der Unternehmensgründung muss ja auch an die Bank zurückbezahlt werden. Mit einer Brücke, einer Krone, einem Implantat oder einem Inlay kann man mehr verdienen als mit einer Teilprothese, einer Wurzelbehandlung oder einem bemühten und schwierigen Zahnaufbau mit Stift und Amalgam.

Ganz abgesehen vom finanziellen Aspekt sind all diese privat zu bezahlenden Leistungen auch deutlich besser, langlebiger, nachhaltiger und schöner. Leider sind sich viele Patienten in Österreich dieser Tatsache nicht bewusst und glauben, dass das, was der Zahnarzt auf

Kassa anbietet, bereits die beste Versorgungsmöglichkeit sei, weil Patienten in Österreich vom hervorragenden Gesundheitssystem in der „anderen" Medizin ziemlich verwöhnt sind. Allerdings muss uns klar sein, dass dieses hervorragende Gesundheitssystem nur in der Medizin so gut ist, nicht jedoch in der Zahnmedizin.

Patienten denken üblicherweise: Es gibt nur eine Art von Hüftgelenksersatz und nicht eine Kassenhüfte und fünf andere privat zu bezahlende bessere Möglichkeiten. Und wenn wir uns die Hand brechen, dann gibt es genau die eine Behandlung mit einem Gips, und nicht eine bessere Behandlung, wo der Patient gefragt wird, ob er auf diese bessere Behandlung aufzahlen möchte.

Den Patienten muss Folgendes bewusst sein: Ihre Mitgliedschaft in einer öffentlichen Krankenkassa in Österreich, für die sie und der Dienstgeber beträchtliche Beiträge bezahlen, ist ähnlich wie eine Haftpflichtversicherung für das Auto! Diese Haftpflichtversicherung bezahlt nur das absolut Notwendige, nur das Unvermeidliche. Es ist eine reine Basisversorgung der Solidargemeinschaft. Wenn einmal etwas passiert, wird der Rest beim Auto entweder privat bezahlt oder mit einer Kaskoversicherung abgedeckt – die es in der Zahnmedizin einfach nicht gibt. Die österreichischen Patienten, vom Gesundheitssystem verwöhnt, was die medizinische Behandlung betrifft, glauben aber, dass sie in der Zahnmedizin eine „Kaskoversicherung" in Händen halten, die für die beste und kostenlose Behandlung Sorge zu tragen hat. Dem ist aber leider ganz und gar nicht so, das muss bei den Patienten ankommen.

Gute, moderne und nachhaltige Zahnmedizin hat sich von der Kassenzahnmedizin verabschiedet. Moderne und zeitgemäße Zahnmedizin mit ihren zahlreichen nunmehr verfügbaren Behandlungsmöglichkeiten ist im Leistungsvertrag der „Haftpflichtversicherung" nicht inkludiert. Kassenbehandlungen bieten Positionen, die aus der Nachkriegszeit stammen, das war's. Das, und nur das wird bezahlt. Aus all diesen Gründen ist die Zahnmedizin zum Zahngeschäft geworden – einfach eine logische Entwicklung der Zeit.

Dazu kommt: Leider ist das Gesundheitsbewusstsein der österreichischen Patienten als sehr schlecht zu beurteilen. Irgendwie ein blöder Kreislauf. Da wird noch Einiges auf uns zukommen.

Ist digital nur optimal?

Die Digitalisierung hat vor der Zahnmedizin natürlich nicht Halt gemacht. Gerade die Zahnmedizin hat sich gegenüber der klassischen Medizin unaufhaltsam über die letzten Jahre quasi zu einem Vorreiter der Digitalisierung entwickelt.

Heute können Abdrücke der Kiefer und der Zähne digital mit Scannern gemacht und archiviert werden. Das erspart den Patienten die klassische Abformung, also den Abdruck mit dem Löffel im Mund und dem Warten, dass das Abformmaterial ausgehärtet ist. Am PC können diese virtuellen Modelle bearbeitet und als Datei an Kollegen oder per E-Mail zum Zahntechniker geschickt werden. Man kann den Zahnersatz virtuell planen und in andere Dateien einfügen und überlagern, um den Patienten das Endergebnis bereits vorab am Bildschirm zeigen zu können. Zahnimplantate können virtuell am PC geplant werden, nachdem eine digitale 3D-Röntgenaufnahme gemacht wurde. Implantate können dann navigiert eingesetzt werden. Gerade hier wird sich in den nächsten Jahren noch sehr viel tun. Der Zahnersatz kann, nach Planung am PC, über einen 3D-Drucker gefräst und hergestellt werden. All das ist schon möglich und wird in vielen Ordinationen erfolgreich im Sinne des Komforts des Patienten angewendet.

Gibt es hier Konsequenzen oder Folgen, die wir alle nicht beachten?

Ja, natürlich! Bis dato hat der Zahntechniker im Auftrag des Zahnarztes durch manuelles Arbeiten jede Art von Zahnersatz hergestellt. Diese Zeit wird wahrscheinlich leider zu Ende gehen, da man langfristig keinen mit seinen Händen arbeitenden Zahntechniker mehr brauchen wird. Zahnärzte werden Zahnersatz zunehmend in der Praxis, ganz ohne Zahntechniker, herstellen. Die Zahntechnik an sich wird sich neu erfinden und neu aufstellen müssen, weil sonst viele Zahntechniker einfach keinen Job mehr haben werden. Kleine Labors mit wenigen Angestellten können sich die Anschaffung der notwendigen digitalen modernen Fräsmaschinen, die wirklich teuer sind, einfach nicht leisten und werden auf lange Sicht wahrscheinlich aussterben.

Zusätzlich sei erwähnt, dass die Digitalisierung bis dato, neben allen positiven Entwicklungen, auch eines bewirkt hat: Die Zahnmedizin ist teurer geworden. Sie wird vermutlich noch teurer werden, und zahlen wird das leider der Patient. All die modernen Behandlungen, die in einigen Jahren Standard sein werden, wird der Patient bezahlen müssen.

Ursprünglich dachte man ja, dass die Digitalisierung die Kosten senken wird, aber leider ist genau das Gegenteil der Fall. Schließlich steckt eine riesige Industrie dahinter, die unbedingt die Gunst der Zeit nutzen möchte, um ordentlich Umsatz machen zu können.

Patienten und Zahnärzte wollen moderne digitale Behandlungen, das ist der Trend. Also müssen ältere Zahnärzte auf digital umsteigen, und junge Zahnärzte beginnen bereits digital. Der Umstieg auf digital kostet aber leider massiv Geld, Geld welches der Zahnarzt in die Hand nehmen muss. Und woher bekommt der Zahnarzt sein Geld? Entweder von der Kassa, sofern er Kassenzahnarzt ist, die das nicht bezahlen wird, oder von den vielen dann dringend notwendigen privaten modernen Behandlungen an Patienten, die das privat zahlen müssen. Möglichst viele private Behandlungen sind also das logische Ziel der Zahnärzteschaft, die ja auch Unternehmer sind und natürlich unternehmerisch denken müssen. Gute Behandlungen werden in nächster Zeit eher teurer werden. Und das auch im Ausland. Schlechte Behandlungen bleiben billig und könnten sogar günstiger werden.

Studium und Zukunft

In der Medizin und in der Zahnmedizin geht es um: Helfen, Heilen und Retten. Das ist der Job des Arztes, das ist seine Berufung. Das muss man wollen und verinnerlicht haben, denn dann, und nur dann, will man dieses Studium auch wirklich studieren.

Diesen Eindruck hat man aufgrund der Entwicklung der letzten Jahre heute von der Zahnmedizin leider nicht mehr. Angehende Zahnärzte lernen in vielen Bereichen heute an der echten Praxis und an den wirklich wichtigen Tätigkeiten vorbei, die notwendig sind, um Basiszahnmedizin und Schmerzmedizin innerhalb der Zahnmedizin zu beherrschen. Basiszahnmedizin und Schmerzmedizin wären aber wesentlich, um die Basisversorgung am Land mit täglichen Schmerz- und Akutpatienten aufrechterhalten zu können. Stattdessen wird selbst den ganz jungen, am Beginn des Studiums stehenden Studenten eindrucksvoll beigebracht, wie hervorragend und wichtig die Implantologie, die digitale Planung am PC und der Einsatz von Vollzirkon mit CAD-CAM-Technik ist – alles moderne Behandlungen.

Ethik, Moral und Psychologie kommen in der Ausbildung leider zu kurz. Das mit den modernen Behandlungen wissen die Studenten schon, bevor sie einen Zahn extrahieren können oder imstande sind, eine gute Wurzelbehandlung machen zu können. Man hat fast den Eindruck, als stünde der Zahn dem kommenden Implantat oder der Zirkonbrücke eigentlich nur mehr im Wege. Da bewegt sich die universitäre Ausbildung in die falsche Richtung, das geht an den Bedürfnissen der Bevölkerung im Alltag vorbei. Ethik und Moral bleiben ebenso wie ausreichende Ausbildung in Psychologie und Gesprächsführung im Studium leider auf der Strecke.

Die Gesundheitsausbildung ist leider ein riesiges Geschäftsmodell geworden. Öffentliche Universitäten mit kostenlosem Studium haben eine begrenzte Aufnahmezahl an Studenten, die zusätzlich vorab einen wirklich schweren Eignungstest bestehen müssen. All jene, die diese Prüfung nicht schaffen, besuchen dann eine Privatuniversität, sofern sie vermögende Eltern haben, denn das kostet wirklich viel Geld pro Jahr und Studium. 13.000 € pro Semester über 12 Semester, das ergibt stolze 156.000 €, dazu kommen noch Unterkunft, Essen, Lehrmittel,

Materialien und sonstige Ausgaben. Das werden sich nicht viele junge Menschen mit durchschnittlich verdienenden Eltern leisten können.

Das Kriterium zur Aufnahme zum Studium und damit der generelle Berufszugang zum Zahnarzt ist bei diesen Universitäten also der verfügbare finanzielle Polster, der dem angehenden Studenten zur Verfügung steht, und nicht die primär notwendige moralische und soziale Eignung des jungen Menschen für diesen sozialen Beruf. Es geht anscheinend nicht mehr um Talent, Begabung und Eignung, sondern pekuniäre Faktoren bestimmen die Zukunft unserer ärztlichen und zahnärztlichen, dann an uns Patienten tätigen Mediziner. Hier stellt man sich die Frage, ob das eine intelligente Lösung für die Zukunft des Gesundheitssystems ist.

Glaubt mir Eines, ihr jungen Kollegen und Kolleginnen: Hinter jedem Zahn oder auch verlorenem Zahn steht ein Mensch, ein Patient, der sich vertrauensvoll an euch wendet. Achtet darauf, dieses Vertrauen nicht zu verlieren. Die Zahnmedizin muss ZahnMEDIZIN bleiben.

Was ist eigentlich mit der Zahnfee?

Wikipedia meint: „Die Zahnfee ist ein Fabelwesen aus der modernen amerikanischen und britischen Folklore, von dem erzählt wird, dass es kleinen Kindern nachts eine Goldmünze im Austausch für einen ausgefallenen Milchzahn hinterlasse. Dazu legt das Kind den Zahn vor dem Schlafengehen unter das Kopfkissen. Die Goldmünze wird in den heutigen Zeiten von den Eltern durch Geld oder andere kleine Überraschungen ersetzt."

Je mehr Zähne man also insgesamt über die Zeit verliert, desto mehr Münzen legt die Zahnfee in der Nacht unter das Kopfkissen. Allerdings funktioniert es in unserem aktuellen Gesundheitssystem der Zahnmedizin in Österreich umgekehrt: Die Münzen kommen nicht von der Zahnfee zum Patienten, sondern der Patient zahlt quasi an die Zahnfee.

Jede Zahnbehandlung führt irgendwie zu Umsatz, schon klar, aber dieses Zahngeschäft ist irgendwie beunruhigend. Warum beunruhigend? Weil schlechte oder sinnlose, nicht mehr notwendige oder völlig ungeeignete und nicht angezeigte Behandlungen von den Krankenkassen bezahlt werden. Solche Behandlungen führen aber nach dem bereits erzielten Umsatz leider über kurz oder lang unweigerlich zum Zahnverlust. Jeder Zahnverlust führt in der Regel zu einem größeren Umsatz als jede Art von Zahnbehandlung, die im Kassenvertrag zum Zahnerhalt, also zur eigentlichen Zahnrettung, überhaupt vorhanden ist, sofern Patienten nicht mit dieser Lücke leben wollen, was ja sehr oft der Fall ist.

Zahnverlust wird von den Kassen deutlich besser honoriert und ist für den Zahnarzt rein finanziell betrachtet lohnender als jede Honorierung eines Zahnerhalts. Zusätzlich ist der Umsatz für Zahnersatz sehr variabel in seiner Höhe, abhängig von der Art des empfohlenen Zahnersatzes, weil ja primär der Zahnarzt, der den Zahn entfernt hat, auch gleich eine Empfehlung bezüglich Zahnersatz geben wird. Oder steckt da etwa die Industrie dahinter, nach dem Motto: „Bohrst Du noch, oder implantierst Du schon?"

Die Rahmenbedingungen machen den Zahnarzt im heutigen System anscheinend zu einer Art Zahnfee, aber im umgekehrten Sinne: Der Patient verliert einen Zahn und der Zahnarzt bekommt Münzen. Zahnfee und Zahngeschäft sind so gesehen miteinander verknüpft, und die reine Zahnmedizin als Basisversorgung läuft in der Entwicklung der letzten Zeit Gefahr geopfert zu werden.

Bleiben Sie kritisch!

Zur Ihrer Beruhigung möchte ich betonen: Die meisten Zahnärzte arbeiten immer im Sinne des Patienten. Allerdings bestehen manche Tendenzen, die es abzuwehren gilt. Hier sind Sie gefordert, werte Leser und Leserinnen, liebe Patientinnen und Patienten!

Bleiben Sie kritisch, aber nicht prinzipiell skeptisch. Stellen Sie Fragen bezüglich der Vorschläge einer Therapie bei Ihrem Zahnarzt, trauen Sie sich. Seien Sie ein mündiger und informierter Patient, stellen Sie genau die Fragen, die Sie zum Thema Zahn und Zahnersatz beschäftigen. Lassen Sie sich beraten und achten Sie darauf, ob Ihnen Ihr Behandler auch wirklich sympathisch ist, denn auch das ist sehr wichtig für eine erfolgreiche und langfristige Arzt-Patientenbeziehung, was ja das unbedingte Ziel ist. Vertrauen und Sympathie spielen eine große Rolle!

Ein guter Zahnarzt wird Ihnen nicht nur die eine Lösung Ihrer Probleme präsentieren und vorschlagen, sondern mehrere Lösungen finden und Ihnen diese auch anbieten. Im Rahmen eines Beratungsgesprächs wird er auf Vor- und Nachteile jeder Variante eingehen, um mit Ihnen gemeinsam die optimale Lösung finden zu können. Und glauben Sie mir: Die optimale und für Sie am besten geeignete Lösung ist mit Sicherheit nicht immer die teuerste Lösung. Daran erkennen Sie einen guten Zahnarzt.

Wenn Sie so einen Zahnarzt haben, dann halten Sie ihn fest und schätzen Sie sich glücklich. Und sagen Sie das auch Ihrem Zahnarzt, auch er braucht gelegentlich Lob und Anerkennung. Bleiben Sie Ihrem langjährigen Zahnarzt bitte treu, sofern Sie zufrieden sind und sich wohl fühlen, vertrauen Sie ihm und lassen Sie sich bitte nicht von selbsternannten „Spezialisten für eh Alles" aus dem Internet oder aus der Zeitung täuschen.

Sollten Sie derzeit keinen Zahnarzt haben oder unglücklich mit dem Zahnarzt sein, dann hören Sie sich im Bekannten- und Freundeskreis um und fragen aktiv in Ihrem persönlichen Umfeld. Seien Sie vorsichtig bei der Zahnarztsuche über Google oder über Patientenportale oder Arztportale. Seien Sie generell vorsichtig im Internet und benutzen Sie Ihren Hausverstand. Bewertungen, Rezensionen und Lob im Internet sind immer ein zweischneidiges Schwert, zumal viele dieser Bewertungen selbst verfasst worden sind.

Ja, auch in der Zahnmedizin kann einmal etwas schiefgehen, das ist traurige Tatsache. Oft hat das nichts mit Fehlern oder schlechter Behandlung zu tun. Es kann im Mund, diesem sensiblen Organ, einfach passieren, dass etwas nicht so funktioniert, wie sich Patient und Arzt das vorstellen. Es geht darum, wie der Zahnarzt mit so einem Problem umgeht, das ist der springende Punkt. Ein guter Zahnarzt wird sich des Problems annehmen und Ihnen als Patient aktiv helfen, um das Problem zu beseitigen.

Entwickeln Sie langfristige nachhaltige Eigenverantwortung für Ihre Zähne und Ihre Zahngesundheit. Treffen Sie Ihre Entscheidungen bezüglich Zahnbehandlungen nicht aufgrund billigerer Angebote, die Sie immer finden werden, denn billiger geht schließlich immer. Der Zahnarzt Ihres Vertrauens wird fair kalkulieren.

Wünsche für die Zukunft der Zahnmedizin

Ein Gesundheitssystem mit Krankenkassenversicherung und offenem Zugang für alle Bürger erachte ich für absolut notwendig. Es darf nicht sein, dass wir eine Zweiklassenmedizin bekommen, der Zugang zu unserem Gesundheitssystem muss für alle Bürger offen sein und bestehen bleiben, aber es muss auch zeitgemäß und gut sein. Zeitgemäße Therapien müssen das Ziel sein.

Zusätzlich muss auch die Qualität in diesem System stimmen und sollte optimiert werden. Dass die Versicherungsnehmer selbst mit dem System zunehmend unzufrieden sind, beweist die steigende Anzahl der Wahlärzte in allen Sparten der Medizin und die vermehrte Bereitschaft der Versicherten, in vielen Fällen eben dort Hilfe suchen zu wollen. Beides hat seine Berechtigung, aber es sollte ein gesundes Nebeneinander entstehen und nicht eine Verlagerung insofern, dass die Kassenmedizin ausgehungert wird, oder dass Kassenzahnmedizin für Zahnärzte zunehmend uninteressant wird.

Vieles können wir leider nicht ändern, hier ist die Politik am Zug. Es bleibt zu hoffen, dass vielleicht der eine oder andere Politiker dieses Buch lesen und entsprechende notwendige Veränderungen in unserem Gesundheitssystem erkennen möge. Und diese Politiker mögen mit den Fachleuten sprechen und sie ins Boot holen, um die Zahnmedizin in Österreich zu verbessern und an die heutige Zeit anzupassen.

Ich sehe, nach all den Jahren, Veränderungen der gesamten Struktur des Systems am Horizont und möchte einfach nicht, dass sich dieses drohende Gewitter tatsächlich ereignen wird. Wie die Autoren dieses Buches möchte auch ich dazu beitragen, dass sich andere Menschen, auch Patienten, darüber Gedanken machen und die Realität erkennen. Ein Wunsch ist, dass das Kassensystem wieder deutlich besser und fairer wird, für Zahnarzt und Patient. Wir brauchen mehr und richtige systematische Qualitätsarbeit in der österreichischen Zahnmedizin, wie es übrigens auch der Rechnungshof aktuell sehr kritisch meint.

Ich wünsche Ihnen, dass Ihnen „Zahn um Zahn" nicht passiert, sondern dass Sie möglichst lange Freude mit Ihren Zähnen haben. Allzu oft erkennen wir erst, wie wertvoll und wichtig Zähne sind, wenn wir sie verloren haben. Sie sind wichtig für die Lebensqualität, für das Kauen, das Wohlfühlen, das Aussehen, das Sprechen, das Selbstbewusstsein und für Ihre Gesundheit. Denn die Gesundheit beginnt eben tatsächlich im Mund.

ÜBER DIE AUTOREN

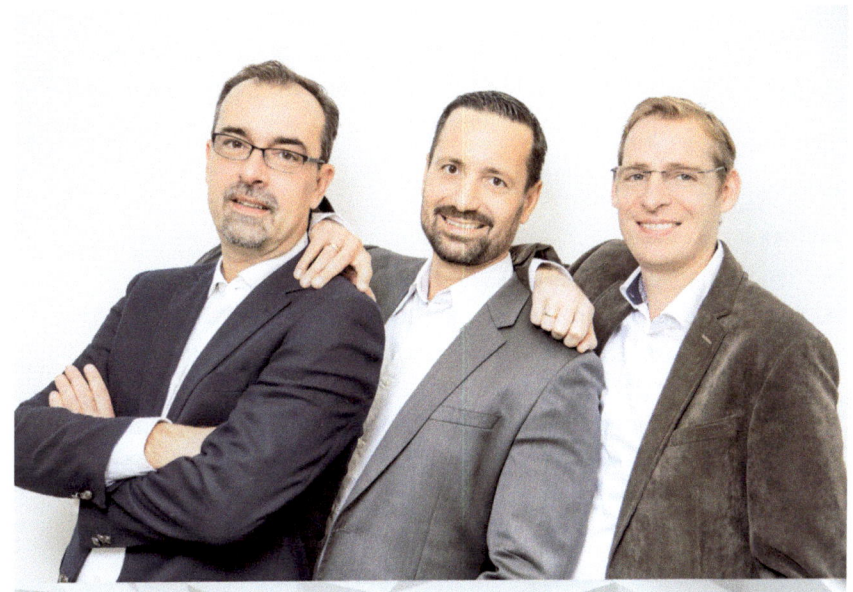

„Alle Macht des Menschen
besteht aus einer Mischung von Zeit und Geduld."

Paracelsus

DR. GERNOT ÖSTERREICHER

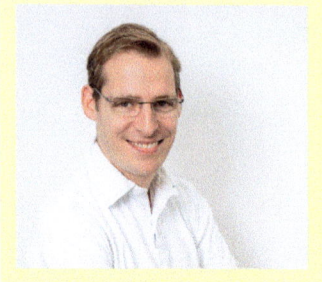

Zahnarzt
Zahnärztliches Fortbildungsdiplom der
österreichischen Zahnärztekammer
Zahnärztliches Fortbildungsdiplom der
österreichischen Zahnärztekammer, Zusatz
Implantologie

Werdegang:

- 2009-2016: diverse Fortbildungen im In- und Ausland
- 2009: Ordinationseröffnung in Hollabrunn
- 2006-2009: Vertretungszahnarzt in Ordinationen in Wien, Niederösterreich, Steiermark, Kärnten und dem Burgenland
- 2006: Promotion zum Doktor der Zahnheilkunde an der medizinischen Universität Wien

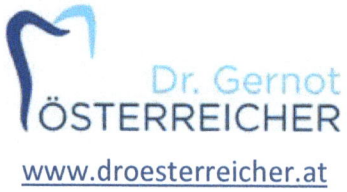

www.droesterreicher.at

DDR. GERALD JAHL

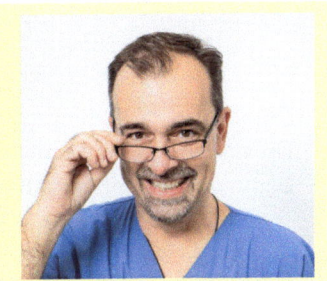

Facharzt für Mund-, Kiefer- und Gesichtschirurgie
Facharzt für Zahn-, Mund- und Kiefer-
heilkunde
Arzt für Allgemeinmedizin

Kompetenzzentrum für „All-on-4"

Werdegang:

- Kompetenzzentrum für All-on-4 in Österreich
- seit 2015 Mitglied der Leading Implant Centers, seit 2016 wissenschaftlicher Beirat
- seit 2010 ausschließlich für seine Ordinationspatienten tätig – im Zentrum der einzelne Patient! Regelmäßige Vortragstätigkeit und Fachpublikationen zum Thema Implantologie sowie Mini-Implantate
- 2006: Gründung von Implantat im Zentrum, Eggenburg
- 2005 bis 2009: Oberarzt am LKH St. Pölten, MKG-Chirurgie
- 1998 bis 2004: Ausbildung zum Facharzt für Mund-, Kiefer- und Gesichtschirurgie, davon 2 Jahre in Deutschland
- 2001: Promotion zum Doktor der Zahnheilkunde an der medizinischen Universität Wien
- bis 1998: Turnus, Ausbildung zum Arzt für Allgemeinmedizin
- 1994: Promotion zum Doktor der Medizin an der medizinischen Universität Wien

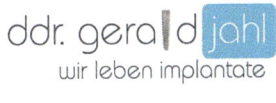

www.implantat.or.at

DR. ULRICH GUSERL

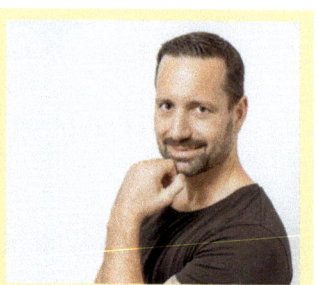

Zahnarzt
Entwickler der „Six Senses Methode" gegen
Dentalphobie und Angst beim Zahnarzt

Dr. med. dent. Ulrich Guserl ist praktizierender Zahnarzt in Linz in Oberöster-
reich. Er ist Leiter der privaten Zahnpraxis Dr. Guserl & Kollegen und seit vielen
Jahren als Zahnarzt tätig. Er ist Entwickler der „Six Senses Methode" gegen
Dentalphobie und Angst beim Zahnarzt. In dieser Wohlfühlpraxis – wie sie oft
genannt wird – arbeitet ein Ärzteteam mit verschiedenen Schwerpunkten
gemeinsam zum Wohle des Patienten.

Mehrere Spezialisten unter einem Dach – Spezialgebiete:

- allgemeine Zahnheilkunde
- festsitzende und abnehmbare Implantatversorgungen und Prothetik
- Angstpatienten
- Behandlungen in Vollnarkose und mit Lachgas
- Ästhetische Zahnheilkunde (Veneers, Bleaching, Keramik- und
  Kunststofffüllungen)
- Chirurgisches Leistungsspektrum (Implantate, Knochenaufbau,
  Weisheitszähne etc.)
- Unsichtbare Zahnfehlstellungskorrekturen (Schienentherapie)
- Parodontitis Behandlungen

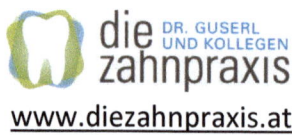

www.diezahnpraxis.at

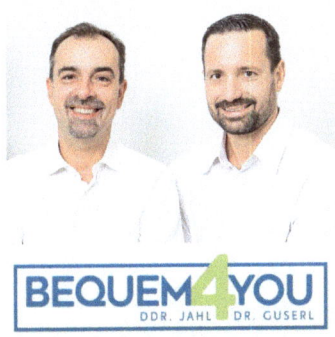

Implantation braucht viel Erfahrung und Know-How

Zum Wohle und zur höheren Bequemlichkeit ihrer Implantat-Patienten haben sich DDr. Jahl und Dr. Guserl zu einer Kooperation zusammengeschlossen. Die medizinische Technik dahinter nennt sich All-on-4 und ist eine hochmoderne digitale 3D-Operationstechnik für Zahnimplantate. 4 Implantate reichen dabei aus, um wieder fest zubeißen und schon am nächsten Tag nach der Operation wieder essen zu können. Die Vorteile bei diesem Verfahren liegen in der sehr kurzen Behandlungsdauer sowie im reduzierten operativen Aufwand und den deshalb geringeren Kosten.

Bequem4you.at bietet dem Patienten 4 wichtige Vorteile:
1.) Feste Zähne und neue Lebensqualität an 1 Tag
2.) kostengünstigere Behandlung, durch nur noch 4 Implantate und festsitzendem Zahnersatz
3.) schmerzlose Implantat-OP für Patienten in jedem Alter
4.) Beratung, Behandlung und Nachbehandlung in Linz/OÖ – Implantate in Eggenburg/NÖ

www.bequem4you.at

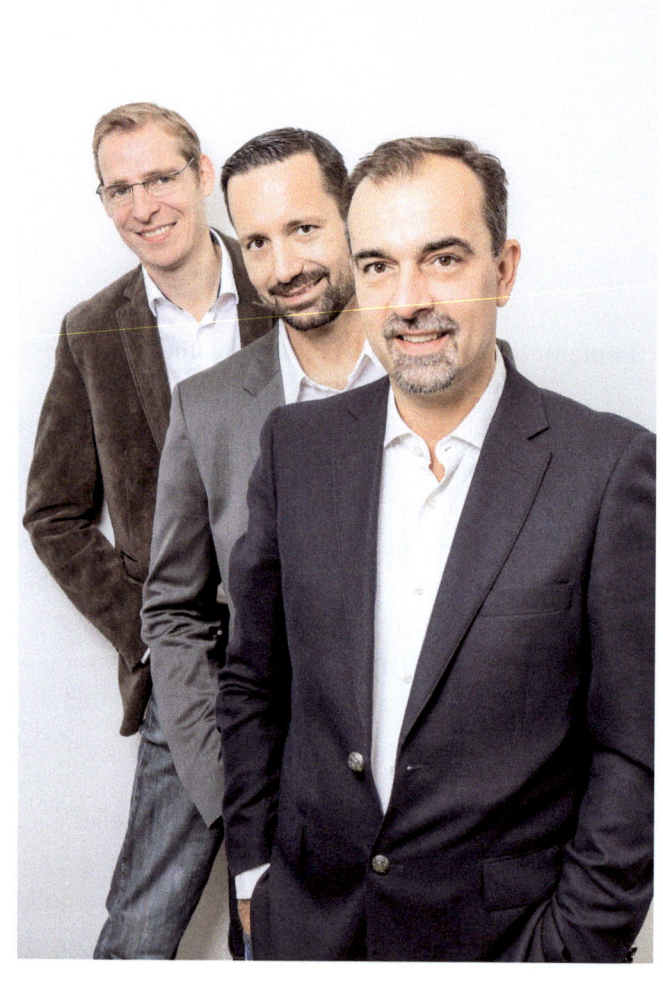

3 Kämpfer für eine bessere zahnmedizinische Gesundheitsversorgung in Österreich (v. l. n. r.): Dr. Gernot Österreicher, Dr. Ulrich Guserl, DDr. Gerald Jahl